中国近现代中医药期刊续编

第一辑

卫生报（五）

王咪咪◎主编

2019年度北京市古籍整理出版资助项目

北京科学技术出版社

衛生報

腦病性病特刊

(月刊第一期

白页

腦病性病（目錄）

腦病

性病

腦病

心與腦之研究

趙公尙

內經云「心者君主之官。神明出焉。」西醫謂「腦爲知識所從出。」前說完全主心。後說完全主腦。雖屬各執一詞。然均各有其當。茲就內經而論。其本旨殊堪嘉許。惟涉虛玄耳。況後之人更多强辭附會糊亂解釋哉。今以生理眼光觀之。人身之不可缺者。莫血液若。而血液係儲藏於心。藉血行而供各副器官之滋養。心主運血也明矣。然則以心爲君主之官則可。神明出焉。猶未必也。至西醫所云「腦爲知識所從出。」乃解剖實驗之談。蓋腦分大腦小腦及延髓三部。爲全體神經之中樞。故對於運動言語視聽智能。均由大腦主宰。所謂精神作用之根據地是也。小腦僅調節其運動而已。而延髓則司呼吸運血。此解剖之觀能也。事實則可以例證之。吾人每於回憶之際。或閉目細思。或摸頭索腦。似吾人之意識造作。便可從此滾滾而出。閉目者。休養神經也。摸腦者。刺激神經也。否則人體之器官甚多。何獨需此也耶。由此觀之。腦主知覺之說。洵不誣也。但神經質者何。乃產生於心之氣血。飲食之所以生血長肌。以甚清之精汁。即神經質之原料是也。心既具此質。可直起作用乎。曰。不然。尙須於排成完全神經後。方生作用也。然則腦無心之血。則不能營養。心無腦之司。則不能運動。連鎖相關。非可獨立者矣。若舉偏概論。弗可得也。

談腦脊髓之構造和作用

張開第

吾人全體肌肉之能運動。眼耳鼻舌及皮膚等之能感覺。此皆神經系之作用。神經系者。腦髓脊髓及全身各部神經之總稱也。茲述腦髓與脊髓之構造和作用如下。

腦髓分大腦小腦延髓三部。大腦占腦髓之大部分。爲語言、嗅覺、聽覺、視覺、觸覺等各種重要中樞集中之處。此等中樞互相聯絡之。能聯合種種之觀念。掌管高貴之智力作用。故大腦之皮質。爲精神作用之發源地。小腦在大腦之後下方。能調節隨意肌之運動。保持適宜之體位。故小腦受傷。則不能直走與正坐。延髓在腦髓之最下部。下方和脊髓相連。專司內臟諸部之知覺運動。與生命極有關係。有呼吸與循環之中樞。更有咀嚼、嚥下、咳嗽、瞬目、及分泌淚液、唾液、胃液之中樞。故苟延髓受傷。立即致命。脊髓在脊椎管內。爲一長索狀之物。上方自延髓起。下方至脊柱下部之薦骨管內。其作用可分爲三。(一)傳導作用…傳導感官之感覺至大腦。并傳導大腦之命令至肌肉。(二)反射作用…一受感官之刺激。立即自己命令肌肉而起運動。(三)自動作用…自爲中樞。管理發汗及血管收縮。

腦髓之外面。包有三層腦膜。含有血管及一種液體。可以營養和保護腦髓。大腦之內部爲白質。外部爲灰白質。亦稱腦皮質。皮面有皺襞。皺襞愈多。智識亦愈多。小腦與大腦相同。惟白質之部分。皆深入灰白質之內部。分歧成樹枝狀。延髓及脊髓之外面。亦有三層膜質包裹。惟中間之白質在外層。灰白質在內層。與腦髓相反耳。

從腦髓底面分出之神經。曰腦神經。共十二對。分佈於頭部、顏面、及腸胃等處。各對之名稱和作用如下。（一）嗅神經…司嗅覺。分佈於鼻道上部之黏膜上。（二）視神經…司視覺。分佈於眼球底面。（三）動眼神經…司眼球之運動。（四）滑車神經…亦司眼球之運動。（五）三叉神經…分佈於眼及顏面。司知覺和運動之作用。（六）外旋神經…亦司眼球之運動。（七）顏面神經…此乃運動神經。分佈於顏面全部及後頭之一部。（八）聽神經…司聽覺。（九）舌咽神經…分佈於舌與咽部。司知覺、反射、及味覺運動。（十）迷走神經…又稱肺胃神經。自延髓之上外側。沿頸動脈一直向下。至臀部。其分佈於咽喉、氣管、及肺臟者。能起反射之咳嗽。分佈於胃者。司飢渴飽滿之感覺。此外如分泌胃液。收縮胃和小腸之血管。增加呼吸數。制止心臟之搏動。及使胃與小腸之蠕動增盛。此皆迷走神經之作用也。（十一）副神經…分佈於胸鎖乳突肌及僧帽肌上。司知覺、運動及反射等作用。（十二）舌下神經…分佈於舌之肌肉上。司知覺、運動及反射等作用。

從脊髓之左右二側分出之神經。曰脊髓神經。共三十一對。其分佈於頸、肩、上肢、胸部、膈膜等處者計八對。名頸椎神經。分佈於背部及肋間肌等處者計十二對。名胸椎神經。分佈於腰部及下肢之內側者計五對。名腰椎神經。分佈於臀部及下肢之外側者計六對。名薦骨神經。凡從脊髓兩側所分出之神經。每側各出前後二根。前根爲運動神經。後根爲知覺神經。運動神經專司傳導大腦之命令至肌肉。知覺神經。

則司傳導感官之感覺至大腦。此外尙有專管營養及發育者。名曰交感神經。交感神經之作用。除主宰循環消化分泌等營養上之機能外。更與脊髓神經相連絡而司顏面血管之運動及淚液之分泌等。如喜怒哀樂之現於顏面。卽此故也。

腦的宣言

黃石農

諸位：我是人身的主宰，我在人們的身體上，像日光之於地球一般。地上萬物的生活力，都靠日光，人身百體的生活力都靠我。我的名氏叫做腦，我從來沒發過言，現在是破例和諸君談談。

我的原籍在人們的頭蓋骨裏，形狀是橢圓的，軟如麵團，外表有三層衣模，分做兩部：叫大腦小腦，大的在前，小的在後，在大小的中間，有一條凹溝，又分左右兩半球，表面很不平坦，像地球上的高山低水，表面上還有繼蟲般的凹凸皺紋。凸的叫腦迴轉，凹的叫腦溝。腦迴轉和腦溝的序列，在人們生理的多少，大概差不多的，我自身左邊第三個前頭迴轉，爲人們司言語肌肉運動，爲發言的中樞。倘然我這里受傷停止工作，那麼人們就不能言語，其他在頭頂葉中心的迴轉，是四肢運動的司命。還分別上部爲司臂，下部司腿。諸位：不妨拿動物來試驗一下。倘然你拿電氣來刺戟動物的中心迴轉的上部或者下部，牠的臂和腿，就會跟着伸縮。所以人們四肢癱瘓的原因，是我的中樞迴轉受傷的緣故，可見得人們四肢百體的强弱，都靠着我。再從我的本體下延，就是脊髓，脊髓在脊溝的中間，後頭骨那裏，有許多支線，分出來佈滿人身，這許多支線，統名神經。

這神經的於我，像電站裏的電線，作傳達刺探消息的用處。由我分出去的共十二對。分佈於五官和五臟。由脊髓分出去的共三十一對，分佈於全身百節。這神經的作用分兩種：一種是傳我的命令給人身各部。一種是傳人身各部的刺戟給我。傳我命令的是運動神經。傳刺戟給我的是感覺神經。感覺神經有病，則人們的皮膚麻木不仁。運動神經廢壞，則一部肌肉痿痺無用。

我內部的質地是白的，外部的質地是灰白的，白的是神經纖維組成，灰白的是神經細胞組成。這神經纖維和神經細胞，是一切智慧精神的源頭。

我的組織，形態，本能，已如上文所述。現在我要說我的本性强弱的緣故。我本性的强弱，大致分遺傳的和後天的，我先天的柔弱，並不必人們的祖先或父母也患同樣的病症，只須上人的精神方面有失常的地方，或者孕婦當懷孕的時候，偶然有病痛和刺戟，以及胎兒或孕婦身中缺乏建造的原料，或者營養不足，都足爲我本身柔弱的劣根。但是…我的遺傳的柔弱，頗難作爲定論。蓋大多數腦弱的人類，都爲後天的操勞過度及失於及時調養。要知勞心的人們，終日利祿功名，權智競爭。譬如投機商人，應試的學者，及一般科學家，爲希望和失望兩種妄想所侵襲，使我無休養和調息的餘地，其結果罔弗使我困頓痿痺。而一般勞力的人們呢？雖然終年並不用我，可是這種人的幼年，未得充分的營養，一到中年，又加之窮愁所困，這也足使我大受其累而頹廢。然而…也有許多『居移氣養移味』的富貴的人們，也患着腦弱的病症。且據一般醫家的經驗，富貴的人患腦弱的反比窮人多，這緣故是因爲我的天性既須調養，又須運用。諸位：可知我是天生的賤骨，太不運用了，反足使我退化懶惰，而且彼富貴的人們，雖營養豐足，但是無益的尅伐，像酒色徵逐，更使不適當的肢體運動，得不償失，又怎能使我强健呢？

唉！人類啊！我的主人啊！你可知你神經過敏，一受外來刺戟，多憂多懼，怔忡不甯，和精神頹惰，不思工作，稍一用心，便覺頭痛眼花，這都是我衰廢的現象。唉！人類啊！我的主人啊！你們該明白我的受傷頹廢，我的衰弱痿痺，都足使主人的壽命短促。我爲我自身計，我爲我主人生命計，遂破例宣言，爲世人告，莫衰弱你們的神經，莫傷損你們的腦筋。

腦之衛生

陳志光

腦爲一身主宰。人體全部之總機關也。如斯重要。宜如何保衛。而免障礙。若一不愼。則全體的生活機能。卽生危險。求其安全。雖有休養一法。仍恐生有意外戟刺。如睡眠休養腦力。最爲適當。醒後神經的疲勞。卽可恢復。而精神更覺振作。但睡眠亦有一定時間。過多過少。均有碍於衛生。日間睡眠。更非所宜。且有害於消化的動機。衛腦之法。除休養以外。尙有保護等法。如修身養性。不使暴喜暴怒。以免血液入腦。而受損害。烟酒椒蒜。俱爲害腦之物。倘成嗜好。爲害無窮。猛烈日光。尤宜遮蔽。草帽陽傘。亦爲護腦之物。雖然。養其腦。護其腦。於衛生之事。似覺安全。而又不然。腦宜用。不宜閒。愈用愈靈。愈閒愈鈍。所以宜加習練。用腦至一定時間。再與以相當之休息。如談笑散步。每日亦不可少。否則過勞。即易發生神經衰弱之症也。

神經衰弱淺說

趙友如

神經衰弱。乃年老及體弱之人所常有。現今青年子弟。每多是症。是何故歟。抑時世之變遷。人種之改造耶。其狀爲何。或頭痛神疲。凡事不歡。或精神頹萎。記憶力日減。詢其致病之由。乃知溺於邪僻之念。或犯手淫。或染相思。以致傷身廢學。一時雖有發奮之心。奈神經不爲彼所用。迨至追悔。已無及矣。以是有陰萎及遺精等症。終日昏昏。食慾大減。日間懶於飲食。夜半不安睡眠。此等形狀。要其神經不弱。何異癡人說夢。然則將無救耶。青年之前途。亦無所望耶。蓋非無望也。但事在人爲。事在能爲。果有決心追悔。豈無健全之法。茲擇其要。以期追悔的青年勉爲行之。

(甲)神經衰弱之主因

一、受外界之束縛　幼年求學時代。神經既然用之過度。並且感着考試的束縛。卒業以後。投身社會。神經既感到不如己意的痛苦。並且受吃飯難的束縛。由是形成神經的衰弱。固意中事。

二、嗜欲不能滿足　人生所有嗜欲。類皆神經作用。苟不滿所欲。神經必因之萎頓。漸至失其效用。今有一事。可以證明嗜欲不足。每能引起神經衰弱。其事爲何。曰。兩性之間。發生戀愛。因禮教的束縛。不能如願以償。神經既感到了抑制。必至衰弱無疑。所以失戀的人。神經往往異於常人。其主因固在於衰弱也。

三、營養不健全　營養爲人生所必需。有豐富的食餌。以供給腸胃的需要。腸胃能健全。而輸送其精液於神經。由是可知神經衰弱的。其腸胃必不健全。而腸胃不健全。亦爲神經衰弱的一大主因。此外如睡眠不足。休息無從等。皆足致神經於衰弱的地步

(乙)神經衰弱之療法

一、重營養　人生無一時一刻不使用神經。已如上述。緣神經因使用而消耗。消耗而未能恢復原狀。是爲衰弱。所以治療之法。藥石之力有限。反不如重營養之爲愈。譬如已枯之樹。能得肥料營養。當能恢復舊觀。人之神經衰弱。苟能善爲營養。不難彌此缺陷。

二、豐富之食餌　胃腸與神經有密切關係。上面已經說過。所以日食各物。必須富於滋養。祇少要含有澱粉、脂肪、蛋白質、礦物質、的東西。普通如牛肉、牛乳、鷄子、鷄湯等等。

三、多遊玩　所謂遊玩。非指勞神傷財之遊玩而言。散步公園等之有自然生趣者。既能賞心悅目。又能適性怡情。神經非惟不消耗。且獲充分之休養。此舉如能時時行之。誠治療之良法也。

四、日光浴　日光却爲萬物的良藥。功能殺除一切黴菌。以及生新代謝。誠有不可思議之神秘。神經衰弱。陳謝之謂也。苟常曝以日光。當能恢復其新生時固有的機能。其法至便。即人人所知之裸體曝於

日光之下是也。冬日畏寒。不妨着衣行之。不過其功略遜。惟習慣能成自然。如能行之積久。即嚴寒亦所不畏也。

（丙）勸勉青年及年老體弱之攝生法

一、改過遷善。人所難得。既蒙此念。先下決心。從前種種。譬如昨日死。未來種種。譬如今日生。既往不咎。自己亦無須追悔。以免心中時起憂鬱。非徒無益。有害身心。

二、病屬七情。藥之無益。猶如行路之人。誤入歧途。速覓光明大道。直往勿延。自可達其目的。恢復舊有的精神。

三、勉學聖賢。常存正心修身之念。非禮勿視。非禮勿聽。非禮勿言。非禮勿動。久久必入正軌。初念全消。精神漸復。記憶力日增。何患神經衰弱之不愈。

四、切忌猶豫。未進先退。無改悔之決心。畏正軌之難達。自暴自棄。徒負有心人苦口婆心。要知病魔不去。青年不回。孰若神經恢復。記憶力加增之為快也。

五、以上四條。均言青年誤入情網而墮病魔。此外尚有老人及先天不足之體弱者。亦有神經衰弱之病。醫治甚非易易。毋伐天真。勿傷正氣。加以相當之培養。雖無健者之康强。亦可享其天年之福祿。

用腦過度之頭痛

黃思珍

用腦過度及眼目過勞。每易發生神經性頭痛及偏頭痛二症。茲分述如次。

神經性頭痛　較尋常之頭痛。略覺重壓。其痛也。如刺如灸。或如搥打。或痛於頭前。或痛於腦後。甚或蔓延於頭蓋全部。當其疼痛之時。往往惡心嘔吐。苟偶觸頭皮。或微牽頭髮。則疼痛加劇。面色或因充血而泛紅。或因貧血而蒼白。故此症又有充血性與貧血性之別。至其疼痛之時間。或僅痛數小時卽愈。或延至終日而痛仍如故。然一經睡眠之後。大都自能消失。苟欲疼痛速止。宜卽靜臥暗室。並以冷手巾伏於頭部可也。

偏頭痛　俗稱偏頭風。以青年男女發生爲最多。而以女子尤甚。其發也。偏於頭之一側。然以左側爲多。甚或波及頸項。而覺頸項强直。有時且於發病之初。發生耳鳴、眼花、呵欠、眩暈、惡心、惡寒、睡眠異常、及面色青白等症狀。其痛也。如鑽如擣。或祇鈍痛。或覺壓重。輕觸之則疼痛加劇。重按之反覺輕減。當其疼痛之時。往往嘔吐酸水。間或大便燥結。甚且神昏譫語。痛後則覺全身疲倦。數日乃止。其疼痛之時間。多爲一二小時。亦有持至終日者。有一年中祇發一二次。亦有每隔數日卽發。或第一次發作未已而第二次又踵至者。此症患之日久。患部之髮。往往脫落稀疏。或變白。或枯脆。此症之治療法。第一宜安靜養神。其次則以冷手巾伏於患處。或更內服西藥中之安知必林。痛止之後。再服臭素或犢牛腦髓等補腦之劑。

心氣病

沈達吾

心氣病者。怯懦病也。因疑懼而生。故亦可稱疑心病。多發於賦性魯鈍春情旺盛之青年。其爲病也。時作妄想。如微覺頭痛。則指爲急性之腦膜炎。略有咳嗽。則當作不治之肺癆病。因少運動而乏力。則故起成癆之幻想。讀細菌學書而刻刻自防。謂彼幺微之物。無痛人生之大敵。閱生殖病篇而時時自慮。謂我稟賦之弱。實由父母之早婚。諸如此類。不勝枚舉。欲除此病。惟有游息於清新大氣之中。時作有益心身之運動。勿勉力勤學。毋妄讀書報。更弗以烟茶爲消遣之品。臨臥時行溫浴。或行坐浴法。以溫暖足部。久之。自有移情易性之效。

想思病經過談

鄭大和

▲心病還將心藥醫　▲華扁神術皆無濟

吾友彭生。一舊道德家之獨生子也。年十八時。肄業某中學。與姨母陳氏同住一宅。陳有女。年十六。畢業女子高小。與彭生早夕相見。心愜意契。彭生嘗於其父未歸家時。與其表妹私談戀愛。一日。其父忽於彭生之書桌內。見有陳女親手書贈彭生之照片一張。隨卽取而焚之。未旬日。彭宅遷於校旁。並早夕嚴視彭生之出入。彭生自遷宅後。時覺憤鬱不舒。且每隔四五日。必遺泄一次。繼而胸脅痞悶。食慾銳減。面色萎黃。竟至臥床不起。其父爲之延醫診治。皆謂濕熱阻滯。脾失健運。及先天不足所致。投以利濕諸藥。終無效果。病且日益加劇。後經一老醫診視。知爲七情之病。隨開一方。係照逍遙散加減。囑連服三劑。並謂此病須速遂其心志。方可有救。無何。其父乃往商於陳女之母。謂彭生久病不起。請速偕女往視。彭生見其表妹至。喜出望外。其病若失。不得已乃爲之聘媒說合。擇日成婚。病竟霍然。諺云。心病還將心藥醫。斯言誠是。

腦弱健忘之療法

陸錫康

同一人也。或勤學不倦。而終身之事牢記不忘。或治學未久。而生厭倦之態。並昨日所學。今日輒忘。不復能記憶也。蓋如大聖大賢。以及鴻儒博士。皆屬於前者也。如著者。則其後者耳。雖然。同是人也。何以差異若是之甚也。蓋前者腦力健全。而後者之腦力懦弱也。以懦弱之腦。而漫論腦弱健忘療法之問題。無異於懶人之負重也。顧自信未嘗無益於世。邇來余之研究腦弱而使健全之法。漸有效果。逐日進爲腦健富有記憶之人。未始不可與前賢媲美也。既如斯自負。因以所得而告世人。惟能述其經驗之所歷。而於學理精深之處。未嘗考究也。

(自信心是轉腦弱健忘之基)

宿有腦疾之人。姑不論矣。若尋常之人。自以爲不善記憶。而曰我之腦力非常薄弱。似此自暴自棄。遷延日久。甚非所宜。蓋以此實足弱其腦而損其記憶力也。所以宜有自信心。假使易其言。而曰我之腦力向來健全。並無有遜於人之處。向之以爲腦弱不善記憶者。乃自疑心。非真不能記憶耳。若此則腦力日健。記憶力亦日增矣。苟有自信心。即有腦病而能善於攝生。醫治亦不難也。

（運動亦有健腦之機能） 苦力勞工。只事勞動。可無庸再講運動之法。文人學子。以及終日不行動之人。腦力欠於靈敏。則不得不研究運動方法。科學家有言。要精神之安慰。不可不運動。蓋運動即休息精神。且可強筋骨。健腦力。若運動無節。以致精神疲憊。則又不可。恐妨腦部之發育。此乃必然之理。凡人治事至一二句鐘之後。須休息二十分鐘。或散步。或爲柔軟體操。須每日行之。不可間斷。閒時或遊郊野。以賞風景。而悅身心。如是則腦力日健。記憶力焉有不強之理耶。

（飲食與大便極宜注意） 凡人食量宜乎適中。多少均非所宜。過多有傷胃液。以致應供腦部之血液較少。至用腦時。反爲睡魔所擾。如讀書。即不能印入於腦。易於忘却。過少則所化精液不多。不能敷佈內臟。以致形銷骨立。精神頹廢。即所含物質。植物與動物。不可過偏。俱宜適度爲是。至於一切刺戟之物。如煙酒椒蒜。均非衛生之物。暫食則可。久食均有傷於腦。果能似此攝生。則大便必能每日依時而下。間有便祕之時。則稍進菓品。或蓖麻油。以至通暢爲度。若置便祕不問。血將充集於腦。有礙胃之消化。因此夜臥不安。記憶力亦因之而減。所以飲食與大便俱不宜疏忽也。

（回頭是岸牢記勿忘） 時風不古。日習於奢。青年子弟。血氣未定。偶涉於不良。則情火易動。誤入迷途。飲酒狎邪。無所不至。或朝思暮想。神志糊塗。或手淫戕生。廉恥不顧。歷時既久。腦力遂因之衰弱。記憶力亦日漸減退。是時當如何遏此無情之火。而登覺岸。其法有三。（一）案頭多置格言書籍。每日必須靜心默誦數次。（二）學做內功。如老僧之打禪運氣。（三）常存保身修名之心。以聖賢爲目的。雖不能達。久久行之。心歸於正。而火自息矣。腦弱健忘。何患無恢復之日也。

（藥物之輔助） 除正心修身以外。倘有不逮之處。亦可以藥物治療。西法。以燐質與鐵質爲最效。蓋燐爲構成腦髓之主要成分。而血液乃其養分也。（鐵能補血。血中含鐵。）執斯義而求特效方藥。則菲寧、燐米（補腦）、林擒鐵酒（補血）、鐵燐養糖漿（補腦補血）、大可購服。他如糙米、燕麥、魚子、蘋菓、犢牛之腦、鷄卵之黃。均含燐質。亦爲神經衰弱者之重要食品也。中醫方劑。有黑歸脾丸。治本症甚靈。緣其方中諸藥。有健胃補血安神之功。惟丸藥不易消化。不如煎膏爲妥。（方藥：人參、白朮、茯苓、甘草、黃耆、當歸、桂圓、熟地、遠志、棗仁、木香、生薑、紅棗。）

首烏補腦之實例

沈仲圭

▲西人謂漢醫無補腦之藥　▲此實信口雌黃

楊景時。黔人。幼年讀書。性極鈍。年十五。四書五經。猶未畢也。父督敎嚴而期望切。恆以夏楚從事。以景時常逃學故耳。一日。逃至山中。不敢歸。至日午。腹饑無所得食。偶以所帶小刀掘地。得一物。略似乎芋。食之頗甘。掘十數枚。悉食之。日將晡。家人踵跡至。乃歸。其後漸靈敏。父異之。叩其所以。景時謂無他。不過獨至山中。掘得一物。食之味尙可口。遂多食以充飢。既而稍覺讀書有悟耳。父遂令景時偕至山中。掘而視之。則首烏也。於是命人悉掘之。得數十百斤。常食之。遂變爲敏明之質。後竟馳譽文壇。

「圭按」西人恆嗤漢醫不明腦主思想。無補腦之藥。此實信口雌黃之言也。蓋天一所生之水。循督脈上行入腦。以養腦髓。故患遺精之病人。每苦記憶銳減。先天不足之兒童。輒多愚暗無智。是皆腎水虧耗。不克源源上輸之故耳。然則補腎即所以補腦矣。本草縱無補腦明文。但數千年來。早已發明腦與腎之關係。深知腦病之源委。施以根本的治療。無不迅奏奇績。又豈西人僅知腦含燐質者所可幾及耶。首烏添精益髓。補腎良藥。生服力尤巨。故景時食此。克化愚魯爲穎悟也。

腦充血與腦貧血之原因症狀及其救治法

李元之

何謂腦充血

腦之表面。血管最多。假使身體過勞。或神志憤怒。或因炎日之猛射。或受酒精等之中毒。或身體他部分之血液減少。皆能致腦面之血管擴張而起腦充血。此症有急性慢性之分。(一)急性者。頭痛眩暈。顏面潮紅。脈搏粗大。呼吸深大而發鼾聲。甚至人事不省。知覺全失。痙攣發作而致卒倒。(二)慢性者。頭痛而重。眩暈不眠。眼花耳鳴。惡心嘔吐。精神過敏。或遲慢。或異常。有時運動麻痺而知覺失常。或謂凡頸短而肥者。易起腦充血。蓋此等體格。於多食少運動者見之。又腦內血管本有疾患或年老血管硬化之人。遇此症時。則血管每易破裂而變成腦出血(中風)之重病。

何謂腦貧血

因精神之感動。或營養之不足。或外傷及手術時之出血過多。或體內他部分之血管擴張。皆能使頭蓋內之血液減少而起腦貧血。此症亦有急性慢性之別。(一)急性者。其先必起胸次煩悶。心悸亢進。繼則面色蒼白。耳鳴眼花。冷汗眩暈。四肢厥冷。惡心嘔吐。脈搏細弱。知覺喪失。遂至暈倒。(二)慢性者。其症狀與急性相似。而發生較緩。如頭痛眩暈。耳鳴眼花。重聽弱視。夜不安眠。記憶力退減等症。有時於急劇起立時失神卒倒。大概全身貧血者及神經過敏者。最易發生腦貧血。

腦充血與腦貧血救治法之不同

(一)急性腦充血時。應使患者靜臥。將頭部墊高。貼以冰囊。令血液易下流。强壯者可行刺絡法。虛弱者則於耳後貼用水蛭。若慢性充血時。則使精神安靜。運動適當。禁烟酒。戒房勞。擇易消化之食物。務令大便通暢。如頭痛不眠。則略服安腦之劑。至其防止之法。首宜除去此病發生之原因。如多血者。則節減食物。爲適當之運動。易上衝者。則愼房事。禁烟酒。避身體及精神之過勞。(二)急性腦貧血時。應使患者平臥。將頭部低下。令血液易輸入。給以少量葡萄酒或濃茶及咖啡以興奮其精神。或再施人工呼吸法以恢復其心臟之機能。倘因出血過多而貧血者。則用生理食鹽水行皮下注射。並緊縛四肢。使血液循環於腦髓。惟慢性腦貧血。最戒急劇之起立。並宜多與以營養物及補血劑。

中風—腦出血—古今病理及治法談

姚志敖

▲釋古之妄　▲辨今之惑

中風一症。自古及今。各家議論紛紛。各言各理。各用各藥。皆自是其是。殊少確實之說。茲姑先述症象。乃再略舉歷代各家所論。參以西說。漸次言之。

中風患者。其症象類都卒然昏倒。不省人事。痰曳如鋸。兩目天弔。手足瘈瘲等等。或遂昏遂死。或昏後復醒。醒而不久卽死。或幸而不死。得半身不遂。永成偏枯。或偏枯隔三四年。乃復發而死者。不可盡述。

中風是症。其見於我國書籍中最早者。首爲內經。其文曰。「風之傷人也。或爲寒熱。或爲熱中。或爲寒中。或爲厲風。或爲偏枯。」又曰。「風中五臟六府之兪。亦爲臟府之風。各入其門戶。所中則爲偏風。」又曰。「虛邪偏客於半身。」其入深者。內居榮衞。衰則眞氣去。邪氣獨留。發爲偏枯。」其次則金匱有云。「夫風之爲病。當半身不遂。」又曰。「邪在於絡。肌膚不仁。邪在於經。卽重不勝。邪入於府。卽不識人。邪在於臟。舌卽難言」。皆不甚確。且內經則若統乎一切風病而言。其後巢元方則曰。「中風者。風氣中於人也」。孫思邈則曰。「岐伯論中風。大法有四。一曰偏枯。二曰風痱。三曰風懿。四曰風痺。」又曰。「偏枯者。半身不遂。肌肉不用而痛。言不變。志不亂。風痱者。身無痛。四肢不收。志亂不甚。風懿者。奄忽不知人。咽中塞。窒窒然。舌强不能言。風痺者。風寒濕諸痺。類風狀。風勝則周身走注疼痛。寒勝則骨筋掣痛。濕勝則麻痺不仁。」皆不能離乎內經。其後劉河間。見古人方論無功。乃特倡曰。「中風者。非肝木之風內動。亦非外中於風。良由將息失宜。內火暴甚。水枯莫制。心神昏昧。卒倒無所知」。其論專主於火。特東垣見河間方論矛盾。乃另立其論曰「中風者。非外來之風。乃本氣自病也。」其論專主乎氣。朱丹溪見東垣方症不符。又自立論曰。「西北氣寒。誠有之矣。東南氣濕。非眞中風。因氣血先虛。濕生痰。痰生熱。熱生風也。」其論專主乎痰。後人見丹溪有「東南濕氣。非眞中風。」之說。於是曰。內經金匱之說。乃眞中風。河間東垣丹溪所說。乃類中風。其說愈多。其術愈岐。蓋此症於內經金匱。早已謬誤。後世論者。不能越出古人範圍。且爲風字所黏。輒云「舍風非治」。旋以傷寒中風及風痺之風。附會列入同論。更屬荒謬。

及至清代。王清任出。乃能獨具隻眼。發古人之所未發。曰。「何等風。何等中法。則令人半身不遂。半身不遂。若固是風。風之中人。必由皮膚入經絡。必有由表入裏之症可查。」然以時代關係。故其發明說理。亦未能透澈。而其立方。固已與古人不同矣。

西醫論中風。名腦出血。蓋剖死者之首。見有多量血水。在於腦間。故知爲腦出血也。其原因由動脈硬化之結果。又梅毒入腦。亦可成之。且與遺傳亦有多少之關係。又凡身軀過肥者亦易罹此。其治法。第一須使血下降。頭部安置冰囊。同時足部。貼以芥子泥。更用灌腸。使其下行。不可大聲呼喊。及移動地位。又不可與以食物。蓋防人事不省之時。倘入氣管。反增危險也。如恐營養不足。可以灌腸法。將滋養料灌入。至半身不遂。則有電療治法。

由此觀之。中風非風。可知古人之說。皆屬荒謬之談。不經之說。而西醫則病理雖明。治法無效。何哉。蓋人知覺起於神經。而其原動力則在腦。腦之神經。布於周身。左右交互。此症當腦將出血時。神經受血流之高壓。至不能支持。乃生爆裂。是故左腦神經爆裂。則右體成爲偏枯。右腦神經爆裂。則左體成爲偏枯。惟左腦神經。略佔優勢。故右腦神經損傷。而左身成偏枯時。左腦略能救濟之。反之則不能。是以半身不遂之原。實因腦與神經中斷故也。西醫以電療治之。但圖活動其血液。其無大效也固宜。

近人張山雷氏。見內經有「血之與氣。并走於上。則爲大厥。厥則暴死。氣復反則生。不返則死。」一節。隱與西說符合。乃根據其說而發揮之。著中風斠詮一書。國人見之。以爲非常之發明。其方好用介類潛鎮、泄痰降逆之品。謂屢見有效。余意度之。未盡然也。

蓋夫中風之腦出血。其初非即腦出血也。必自腦充血始。漸至血管不能支持。然後破裂。乃成腦出血也。潛鎮之屬。惟用之於腦充血時。則有效耳。至於卒倒。已成腦出血。或身體偏枯之候。尙何用哉。余謂卒倒之時。實無十分妥善之法。祇可用通關散吹鼻以開其竅。此慰情聊勝於無之法。至醒後成半身不遂之時。則當用清任之補陽還五湯。蓋以此方重用黃芪。有四兩之多。此藥經西人試驗。似具接續已斷神經及血管之能。更有地龍。亦具此功。其他則皆屬血分之藥。歸尾桃仁則破瘀血。紅花則行血。赤芍則和血又兼下氣。川芎則行頭上滯血。亦能小建功效。化瘀藥與上升藥同用。以消融腦中之溢血。清任之論錯方效。殆以此歟。國醫學院教授王潤民氏曾以此方治愈一半身不遂之婦人。而山西醫學雜誌亦有此類之報告。彼世補齋醫書之攻擊此方。與夫中國醫學大辭典及張山雷君之不滿此方。皆未經實驗耳。非定論也。

孕婦肝風——子癇——治驗記

張少波

周婦懷孕四月。始患溫病。治愈之後。陡然喜笑癡痰。繼而右手足抽搐。口眼歪斜。肌肉蠕動。牙關緊閉。但呻吟而不能言語。延丁濟萬君診治。斷爲邪入於心。肝風挾痰所致。遂投熄風滌痰。清神開竅之劑。如羚羊片、石決、桑葉、菊花、茯神、遠志、連翹、川象貝、竺黃、胆星、菖蒲、竹茹、竹瀝、牛黃清心丸等。服一劑。翌日。痙厥抽搐漸定。神識略清。牙關緊閉亦開。但右手拘攣。未能屈伸。尚難言語。仍守原法。略行加減。於方中去牛黃清心丸、加鈎鈎、生地。連服兩劑。諸恙若失。再用調理法。以善其後。得奏全功。亦可謂幸矣。「波按」此證有閉脫之分。須加詳審。閉證（卽西醫所謂腦充血）必牙關緊閉兩手握固。非若脫證（卽西醫謂腦出血）者之牙關鬆懈。兩手疭緩。以及遺尿直視等見象也。既辨爲閉證矣。則當至寶丹、牛黃清心丸選用。以開竅爲急務。既辨爲脫證矣。則當獨參湯、參附湯酌用。以救脫爲要着。當此命之存亡關頭。設或辨證模糊。不識閉脫。以閉證誤認爲脫。而用參附以補之。以脫證誤認爲閉。而用至寶牛黃清心等丸以開之。則死不旋踵。醫者其無咎乎。今該婦始患溫病。津液喑耗於先。（

溫病最傷津液。故先哲有溫病以存津液爲急務之說也。）血乃津液所化。津液既以溫病而受刼。則化血之源自少。且該婦本爲血虧之體。又當妊娠四月。血液培養胎元之時。夫人身血液有限。以此三大挫折。則血之遺乏可知矣。肝性剛而主筋。爲風木之臟。全賴血液以榮養。血液大虧。肝失滋養。生風生火。外風乘隙而入。引動內風。火灼津液爲痰。先哲所謂痰爲火之標。火爲痰之本。以及怪病多因痰而成者是也。邪入於心。心氣實。則笑不休。肝風挾痰。橫趨絡道。上阻廉泉。血不榮行筋脈。所以爲痙厥抽搐。口眼歪斜。肌肉蠕動。不能言語。牙關緊閉等證也。且拘攣與不用。俱偏於右。亦爲着眼之處。以右屬血虛。左屬氣虛。古人之所以分左癱右瘓。蓋本此也。方中羚羊片、石決、桑葉、菊花、鈎鈎、平肝熄風。菖蒲、牛黃清心丸、清神開竅。竹茹、竹瀝、胆星、竺黃、遠志、川象貝、豁化其痰。生地、專養其血。（治風先治血血行風自滅之意）血足則肝自平。肝平則風自熄。痰化則竅自開。竅開則神自清。風熄痰化。竅開神清。而諸病霍然矣。考之中醫婦科書之孕婦而患此症者。名曰子癇。是亦一說也。

眩暈與船暈

朱仲仙

眼黑謂之眩。頭旋謂之暈。中醫所謂肝火內動。諸風掉眩。是也。至於船暈。則爲航海時之眩暈症狀。因波浪之沸騰。船舶之動搖。以致頭眩惡心。甚則嘔吐不止。兼有便祕。繼續眩暈。飲食不進。幾瀕於危險狀態。西醫謂眩暈。是許多疾患的一種症狀。如尿毒症。胆血症。及飲酒吸煙過度。急性或慢性貧血

○腦中血行變化○動脈硬變○神經衰弱等症○皆爲眩暈之主要疾患○

▲中醫之療法

(一)因諸風掉眩○症屬於肝○　逍遙散主之○

(二)濕痰壅遏○頭眩眼花○　半夏白朮天麻湯主之○

(三)氣虛夾痰○乃清陽不升○濁陰不降○　六君子湯主之○

(四)腎水不足○虛火上炎者○　六君子湯○　如若命門火衰○眞陽上泛者○　八味湯主之○

▲西醫之療法

對於眩暈的原因○應先處置○如有尿毒症的時候○要利尿○膽血症的時候○要通利膽汁○禁止飲酒吸煙○貧血的○應當講補血的方法○腦充血或腦貧血的○要各用相當的療法○還須避急劇的心身動搖○如其人容易船暈○宜先整理通便○節制飲食○船宜大○坐宜居中○以免搖動過分○若心身安靜○卽可免船暈之患○

發生昏睡原因之研究

鍾漢章

昏睡狀態○與腦充血及腦貧血不同○惟遇腦出血時○亦有昏睡者○考發生昏睡之原因極多○如重症之外傷○(腦震盪○強度失血○)中毒○(酒精鴉片嗎啡蜻酸阿刀平煤氣鉛等中毒○)新陳代謝產物之自家中

毒。（尿毒症。糖尿病。）日射病。種種腦疾患。（腦出血。癲癇。臟躁。進行性痲痺。腦腫瘍。）傳染病。（腦膜炎。傷寒。肺炎。）皆是也。在小兒。則急性大腦炎及重症猩紅熱發生之時。往往有之。同一昏睡狀態。亦可從數種重要之症候。證明其屬於何種原因。例如皮膚有匐行疹之時。則當置疑於肺炎。或腦脊髓膜炎。若有薔薇疹。則多為傷寒或腦脊髓膜炎。若有廣泛性紅斑。恐為猩紅熱或阿刀平中毒。再檢查瞳孔。在嗎啡酒精中毒之時。瞳孔縮小。若在阿刀平蜻酸等中毒之時。則瞳孔開大。在腦膜炎及進行性痲痺等之時。兩眼之瞳孔大小各異。癲癇之時。瞳孔不生反應。臟躁症之時。則生反應。再檢查耳內。若外聽道出血者。當置疑於頭蓋內出血。有濃汁者。恐為穹窿部腦膜炎。更檢查呼氣。在酒精中毒之時。當有酒精之臭氣。在蜻酸中毒之時。當有杏仁之氣味。在糖尿病昏睡之時。當發果實之氣味。此發生昏睡之原因。宜各按其症候診斷而知。不可忽也。治法。用行軍散吹鼻取嚏。以舒其腦。

不眠症

張一羣

【原因】多由神經衰弱、色慾太甚。及因空腹、過飽、不自然之體位、疼痛、咳嗽、呼吸困難、嘔氣、五官器之刺激。或受喜、怒、悲、恐、等精神之感動而發。

【種類】分三種。凡展轉不寐者。係睡眠前障碍。午夜屢醒者。係睡眠後障碍。至全不睡眠者。則於精神病與臟躁病等見之。

【療法】『甲、精神療法』休養神經。抑腦部之興奮。閉目念經。制思想之勃起。臥時使置手於腹部。停止吸烟。夜間禁長時之談話。行催眠術。『乙、理學療法』(一)氣候療法…本法善用於神經性不眠症。乃以其性之所近。居山地或海濱而治療之。(二)水治療法…本法可使皮膚之感覺神經成無刺戟狀態。俾神經系統得以安靜。即行三三度之溫浴是也。(三)食餌療法…食物宜淡泊。且易消化。不可過飢、過飽、及飲濃茶。衣被宜輕而柔軟。室中宜靜而避光。(四)藥物療法…西醫則用各種安眠藥。雖甚見效。然易成習慣性。中醫則分因思慮過度而起者。用天王補心丹。因憂悶抑鬱而起者。用酸棗仁湯。因房勞腎虧者。用六味地黃湯加炒棗仁、丹方則用酸棗仁一兩。炒爲末。醇酒調服。頗有效云。

癲癇淺談

鄭浩然

▲癲——俗稱失血風　▲癇——稱羊癇風

癲者。顛倒錯亂之謂。語言無倫。喜怒不常。如醉如狂。時明時昧。癇者。卒然倒仆。知覺亡失。顏面蒼白。時吐涎沫。手足搐搦。口中作聲。或自嚙舌。大小便失禁。省後則恬如常人。經時復發。西醫以癲癇認爲一病。謂多由遺傳性。及酒精中毒。頭部外傷。或精神受劇烈之感動而起。中醫治癲癇二症。多用清火(如犀角、羚羊、麥冬、鉤藤、)安神(如丹參、遠志、)豁痰(如貝母、竹瀝、)開鬱(如鬱金、)平驚(如琥珀、辰砂、)諸藥。西醫治癲癇病。多用興奮劑。而以臭素加加里爲最有力。亦有用士的年者。士的年卽木鼈子精。木鼈子亦名馬錢子。淸王淸任有龍馬自來丹一方。用馬錢子地龍香油爲丸。與西法吻合。當癲癇現將發之兆時。可與以食鹽水一碗以防遏其發作。此症雖於生命無關。然往往有以疾苦爲慮而謀自殺者。宜注意保護之。

癲狂病論治

丁成萱

要談治病。必先把病的原因弄得淸楚。方纔可以對症發藥。不致誤人生命。這是醫生應盡的天職。也就是內經上治病必求其本的意思了。所以我先把癲狂病的來源說一說。然後再去討論治法。

歷代醫書。關於癲狂。不是說由於怒動肝火。痰迷心竅。就是什麼重陰者癲。重陽者狂。種種說法。不一而足。因爲原因旣弄錯。所以用藥也只是降火瀉痰。平肝息風。種種藥不投病的辦法。等到藥石無靈。甚至轉而爲迷信。祈禱於鬼神。如此焉能治好呢。老實說。我對於這些說法。根本上就很懷疑。試問、痰如何得迷塞心竅。幷且心又何嘗有竅。我想稍事懂得點生理學的人。就一望而知其謬了。至於「重陰重陽」之說。那更是模糊影響之談。値不得一駁。不能因內經而遂爲之諱。所以我說。癲狂病旣不是痰迷心竅。也不是鬼怪作祟。其唯一的原因。大抵在腦神經的受刺激過度。以致發生或喜、或悲、或歌、或泣、或裸體而走、語言錯亂、不避親疎、種種無意識的舉動。像從前的讀書人。整日整夜裡一心想中狀元翰林。以爲中了狀元翰林。便可揚眉吐氣。不料事與願違。大失所望。便氣悶的個不休。以致末了患成癲狂。

這就是世俗上所說的一種「書獃子」。還有專在情場裡討生活的人們。一旦不幸失戀了。也會成癲狂的。甚至於自殺。這是時常聽得到的事。還有一種專門爲利的人。時時想發財。設果不遂所慾。或是錢財被人所奪。也會造成癲狂的。除此之外。如酒精阿片等的中毒。也是造成癲狂病的一種原因。總之、人們心裡所欲的。腦裏所想的。或是被時勢的逼迫。或是終久不會如願。致使腦神經受很大的刺激而錯亂。是本病確切不移的一大原因。即是中毒。也不過是神經受了莫大的刺激而麻痺罷了。

在古書上有的把癲與狂分作兩種病。有的混籠在一起。到底癲與狂是不是一種病呢。照我的意思。癲與狂實是一種病。不過有深淺之分而已。初起有病。身體上的正氣很足。所以反應力强。而所現的症狀也是很厲害。這時期可算是狂的時期。過此以後。正氣衰弱了。抵抗力小了。神經的機能也大部分消失了。於是所現的病狀也清淡些。不能像狂病期的那樣暴躁。這就是癲的時期。其實癲病的程度。已經比狂病深了。不過表面上所現的症狀。看來好像癲病不如狂病重。狂病倒比癲病深罷了。更說得明白些。狂在先。癲在後。狂是癲的前驅症。癲是狂的繼起病。話雖如此說。事實上却有不盡然的。有人受了刺激。并不發狂而發癲的。這又是什麽緣故呢。我說這是由於生來正氣不足的緣故。正氣不足。則抵抗力弱。甚至無所謂抵抗。因爲無抵抗。所以不見狂症。神經就一天一天的衰弱下去。便成癲癡的樣子。但這總是少數。

還有一層。古人以爲發狂乃陽明胃火所致。所以用清下兩法去治。清則「白虎湯」。瀉則「承氣湯」之類。對此一點。我要辨明一下。胃火就是胃熱的意思。胃熱是可以令人發狂的。因爲有一種迷走神經。上起於腦。下達胃腸。胃熱能直接影響於迷走神經。由迷走神經的傳遞。又能間接的影響到腦部的各種神經而發狂。不過這種發狂是暫時的。沒有再發性的。與癲狂的狂。大不相同。並且我相信因胃熱而發的狂。的確只要用清和下兩種方法就可以的。至於癲狂的狂。却不然了。清法不足以了事。下法徒傷胃氣。無益於病。這一點。我們不能不弄清楚。若弄不清楚。便要遺誤生命。那就是讀死書的壞處。

就以上所述。可以有三點明白了。一是癲狂病的原因。二是癲與狂是一種病。惟病勢有輕重深淺而已。三是癲狂的狂。和因胃熱而發生的狂。是不同的。那末、現在應該討論到醫治的方法了。癲狂病的難治。是誰都知道的。然而我以爲如果能夠把生理病理和葯物學研究得很的確。也就無所謂難了。此症的治法。須在血行暢快方面着想。若專事於神經方面。是不中用的。

據上海國醫學院敎授王潤民氏的報告。數年前曾先後用醫林改錯上「癲狂夢醒湯」和「黃蓍赤風湯。」治愈一個患癲狂已經好多年的堂妹。這是有討論的價值。并且向來中西醫對於此症。都沒有好的治法。更有研究的必要。現在我要討論的。就是爲什麽「癲狂夢醒湯」和「黃芪赤風湯」可以治好癲狂。我們知道腦神經之中最長的。莫如迷走神經。這種神經是分布到各個臟腑之內的。既能主知覺。又能主運動。還有一種側止心動的力量。另外又有一種神經名叫交感神經。也是分布到各臟腑。更和脊髓神經腦髓神經相連絡。可巧此種神經有一種正與迷走神經相反的力量。就是能進心動。兩種神經的作用。互相平均。故心動能整齊。設有一者受了障得。則心動也發生障礙。例如癲狂病發作時。每每體溫昇高。心動亢進。要曉得心動之所以亢進。是由於腦神經受了大刺激而影響到交感神經緊張。心動因之十分亢進。——交感神經是很容易緊張的。所以人們常有發熱的現象。——因心動極度的亢進。則迷走神經無力制止。於是迷走神經的末梢也就麻痺了。心動雖然亢進。能使血行促進。同時却因心室不甚擴張的結果。全體靜脈致起鬱血。就是在輕度的心動迅速症。也有這種障礙的。照這樣說法。頭上大靜脈和一部分的頭部毛細管也是鬱血了。重之以腦神經受了刺激。試問怎得不發狂呢。所以要用攻血的藥去把靜脈裡鬱滯的血排遣了。使血行暢快。然後再去用補養氣血的藥劑。氣血充足了。神經當然也可恢復原狀。這是必然的事。不過我恐怕讀者要反問。明明是神經系的病。爲什麼要治血而不治神經。這是什麼道理。所以又少不得說明一下。人體各種神經是靠血液做滋養料的。血液循環既發生了障礙。則滋養料定是不足。所以神經也不會活潑靈敏了。那末、要神經恢復原狀。就在供給滋養料。治血就是供給滋養料的唯一方法。所以我說治癲狂當在血液。徒治神經是無濟於事的。鬱滯的血依然是鬱滯。治與不治是無二樣的。好比一件機器。你沒有發動機。如何使他能旋轉呢。古時人也說過。「目得血而能視。耳得血而能聽。掌得血而能握。……」這不是應該治血的道理嗎。日人和田氏也說過。「夫腦神經衰弱之原因。决不在於腦而在於五臟六腑血行呼吸等之運化作用如何。」照此種種。可見臟腑的血行不阻。神經得穀濡養。知覺運動俱見靈活。那麼神經衰弱的原因。可以除去了。考癲狂夢醒血裡最主要的藥。首爲桃仁。次則甘草之類。桃仁具有攻瘀之力。甘草可以緩急迫。我知道瘀血已經排散了。而麻痺了的迷走神經末梢。還不會恢復原狀呢。所以再用「黃耆赤風湯」去補養氣血。并且「黃耆赤風湯」裡除去黃耆能補而外。赤芍也很有攻瘀的能力。所以這個湯頭又可補「癲狂夢醒湯」不足。眞正巧妙的很。如此血能運行不阻。而且充足。我想麻痺了的神經。可不言而愈了。

西醫的治癲狂病。大都用臭素劑去鎮靜神經。其實單單鎮靜神經。那裡是根本辦法。亦不過等於中醫的用生落鐵能了。我想鎮靜神經劑用於狂病期。或可見一點效驗。但決不能剷除病根。至用於癲病期。決然無效。因爲病的重心已不在神經而在血液。神經已麻痺不振。何須鎮靜。

上面說了許多的話。全是憑我個人的腦力所及寫出的。對與不對。請海內醫學家討論和指敎。

狂—麻痺狂—狂人進行性麻痺

楊達夫

【原因】張景岳曰。凡狂病多因於火。或以謀爲失志。或以思慮鬱結。屈無所伸。怒無所洩。以致肝膽氣逆。水火合邪。而發爲狂。此是誠實。證非虛證也。所云其邪乘於心。則爲神魂不守。邪乘於胃。則爲暴橫剛强者。以今考之。蓋緣自腦來第十對神經。散結於心肺胃之間。故發現之證狀有如此也。西醫名爲麻痺狂 Dementia Paralytica 與狂人進行性麻痺 Die Progressive Paralyse der Irren 其論病因。亦謂人勞其精神。競爭生存。焦心苦慮。感動興奮。精神過勞。而釀成本病。大抵上流社會較下流社會易罹此病。而荒於酒色。富於名譽心者爲尤多。若謂此病與梅毒有密切之關係。是又一因也。

【解剖】本病主要之變化爲腦髓萎縮。而於前額腦爲甚。其溝深廣。回轉瘦削。而腦皮質亦起變性。於硬腦膜內面。有菲薄之被膜新生。間以新舊種種之出血竈。其狀恰如出血性硬腦膜內層炎。其軟腦膜亦肥厚。處處與腦實質相癒著。其皮質之神經細胞纖維。連合纖維。亦甚消耗。而間質組織因以增殖。要之本病主要的解剖變化。即為神經細胞及纖維之變性消削是也。然此病變不獨於皮質為然。中心神經節部亦呈變性。或於脊髓後索(脊髓癆)及側索(痙攣性脊髓麻痺)。亦常見此變性現象也。在我國醫經脈解篇。所論太陽甚則狂癲瘨。太陽自背入腦。固已標示此病與腦質及脊髓相關。但其說未詳密耳。

【證狀】難經曰。狂始發。少臥不飢。自高賢也。自辯智也。自尊貴也。善罵詈。日夜無休。狂言。善驚善笑。好歌樂。妄行不休。是也。此即西醫所謂之麻痺狂誇大妄想 (Paralytischer Grossenwahn)。患者自視為大。或自視為帝王。然亦有居恆鬱鬱不樂。自疑頭腦空虛。手足斷脫。或疑人將害己而拒絕飲食。或號泣咆哮。粗放無禮。憤怒不顧。如此漸達於完全癡呆。外此之現象。有瞳孔變化。言語障害。振顫吐舌諸狀。並有如卒中癲瘨之發作。

【治法】此症當以清火為先。或痰或氣。察其甚而兼治之。若祇因火邪。而無脹閉熱結者。但當清火。宜抽薪飲。黃連解毒湯。三補丸之類主之。若水不制火。而兼心腎微虛者。宜硃砂安神丸。或服蠻煎。二陰煎主之。若陽明火盛者。宜白虎湯。玉泉散之類主之。若心脾受熱。叫罵失常。微兼閉結者。宜清心湯。涼膈散。滾痰丸主之。若痰飲壅閉。氣道不通者。則瓜蒂散以吐之。若三焦熱結甚者。宜大承氣湯以下之。在西醫則有以 Chloral Hybrat 或 Amylhydrat 灌腸。即中醫用下之意也。以 Sulfonal, Veronal,

Paal dehyd（1至三瓦頓服）治不眠。卽中醫安神清火之意也。至清其飲食。禁用茶酒。廢止交接。調整便通。則中西所同也。若與梅毒有關係者。則行驅梅法。沃剝 Jodipin 內服或注射。再中醫於此症。每用攻痰之藥。使患者吐出頑痰而愈。屢試有驗。西醫詆中醫論痰。每統血中之明汁。炎症之黏液。癰疽之濃汁。液管之津液。混雜在內。漫無區別。不合生理。不知中醫論痰。是廣義而非狹義。故金匱分咳嗽及痰飲爲二門。從肺咳出之痰也。若其他部凝聚之液體。則謂之痰飲。亦嘗區別而分治之矣。要之中醫治痰之藥。實兼能治腦。

花風與心風之療法

葉長庚

▲花風——色狂——淫亂症

（病原）多因思色不遂。情懷抑鬱。精神作用過度。神經機能障礙所致。

（病狀）色慾亢進。淫亂無度。言語失倫。罔顧羞恥。或於人前行手淫等之暴動。或見異性人卽以猥褻之事相迫。其發作之時期。殊不一定。有時發時愈者。有終日不減。或非遂其慾不止者。

（療法）當病未發之前。凡事善順其意。以避其精神之感動。或時作有意味之談話以誘去其癖。勿令食不消化之物以防其便祕。凡易動感情之小說演劇等事。更宜遠避。苟病既發作。則以催眠法爲最有效。如病發而死於牀上者。視其腎俞穴有一紅扁者可治。黑者不治。急用麝香塡於臍眼。加薑一斤。艾火灸之。可生。

▲心風——藏躁——歇斯的里

（病原）多發於青年女子春情旺盛之時期。金匱曰。『婦人藏躁。喜悲傷欲哭。象如神靈所作。數欠伸。』蓋女子善鬱。苟遇逆意之事。精神受重大之戟刺。則神經機能最易興奮而發生此症。但有因摹倣而得者。然極少耳。

（病狀）精神狀態。陡然全變。或喜怒不常。語無倫次。有癲之意。無癲之甚。或遇物易驚。見人無語。愁眉蹙額。入夜不寐。或兼有頭痛、胃痛、腹痛、腿軟、心跳、便祕、尿急等症。更或有因憤慨之極、憂鬱之深、而謀自殺者。

（療法）首宜安慰病者之精神。故亦以催眠法爲最適用。其最有效之方劑。則爲甘麥、大棗湯。按此湯僅有甘草、小麥大棗、三味。甘草主治急迫。佐以小麥大棗。均富於糖質。有甘味。甘草得其協助。用以緩和症勢急迫之臟躁。故效力甚爲强大。經云。病苦急。急食甘以緩之。此之謂也。

性病

青年男子應注意性之衛生

趙友如

性者。天之所命也。天既命有此性。乃純潔無瑕之性也。有何衛生之可言。且此性人人俱有。而獨注意於青年者。蓋有說也。先哲早有明訓。性必以道率之。方可成爲純潔不汚之上品也。否則因性之所近。則日染日深。習以爲常。已去天之所命甚遠。而尤不自知。所以男子在青年之時。不得不急於注意其性之所近也。飲食男女。人之大欲。乃世界公開。無庸諱言。若視爲祕密。則誤入迷途。似乎無注意之必要。然而有不盡然者。適口充腸。飲食之所必需。夫倡婦隨。人倫之造端伊始。此乃性之出於正者也。所云注意男子青年之性者。恐有非正當之習慣。即俗云近朱者赤。近墨者黑。不得不預爲注意。所以防患於未然也。應注意之要點。焉可不加意研究而防制之。在於青年隨時之自檢。首先擇友。務須有益。除讀聖賢書外。淫詞小說。以及穢畫。不正當之戲劇。不可寓目。有關風化之故事歌曲。掩耳勿聽。飲酒賭博之場。游戲繁華之地。均爲有損無益。更有甚于此者。青年情竇初開。日思少艾。慾性蓬勃。大有不可遏止之勢。遂其意、則傷身敗德。逆其志、則糊思亂想。因有雞姦手淫等穢行疊出。甚則染有花柳之症。梅毒沾身。傳染於妻妾。而後嗣堪虞。結毒於本身。則性命難存。利弊孰重。務望青年速爲權衡。豈可不注意性之衛生耶。

手淫之害及其防止法

江聲

▲手淫之原因

「生理之關係」當青年之際。知識稍開。性慾衝動。又覩爲人言。則黑幕下手淫之祕劑。必從此實行而順其慾矣。

「環境之不良」近無恥之婦女。可與之言笑。而不能洩其慾。此其一。看淫卑之小說。盡悉男女之戀愛。而志爲之趨。此其二。獨坐無聊。飽食煖衣。邪念從滋。此其三。聽他人之祕術妙法。巧語悅耳。而好奇心驟發。此其四。

「疾病之影響」男性生殖器之箝頓包莖。有污物儲留於包皮內。或陰莖之癢疹苔癬等。或女性生殖器內現有蟯蟲。而發奇癢等由。因常人之摩擦。而貽此患。

「過分之刺戟」日有所見。夜有所思。生殖器受過分之刺戟。則患遺精。以其洩精之快感。遂代之以手。日日爲之。旦旦伐之。而染此惡習。

▲手淫之害

「發育不能完全」精液爲營養上之主要成分。青年發育時期。妄犯手淫。耗傷精液。發育難免受挫。

『腦力日見衰弱』惡習頻犯。精氣日虧。腦力焉能健强。

『易患夢遺滑精』手淫不能抑制。慾念頓起騷動。夢遺滑精。因之而成。

『誘發精神病症』手淫洩精太甚。神經刺激過度。爲患精神病之一大原因。

『釀成陰萎早洩』手淫日久。生殖器之機能發生障害。結婚後遂不能行正當之性交。而成陰痿早洩。

『所生子女不强』生殖器既失其天然之機能。精蟲必不强旺。所生子女。安得不弱。

『喪失終身幸福』精神虧損。身體衰弱。事業難期發展。環境日趨窘迫。焉望享受終身幸福。

『促短人生壽命』精氣俱傷。疾苦踵至。必至夭亡而後已。

▲手淫防止法

『改善不良環境』禁閱言情之小說。毋使閒居逸坐。避女性。愼擇交。

『除去摩擦原因』被褥不可厚重。污穢時常洗滌。皮膚病則加以治療。包莖則施以手術。

『注重野外運動』作正當之游戲運動。可使身體得愉快之精神。

『戒除刺激性食物』忌烟，酒，濃茶及咖啡等。且少食肉類。多食新鮮蔬菜及豆腐等。

『研究生殖器衛生』使悉生殖器之構造及保護之必要。

『給以精神之感化』舉出手淫及於精神，能力，腦筋之影響。切實訓導之。

夢遺治療問答

康朝棟

【問】余現年十八。尚未結婚。從前體甚强健。去歲曾犯手淫。近數月來。常因夢交而洩精。每月約四五次。乞示療法。

【答】夢遺之症。多由情慾過盛及手淫而來。間有發於神經衰弱及病體尚未全愈之人。又康健壯實之青年。亦往往犯之。惟康健者之夢遺。雖因生理作用所致。然一月一二次。尚屬無害。至一月四五次時。則有損無益。第一嚴戒手淫。少近婦女。絕覩淫書淫劇。其他宜禁吸烟酒及刺戟性食物。飲食後非經三小時不許就眠。其墊褥須緊張硬固。衾宜輕軟。而取側臥。或更行冷水摩擦等之水治法。或電氣療法。均有效。藥物則西藥中之溴化鉀。尚可少服。但不宜久用。

【問】余友王君。患夢遺已三年餘。遺時或時有夢。或時無夢。遺後常現身體疲痨。頭痛眩暈。脚部倦怠等症。近則臥時略受性慾衝動。精卽流洩。曾服市售之夢遺神效丸、遺精必效藥、知柏地黃丸、封髓丹、固本攝精丸等。皆不見功。服溴化鉀。亦未大效。有治法否。

【答】除謹守前法攝生外。並禁止體力及精神之過勞。生活宜合衛生。運動宜取適當。常逍遙於新鮮大氣之中。或作海邊及山間之轉地療養。均頗有效。藥物則以西藥之臟器製劑（如賜保命 Spermin 斯保買丁 Spermatin）行注射。亦可見功。

【問】余之夢遺。除上之療法外。有無簡便强制之法。

【答】曲腿側臥。可强制精不流出。曲腿之法。用束腰帶一根。一端繫足。一端繫頸。側身而臥。待夢交。足欲伸時。便牽動其頸而醒。夢遺因之不成。又法。向西藥房購一皮套。套之內壁皆爲象皮尖刺者。臨臥套於生殖器上。因套時生殖器爲常態。故毫不覺痛苦。待夢交而欲射精之時。生殖器必先勃起。因勃起便受刺痛而醒。夢遺亦可免矣。然此皆非根本治療耳。

遺精病證治概論

俞立夫

▲何謂遺精▼遺精是男子青春發動期性慾旺盛的一種精液排洩。有夢遺與滑精之分。凡夜中由夢而洩精的屬前一種。無夢而於不知不覺中洩精的是滑精。

▲遺精之生理與病理▼凡遺精一月一二次。自然的排出者。係生理的現象。因爲在青春期內發生一種蛋白質的精液。精液充足的時候。就乘夜間熟睡而射出。這種遺精。非但沒有害處。而且覺得身心愉快。還可以藉節色慾。至於病理的遺精。有二三日一次者。有一夜數次者。無夢亦遺。且次日全身倦態。呈頹喪之象。元氣耗盡。身體孱弱矣。

▲病理遺精之原因▼（一）刺戟的影響…看淫邪的書畫。卑劣的戲劇。聽不正的小曲。愛情的故事。生殖器的不潔。被褥的過暖。鄰近器官的壓力。使生殖器溫度加高。他如烟酒肉等與奮之食品。皆可引起遺

精。(二)體質的疾病…如患肺結核初期的人。往往每夜患遺精。又糖食過多者。或糖尿病及各種急性熱性病恢復期。也易發生本病。(三)鄰病的波及…如患慢性淋毒性後尿道炎。其炎症往往波及射精管。使射精管變成擴張或弛緩而患滑精。又如患精囊炎。膀胱炎。粘膜炎。龜頭炎。直腸炎等。均能刺戟輸精管而患遺精。(四)神經衰弱症…有神經衰弱病症的人。最易發生遺精。其原因分遺傳及使用精神過度二種。遺傳的爲先代所遺傳。所謂先天性神經衰弱是也。使用精神過度爲後天性神經衰弱。大抵由身體之不運動。勞心勞力之不當。或手淫患者而成。蓋神經衰弱者。其一舉一動都受感觸。且易患手淫。故其勃起中樞及射精中樞常有感動性。偶遇刺戟。便易射精。(五)過度的勞力…凡運動者及勞工者均易患本病。因其勞動過度精神亦易衰弱之故也。(六)女性的入夢…思念情人。或日見美色。縈繞於神經。印象於腦髓。夢中相聚。而患遺精。

▲遺尿與遺精▼夫小兒之患遺尿者。大都爲精神衰弱及有泌尿器疾患而起。但至成年後。尿雖可不遺。然其疾患未癒。則必影響於鄰部而患遺精。故遺尿者。均有遺精之後裔症也。

▲交媾與遺精▼凡遺精之由於性慾衝動或思想過度者。可以交媾而止之。若遺精由於手淫者。交媾非獨無效。且可加重也。

▲遺精與生育的關係▼精液是營養的主要成分。患病理的遺精者。不特腦力衰弱。身體日虧。且精液也爲之而稀薄。成胎之原體既病。安有生育之可言。縱幸得育。其子女又安能壯健哉。

▲遺精與外症的關係▼毒菌之侵入皮膚組織而化膿形成潰瘍者。以其抵抗力之不足也。而精液稀薄。營養不足。其抵抗力亦必弱矣。故患外症者。苟仍繼之遺精。則其組織營養。必不可恢復。且須蔓延焉。

▲遺精的預防法▼(一)講求飲食…凡刺戟腦筋引起性慾具有興奮作用的食品。均不可服。睡眠前尤忌飲水。(二)實行運動…行適當之運動。可使肉體疲勞。精神舒暢。睡時易於入眠。且可强健身體。體强而遺精自免。(三)戒絕手淫…免精神衰弱。(四)注意排洩…小便時不可力忍不溺(五)力避引誘…禁閱情書。屏除邪念。愼交友。遠女色。(六)節制房事…房事過度。往往罹生殖器性神經衰弱。而引起遺精。

▲遺精的治療法▼(一)原因療法…視遺精原因之何在。而施以適當之治療。(二)轉地療法…移居山間海濱。修養身心。(三)靈心療法…用催眠術或運氣法使心志轉强。(四)藥物療法…西醫治療遺精。每用鎭靜劑。中醫則多先用收濇劑止之。如收濇不止。改用瀉火之藥。瀉火不效。再易以塡精補腎。或更加以升陽之品。如升麻桂枝之類。以升其氣。然均未見有專恃藥物以收效者。

男子鷄姦之害

趙友如

世界古今。最熱烈之接觸。莫若兩性之陰陽電也。易經曰。孤陰則不生。獨陽則不長。陰陽和。而後雨澤降。此乃萬古不易相生相長之道也。孰料竟有出人意表。逆天行事之徒。所謂鷄姦者是也。既具人體。願傚禽姦。舍雄飛而不顧。甘雌伏以尋歡。取得一時快樂。斷送終身面顏。此是誰家子弟。禮義廉恥全完。父母妻子含羞。兄弟姊妹慚惭。青年青年。前程遠大。莫做卑鄙之流。後路寬宏。勉學清高之士。有關名譽之害。先爲表述。傷及肉體之慘。文後條陳。

一、鷄姦者。兩男同姦。其一以肛門代陰戶。其一卽縱情如夫婦。

一、初因不得交接女色。遂以男色代之。俟後愛戀不舍。卽成終身之癖。

一、久戰之。陰莖細長。龜頭尖銳。

一、若與女子交媾。卽有陽萎之患。精亦清薄。永絕後嗣。

一、被鷄姦者。肛門陷凹。閉鎖之力不充。

一、輕者脫肛。重者患痔瘡。且糜爛。

結婚者宜注意

陳飛鵬

▲患花柳病及癆症者不宜結婚

▲須當先治痊而後方可談婚姻

有家室乃有子女。有子女必須婚嫁。婚嫁之求愜意。非易事也。今人聯婚。往往注意家世與財產。不計其他。而貽害於其子女。殊令人蹙額而憐憫焉。無論名門閨秀。或小家碧玉。苟嫁與冶游染病之郎君。是猶香花之墮溷。其能自拔者鮮矣。然而此種悲劇。社會中已一再表演之。又患癆瘵之症。咯血未愈。咳嗆未除。遽爾結婚。夫婦愈親密。而傳染愈易。卒至鴛鴦同命。鸞鏡旋分。尤使人浩嘆不已也。

與不健全之人結婚。無甯不結婚。與其結婚後疾病之纏綿。無甯於結婚前加意審愼。身體不健全者。宜俟治痊後再議結婚。未爲遲也。若令有疾之子女。强爲合巹。則新婚夫婦。同沾危害。病者因之而愈劇。未病者因傳染而失其康健。此種情形。吾人已屢見而屢聞之矣。往者已矣。後來堪虞。昔稗史中有云。願天下有情人都成了眷屬。吾更願將成眷屬之人。各保其康健。毋爲帶病之結婚。毋作戕生之狎暱。則白頭偕老。盡享唱隨之樂矣。

房事衛生片談

楊天保

衞生言及房事。緣與夫婦之幸福有關。大抵兩性縱情者多。愼重者少。衞生之研究。豈可不注意及焉。茲撮其要而記之。

(一)婦人行經時。男子宜遠避。倘一接觸。夫婦俱有生命之險。男子卽中穢濁之毒。女子卽有血崩之虞。

(一)婦人如有白帶。宜早調治。否則男子接觸。易患白濁。

(一)男女病後。宜分床獨宿。否則兩無裨益。且有大害。

(一)婦人有孕後。亦宜分床。防有小產漏胎之患。

(一)要生聰明伶俐之子。一知有孕。卽宜獨宿。

(一)夫婦行房。壯者每月四次。體弱及多病之軀。更宜謹愼。

(一)夫婦行房後。勞力不可過度。行路不可過遠。

(一)行房後。不可吃一切冷物及當風露宿。宜帶煖爲佳。

(一)受胎後不戒情慾。每致難產。及小兒多生瘡癤。

提倡葆精主義

楊舒榮

▲外傷侵襲可藉充足之抵抗力不戰而自退

▲內患騷動可憑縝密之組織法靜鎮而自泯

快樂反面是痛苦。痛苦之最難堪者。莫如身體衰弱。常常發生疾病。呻吟床第。嘗盡艱苦。事業難以發展。環境窮困窘迫。種種痛苦之接踵而至。絡繹無盡期。殊堪悲憫。既痛苦產生於疾病。疾病主因於衰弱。要吾身之還復健康。或保全健康。其要圖維何。莫如提倡「葆精主義」。服膺「葆精主義」。

上古通天論曰。「恬澹虛無。眞氣從之。精神內守。病安從來。所以皆能度百歲。而動作不衰者。以其德全不危也。」夫疾病之感召。外因以六淫。內因以七情。假如吾人內修養生之道。外避賊害之邪。不爲物欲所蔽。淫邪所傷。精氣無虧。體力常盛。組織縝密。抵抗充足。何畏乎外侮內患哉。外侮即使侵襲。可藉充足之抵抗力。不戰而自退。內患或起騷動。可憑縝密之組織。靜鎮而自泯。防患於未然。消弭於無形。壯者氣行則已。弱者著而爲病。卽此之謂也。腎者主水。受五臟六腑之精而藏之。故五臟盛。如思慾動於中。心陽頻擾。搖吸腎眞。斯耗傷於無形。遂一時快感。竭其肉慾。妄泄腎精。斯虧喪於有形。腎失其藏。則五臟衰弱。攝能停頓。精神萎疲。精生於穀。眞陽旣衰。不能腐蒸穀食。生化之源絕。焉望恢復本眞。何能禦六淫之外襲。防七情之內傷。疾病叢生。病苦踵至。衰廢夭亡。何堪設想。臨深履薄。安不懼乎。近世文明愈進步。青年愈易墮落。如生殖器病。虛癆病之盛行及死亡率。可憫可痛。蓋因寶貴之精氣。輕易虛糜。爲禍之源。厲之階也。

血氣方剛。心志未定。故曰青年易以墮落。舒在未冠求學時代。混混噩噩。不知肉慾爲何物。所交非人。綽號浪漫博士。手淫大王。均爲莫逆。彼彼等所提泄精主義。引誘薰染。合污同流。隨入迷途。如聊齋志。子不語。性書淫詞幾爲求學之課本。徵逐歌場。流連艷窟。遇麗姝求之未遂。卽驅五將軍以泄火。兼之堂上抱孫心切。早賦夭桃。（吾鄉惡習早婚。男子十四五歲卽爲娶妻。此非父母愛子。實爲害子。）外採路花。內愛姣妓。二三寒著。泄精主義。力行不替。嗟夫。墜自殺之陷阱。尙不自覺。貽害深矣。始則惟覺頭眩腰痠怔忡善忘。繼之淋濁陽萎。種種性病相尋而至。嘗盡痛苦。淹淹幾乏生氣。所幸稟賦尙盛。經三年多方調治修養。略復原狀。經此病魔之棒喝。勇兮覺悟。毅然改行。而後卽爲嗣續計。夫妻行房。持而有節。（一月一次至多二次）。五載舉三子。因種子不實。萎其二。其存者。得補養之力。由虛弱而轉榮茂。現已咿哦書室。得免伯道之憂。亦云幸矣。然則舒之病根未絕。二年之前不時發生善忘怔忡。多勞則腰痠氣喘。且難耐冷熱。年方而立。未老先衰。勵行「葆精主義」之第二步驟(不泄精)。迨今得益殊多。諸恙悉除矣。其竭慾泄精之爲害自身。及遺害子孫。有如是之烈。可不嘆哉。精液之寶貴。可想而知矣。連類推思及我國勢之衰。種族之弱。緣同胞間之多於縱慾。不無是一大原因。因此「葆精主義」由躬行而及提倡矣。酒後茶餘。現身說法。宣傳主義於友好間。結果良佳。確信無疑。茲當吭聲疾呼於親愛讀者之前。願讀者服膺「葆精主義」。宣傳「葆精主義」。強國強種。在斯舉歟。

天賦性慾與人類。爲蕃續人類計。泄精乃性慾之致果。如秘而不泄。則陽久遏致騰。水久盈致溢。亦有損吾人身體。且損蕃續人類天然。西人倡言割去青春腺。及注射青春腺。俱非完善治本辦法。幸讀者勿被所愚。至購服青春藥以助陽。則澤竭而魚。爲害尤烈。幸勿輕以嘗試。惟「葆精主義」爲至善。其目的在求不作無益之衰弱身體。罹生疾病。危害嗣續之妄泄。或多泄。應須慎節。作種得佳果之有益泄精也。其服膺主義辦法。對外或妄泄。可服骷髏散。「慾海迴狂篇云。芙蓉白面。不過帶肉骷髏。縱對如花如玉之貌。常存若姊若妹之心。」如麗姝姣姬當前。心爲之或有所動。即思彼姝死後轉變骷髏之可怕。則狂念自弭耳。對內或多泄。可服獨睡丸。或歸甯丹。避免易以接觸之機會。清心寡慾。多讀有益身體之書籍。屏絕淫書性書。以淩亂神志。守之唯恆。定可奏凱成功。信仰「葆精主義」服膺「葆精主義」之同志。同聲呼口號曰。

一、葆精主義是保全健康幸福的主義

一、葆精主義是免除疾病痛苦的主義
一、葆精主義是强國强種的主義
一、求子須葆精
一、打倒購服春藥的惡習
一、剷除割去青春腺的邪說

陽萎早洩論治

孫鶴臣

交接之際。陽物方進牝內。未入佳境而精液早爲洩出者。叫做早洩。勃起力不全。與射精無力。或勃起力障礙。或勃起力初很充足。及臨陰門而縮小者。或已入牝內而後萎縮者。叫做陽萎。這兩種病。雖說各異。但是他們的作用。却是一樣。就是都不能生育。而他們的原因。也有相同之處。就是手淫或房事過度。因爲射精中樞之快樂神經遲鈍。或射精機能亢進。感覺失其平均。所以便成早洩。至於陽萎的原因很多。如陰莖之變形。睪丸之疾患。神經衰弱。精神感動。及各種中毒等。總可製成陽萎。凡有這兩種病的人。他的身體一定不會强壯。精神一定都是萎頓。所以第一最要的就是節慾。以後知其原因者。行原因療法。冷水摩擦。電氣療法等。至藥物療法。雖有種種。然均不奏確效。

脫精之急救法

謝霞齡

此症由男女入房。狂蕩太過。以致驟然脫精。知覺頓失。元氣垂絕。患者以男子較女人爲多。治宜敏捷。緩則不救。玆述其法。以告讀者。

此症發生。未脫者宜絕對鎮靜。切不可驚走下牀。宜仍抱合如故。並須將兩指捻住脫者尾閭。再用下法。

(甲)未脫者急嚙脫者之肩部。或令人以鍼平刺其頭部之無防碍處。或使小孩嚙其足部。使其知痛而醒。

(乙)未脫者先閉口提丹田之氣上來。盡力呵熱氣哺送於脫者口內。使之直下喉中。連呵數十口。緩緩自得。陽氣重回。

(丙)若已誤脫離者。則急令人抱持仰坐。而以熱氣頻頻哺入其口。若喉已閉塞。則用竹管或皮帶管納喉中。盡力呵之。但呵氣以異性爲之方效。

(丁)用前法醒後。急以獨參湯或人參附子湯灌之。家貧無力服參者。以黃蓍四兩。當歸二兩。附子五錢。煎湯代之。

胎生男女與精卵關係之討論

吳國鈞

處今日科學昌明時代。物理化學之精晰。無微不顯。誠所謂應有盡知者也。惟對於胎兒所以成男女之理。始終未能明悉。余於理想中得一見解。茲錄之。以供博雅之研究。夫胎之始成。由於卵巢之卵珠得精蟲而變成。此盡人皆知者也。其經過歷史。西醫諸書。已有詳載。毋庸瑣喋。然其所以有男女之殊。每多含糊未詳。有以男女身體強弱而分。有說以三月後變化而定形。有說以時令而變易。余以為皆非也。其所以分男女者。咸在精蟲之雌雄。因精蟲之體積甚微。頭闊只有六千分寸之一。尾長只有六百分寸之一。在顯微鏡中觀之。只見隱隱細小之體。何能辨其雌雄哉。故西人各稱科學。雖發達至極。于此獨未之明也。至謂由男女身體強弱而分者。表面觀之。似頗合理。實則非也。若以男女身體之強弱而分。則卵體亦有相當成胎之勢力。決不致反為精蟲所化。何以華人男子與西婦女交接而生之孩兒。其目黑。其髮烏。西男子與中女子所生之孩兒。其髮黃。其目碧。若蛋體果有相當造成性別之勢力。則胎兒之目。當不黑不碧。而成棲色。髮亦當不黑不黃。而成褐色。乃非但無力變褐與棲。而反為男之所化。美國有白婦人。與其夫交媾後。夫出。即有一黑人強姦。致生一白胎嬰兒。一紫黑胎兒。凡獸亦然。如馬交後復與驢交。後生一馬一驢。由是知母體之卵蛋。不過供精蟲之營養而已。若是則卵體變色。力尚不足。何暇有餘力以變其性別哉。此說之不足信也明甚。且小而致於豬犬。同一交接。而產生之小豬犬。雌雄間雜不等。同一時也。同一體也。安有或雌勝或雄勝之理。而產生或雄或雌者乎。以其雄勝。當然皆雄。以其雌勝。當然皆雌。決無雌雄夾雜之理。且夫其所以勝之者。由於身體之强弱。强弱之分。由來久矣。斷無在一體之內一時之中而起忽强忽弱之變者也。若是則知所以雌雄夾雜者。咸由於射出之精蟲有雌雄不同之故耳。或曰。一二月中。男女未定。待三月後形體方全。男女始分。此乃由變化而來。精蟲何得而分之。此說更屬無稽。何則。男女之別。早由精蟲之素體而定。其在一二月時。形甚小。目之明尚不足察其爲男爲女。迨三月後。形漸大。始能察之。譬以水。一彈指之微。宛若纖維。何能辨其爲水。及其多焉。乃知爲水。然在彈指之時已爲水。何嘗至多而變爲水哉。譬之米麥。初萌芽時。烏能辨別穀禾麥苗。及其長焉。方識爲穀爲麥。然屬穀屬麥。在下種時已分之。豈有長大變易之理哉。是故水自爲水。穀自爲穀。麥自爲麥。雌自爲雌。雄自爲雄。惟其在細小之時。目之明未能辨識而已。及其大而多焉。始明識之。其所謂性別由變化而分者。其謬不言可知矣。一言以蔽之。此之謂不知本。何則。凡事之起與成。必先有因而後有果。斷無無其因而反得其果。此天理之常也。而胎兒之生化。豈獨能超出天常之道者乎。况乎胎兒。內之不關母體之强弱。外之無特殊之接觸。依其所言。變由何來。詎毫無因由。而猝然發生變化者乎。然其所謂三月後形始具而性別乃分者。是猶水與苗禾。在多與長而識其爲水爲穀爲麥者。其理一也。或曰。胎兒男女之分。時令使然也。如冬產者爲男。夏產者爲女。更屬荒誕之談。毫無討論之價值。果爾以時令而分男女。則凡在冬令生產者。當皆爲男。夏令生產者。當皆爲女。然余等每見冬產者。未必皆男。夏產者。未必皆女。或曰。

此不過舉其大概言之。爲得執爲定例。如是既屬大概。而始終未能定奪。則謂之時令無關。又何不可。夫如是。則上述三因。所謂男女體力之强弱。三月後之變化而來。及時令之關係而分性別。俱不足恃。然則謂由精蟲素體之雌雄而定者。果何所據而云然。曰有。西醫書云。當交接之時。男子所射出之精。約有數萬精蟲。奮勇前進。攻入卵體。强者存(變爲胎)。弱者亡。以此則知進卵珠者。必屬優秀强健份子。而强者之中。又有雌雄之殊。是以雄精蟲强而攻入卵珠。則爲男。雌精蟲强而攻入卵珠。則爲女。以雌雄精蟲强弱無定。故胎生男女。亦無定也。是故雄者勝而爲男性。雌者勝而爲女性。此男女之所由分也。按此則謂男女之性別由精蟲而分者。似乎較之三說爲確耳。此所以覥然不揣鄙。濡筆錄之。以供閱者之討論。若夫海內明哲。能匡我不逮。斥我之疵。加以斧正。幸甚。幸甚。

男子生殖無能之原因與療法

常逸山

凡婦女之子宮畸形。月經不調者。其不能生育也。雖屬當然。但女子之身體健全而不能受孕者。則不能不歸罪於男子生殖之失效矣。其生殖無能之原因頗多。玆撮其大要而分射精無力、精蟲缺乏、精蟲死滅之三。

▲射精無力　本症分永久性與一時性。永久性更分先天性與後天性兩種。前者爲生後即不射精。後者則以後天性射精力消失。於交接時。雖能勃起。而無精液射出。此爲射精中樞之制止作用。多由於手淫太

甚及房事過度等而起。一時性則於交接之際。或射或否。或於此婦能出精。而對彼婦則不然。反於夜間自行遺出者。至器質性障害。卽陰莖畸形等。如尿道上裂或下裂。及尿道瘻孔等。乃交接時以其障碍而不能直射精液於膣內也。其療法則觀其原因及全身狀態而與以藥劑、及冷水摩擦法、轉地療法、電氣療法等。若係陰莖畸形。可以手術治之。

▲精蟲缺乏　本症陰莖勃起力如常。交接時亦能射出多量精液。惟此全係由攝護腺及精囊分泌而成。妊娠之原體缺乏故也。是因睪丸之分泌作用消失。及射精道閉塞。故其液不甚濃厚也。其療法除原因療法外。雖有按摩法及電氣療法等。然均不見效。

▲精蟲死滅　精蟲之生活。往往以全身疾病或附近之疾患。如觸加答兒性分泌物、血液、膿汁、殺菌藥而受損害。故患淋病者。無生殖之可能也。其療法可先用攝護腺按摩法。復用尿道點滴法。餘與前同。

女子不育之原因與療法

張秀英

【原因】女子不育之原因。分特發性及後天性兩種。特發性更分胎胚性及幼稚性。胎胚性者。乃先天生殖器官之發育不全或缺如是也。則對於生育不能無論矣。幼稚性者。其生殖器自出生而至發育年齡。毫無妨礙。及至發育。仍係雛形也。但其營養亦各異。有身肥體壯血多力足者。有體格柔弱形容憔悴者。大種皆現有月經痛及不調。且神經薄弱耳。

幼稚性之原因。約分遺傳及後天兩種。由先代之有梅毒精神病等而成幼稚性者。屬遺傳。以幼年營養不良而生種種幼年病者。屬後天。但因幼稚性之原因不孕甚多。略分如下。(一)腎上腺甲狀腺垂體胸腺等內分泌腺之缺如增大或萎縮。(二)卵巢之缺如或變形(三)輸卵管之扭轉(四)子宮之缺如或異位(五)交媾後精液速由陰道洩出。

後天性者。乃發育後由疾病而致不孕也。其原於此者亦不少。(一)淋病…封閉輸卵管口。損害管粘膜。殺滅精蟲。(二)產後膿毒病…往往由生產而成子宮內膜炎。以致子宮營養不良。(三)子宮頸內膜炎…頸粘膜腺分泌過多。頸管壅塞。致礙精子之通過。且變酸性液。精子不能生活。(四)生殖器結核…與淋病同。(五)後天性子宮異位…由子宮頸之方向變異。而不克侵入精池。(六)腫瘤…如前庭大腺腫瘤。陰道囊腫。子宮頸及陰道之癌或肉瘤等。均可有礙交媾。(七)X光線…X光線能摧殘卵泡。且不能復生。輸卵管上皮亦受重創。故對於婦女腹部不可施用。(八)生殖器萎縮…如肺結核。突眼性甲狀腺腫。糖尿病。萎黃病等患。均可使生殖器萎縮。

【療法】(一)後天性異位…以子宮之異位爲最多。可以外科手術矯正之而保其能育。(二)發育不全性異位…此種異位。往往兼有多種不孕之原因。故用手術療法不甚奏效耳。(三)輸尿管炎…淋性輸尿管炎。雖爲不孕之原因。但不盡然。倘於必要時。若一側之輸尿管炎。可得切除之。若兩輸尿管其端部均閉合。而他處未受損害者。可截去其三分之一部。(四)子宮頸內膜炎…由此病致不孕之原因已如上述。若其他各部完全時。可行刮術。盡去其粘液。即可受孕。(五)子宮頸液之酸性…夫婦均無解剖上或體質上之疾病而不孕者。蓋爲子宮頸液或陰道液之鹼性而變爲酸性也。近世以鹼性液灌入之。亦可奏效。其他如淋病肺結核等。則以其原因而治療之。

最切實用之種子問題

周新之

女子之所以能成胎者。乃女子卵巢中有卵珠。當交媾射精之後。卵珠得精蟲。即行入子宮。而生活營養之謂也。但男子每次之洩精。其精蟲必至無數。而卵珠僅得一精蟲。便可成胎。然則成胎之易。易於反掌也。何竟無育之多哉。其故安在。須知成胎之主要者爲卵珠。而卵珠非常久留行於子宮也。必於女子月經前之四五日或月經後之第三四日至第七八日之間。方出自卵巢。當此時際。若行交媾。則未有不孕者也。有之。則不能不疑及男女間病之現象矣。而男女之淫慾過度。亦誠一大原因也。蓋男子過淫。則精薄而精蟲不能成熟。血少而陰莖不能勃起。女子之過淫。則子宮乏力。男子之精蟲。不能吸入。卵巢中之卵珠。不能成熟。至男子生殖器發育不全。或尿道狹窄。精出無力。女子生殖器發育不全。或月經不調。更有男女間之患有淋疾。其不孕也必矣。苟無以上之情由。於月經前之四五日或月經後之五六日間。依正當之道而行交媾。其得懷孕無疑矣。因此時卵珠留於子宮。男子之精蟲。可直與之相會而成胎易也。

避孕法

周大道

所以成夫婦者。因續後嗣。以延種族也。希望生育之不暇。胡乃云避孕之一法。且注重焉。未免有違人道。有背生理。用心之左。誠不可解。若云世界進化。人類繁殖。生活提高。以致因經濟上問題。發生避孕之說。殊與他國獎勵孕婦。實成反比例。要知我國經濟窘迫。實不因人類繁殖。所缺乏者。百工器具。無一不仰諸他國之接濟。國家如能提倡獎勵發明各種機械之人。並儲款以供發明家之試驗。苟能若此。則四萬萬人民之中。焉無出類拔萃之才。創造各種機械。製造各種用品。即可抵制舶來百貨。金錢倘不外溢。民無不富。國無不强。何懼人類繁殖。注重避孕下下之策。倘不幸因生理之關係。如肺癆、梅毒、神經等病。防其遺傳於子孫。有不得不避孕之時。姑列數條。以供應需之用。

一 在經後半月方合。卵珠已排出子宮。雖有精虫。不能受孕。

一 每次逢月經將盡時。煎服四物湯。加芸台子。一劑即不受孕。

一 交合後。隨即用五十倍之規泥涅水。以洗滌腟。使精液無留。

一 交合後。以酸性溶液。如硼酸之類。洗滌膣腔內。以殺精虫。

一 交合後。女子俯伏咳嗽幾聲。精虫即出。亦可免孕。

一 交合時。男性生殖器。套以樹膠所製之薄膜套。（又名如意袋。）俾精虫不得直接注入膣內。但用時必須清潔消毒。又女性用子宮輪。將子宮口閉塞亦可。

一 交接後。按臍下三寸。精液即出。其法即以自己手指之中指節作一寸。自臍下量起。在三寸處按之。

一 若要永遠絕孕無子。用已出過蠶蟻之舊卵殼紙。一平方尺。燒灰存性。研末。用酒調。於每月經盡後服之。

照X光線是萬全的永久制育法

馬士芳

科學越進化。人們的幸福越宏大。這是任何人都認爲是對的。不過一方面有了利益。一方面也就發生禍患。譬如我們體內有了疾病。百藥妄投。不知其病原何在。反而弄假成眞。從輕還重。而現在科學昌明。有X光線能照遍人身。探識病原。那麼這種功效是何等的偉大啊。可是事實與理論相反。當照看下腹部時。對女子有摧殘卵泡萎縮卵巢之弊。對男子有節制精源萎縮睪丸之能。總括的說。就是照過以後。生殖原體的機能完全喪失。因此生育永久不能。但是我又要說。這方面認爲是有害的。那方面却認爲是有益的。照這樣說。那家計貧寒子女生育太多的人。或是購服停孕金丹以及制育神丸、虛擲若干金錢、而不能節育的人。若如此做去。不是就可以永久沒有生育嗎。所以說照X光線是萬全的永久制育法。

男女隱病自療法

吳立夫

夫物質愈文明。社會愈進化。而風氣愈趨下。人性愈卑鄙。不覩乎近世男女間生殖器病之勝也。雖得自風流或否。均須及早加以治療。然一般無知之男女。或爲家庭故。或爲羞恥故。任其潰腐。非至不得已之時。不言也。至此。人體之痛苦。生命之危險。不可卜矣。今謀患者幸福計。特集男女隱病自療法數種於下。但其原因均不外手淫太甚。交媾不潔。或鄰病之感染等而生也。

『男子隱病自療法』(一)毛蝨…一名八角蟲。又名陰蝨瘡。生於陰毛中。其色灰。目不易覩。且易繁殖。癢痒異常。可用灰白軟膏塗布。或以百部浸于酒精中。經一日夜。連擦二三次。無不立愈。又法用銀杏搗爛敷毛上。隔日蝨盡死。(二)繡球風…一名腎囊風。初起陰囊乾燥極癢。喜浴熱湯。甚則暴起疙瘩。形如赤粟。麻癢搔破。浸淫脂水。用乾荷葉、不拘多少。煎湯薰洗。二三次即愈。或用新荷葉一張。連鬚葱頭七個。煎湯先薰後洗。(三)陰癬…癬之生於陰部附近者。時常發癢。治之最難。可用土槿皮二兩。斑貓十四枚。明雄黃硼砂各六錢。火酒二斤。浸三日塗之。或用生熟明礬各二錢。輕粉二錢。銀硝三分。研細。同土地黃根搗爛。布包擦之。(四)陰囊腫…陰囊腫痛。或掣引少腹。或牽及四肢。二便不利。內服利小便之藥。外用蟬蛻煎水薰洗。再用雄黃、枯礬、茶、調敷。如陰卵腫大者。則用白礬二兩。雄黃一兩。甘草五錢。水煎先薰後洗。神效。

『女子隱病自療法』(一)陰䘌…於前陰外生疙瘩。陰中生蟲如小蛆。奇癢難忍。久則陰中腐爛。用苦參、防風。露蜂房。炙草。各等分。水煎薰洗。更用甘蔗渣燒灰。入冰片擦之。立止。(二)陰癢…陰戶奇癢。用花椒。明礬。蛇床子。地骨皮。各三錢。煎湯薰洗。內用六一散。或龍膽瀉肝湯煎服。(三)陰傷…因炎後遺證。或爲他物所傷犯。致出血不止。用五倍子末摻之。或刺雞冠血塗之。（四）陰寒：一名陰冷。乃婦女陰戶中冷也。以蛇床子研末。加輕粉少許和勻。製成棗形。綿裹納陰中。（五）陰挺：陰戶中有物挺出。如陰莖狀。先用淡竹根煎湯洗滌。再用五倍子白礬爲末乾摻之。或用蛇床子。烏梅。煎湯薰洗。生猪脂。藜蘆末。同搗敷塗。可愈。

夾陰傷寒

陳啟庚

夾陰傷寒。由房事之後。感冒風寒。或感冒風寒而行房事所致。多見腹痛煩躁。男子陽道痿縮。女子乳頭內陷等證。病之初起。急用老薑、生葱、生附子、搗爛和黃酒炒熱熨之。或用此藥趁熱包裹肚腹。冷須復換。痛自止。且可救命。

中華民國二十年四月出版

衛生報月刊第一期

▲腦病性病特刊▼

零售每冊大洋五角

編輯者　丹徒趙公尚

發行者　上海衛生報館　浙江路五馬路口　浙江大戲院隔壁

印刷者　上海印刷所　西門方斜路　三德里十號

衛生報

花柳病特刊

（月刊第二期）

花柳病（目錄）

狐臭病注意

△確具經驗把握▽

△負責永遠除根▽

狐臭一病。雖不致傷害身體。然臭氣發揮。令人憎惡。市間雖有種種治療狐臭之藥出售。但均毫無效果。徒令病者受其欺騙及虛擲金錢而已。本院有鑒於斯。特備德國最新器械及靈效新藥。專醫男女兩腋狐臭。保無絲毫痛苦。負責永遠除根。曾經治愈多人。確具經驗把握。外埠來院醫治。並可招待膳宿。凡患狐臭而欲根本治療者。幸注意焉。

上海浙江路清和坊對過中一醫院院長趙公尚謹啓

花柳病

患花柳病者應有之常識

趙公尙

我國敎育不普及。一般中下等社會。多無衛生常識。對於疾病之危害。大都不能了解。卽就花柳病而言。以爲六〇六九一四可以掃除一切毒症。有恃無恐。於是靑年子弟涉足花叢以洩其欲者日多。及至染有病毒。祇求速效。不事徹底肅淸。且惑於藥房之廣告。及江湖醫生之欺騙。如患白濁以爲濁止卽癒。患梅毒初期之硬性下疳。注射一針六〇六後。見其局部之症狀消退。便以爲完全除根。因此毒潛日久。病勢日深。非獨本身難以治癒。且可傳染他人。害及無辜。更有被傳染者。以爲患花柳病乃最恥辱之事。欲述之於口則預爲含羞。將求治於醫則裹足不前。非萬不得已。寧隱痛忍辱以終。而醫者之對於此病。亦往往加以恥笑。或妄索重資。以爲此病旣得自冶遊。施以薄罸。或不爲過。他如宗敎家。敎育家。凡以道德爲面具者。則尤以恥辱花柳病人。爲整頓淫風消滅病毒之要計。乃其結果反使病者因羞恥而諱忌求醫。以致甲染於乙。乙染於丙。轉輾相傳。蔓延日廣。是故詬詈花柳病者雖滿天下。而花柳病之病勢反日盛而日烈也。夫花柳病之來。由乎傳染。傳染之道不一。出於交接者固多。然口腔也。皮膚也。有時亦得爲花柳病入門之路。而父母之傳染於子女者。則呱呱墮地時。卽挾病毒以俱來。夫偶由接觸致病。實爲不幸。小兒天眞。更屬無妄之災。哀憫之不暇。力謀驅除病原之不暇。何有於恥笑。即使尋花問柳以得此病者。雖屬可恥。其實亦可原宥。男女愛情。人性所同。交媾為生理上所必有。孰能汨沒性靈斷絕禍根哉。循人性以行。又安足恥耶。況羞恥愈甚。則隱諱愈深。不但病者將羞於求醫。即醫者亦將恥於診治。而市井一般毫無醫術之江湖醫生。則反可因其勢而利用之。以達歛錢詐財之目的。彼知病者恥為人知。其意惟求速愈。初不如吾儕之斷病難易久暫可告病者以實也。妄曰。三日包好。一針斷根。或曰。此非花柳也。此濕氣耳。用吾藥則疾若釋。依吾術則病如失。惟資費則當如吾說。當此之時。苟力之所能至。未有不償其慾以去者。究其實無益於病。必至毒蘊創深。抱恨終天。然則俗之層層忌諱。反若為淵敺魚。為叢敺雀。以利此輩生涯。豈不誤哉。故患花柳病者。第一對於花柳病之來源、進行、及危害。宜充分明瞭。(可參閱本刊各篇。或其他有價值之花柳病書籍。)第二不可坐存羞恥之念。第三病初起時。急速根本醫治。第四勿受江湖醫生及藥房廣告之欺騙。須擇具有經驗學術忠實可靠之良醫而受治。第五宜與他人隔離。以免傳染。第六夫婦間須嚴密檢查。倘兩者俱患。必同時醫治。否則恐終無痊癒之望。

花柳病之避免及預防法

戈登元

世風日漓。人慾橫流。目之所見。耳之所聞。身之所觸。言之所動。無一非傷德誨淫之利器。引善入邪之工具。況情竇初開操守未堅之青年。能毋心動意遷潛移默化乎。故偶涉花叢。遂遭不幸。其結果也。

輕則受一時之痛苦。重則傷終身之幸福。對己則毁譽。對妻則不孕。對子女則遺害殘疾。對社會則無志供獻。然褰足不入。又非事實之可能。是以略述花柳病之避免及預防法。俾免墮入毒海。而得兩全其美。

▲避免法　（一）淋巴腺腫脹者。（二）皮膚現有斑疹者。（三）手心發熱者。（四）眼球有紅絲者。（五）鼻孔發黑者。凡具有以上之現象者。任性慾之如何衝動。切不可冒險而嘗試也。

▲預防法　（一）交接時間不可過久。洩精既遲。感毒遂易。故交接前不可服壯陽劑及吸煙酒類等。（二）交接之際。切勿中止。蓋尿道不潔之物。因未射精仍瀦留其中。而易釀他疾。（三）交接後即行放尿。（四）用如意袋使之隔離。（五）交接後用百分之十至二十之普泰哥甘油。以兩滴注尿道口。一滴注繫帶部。或用肥皂熱水洗滌生殖器。以百分之三十三甘汞羊毛脂軟膏塗布。或更內服利尿劑。

以上所述。倘能照法行之。則對於花柳病症。庶可免於萬一矣。

花柳病斷根問題

孫鶴臣

疾病的關係個人或人羣的危害。在現代的社會裡。可算是首推花柳病了。人們既沒有天然的免疫性使不受傳染。而且感染以後。又易再發。那麼現在來談花柳病斷根問題。豈不是等於空談嗎。原來因爲那些專治花柳一針斷根三天包好的醫生們。似乎有點嫌狂。或許他們有什麼靈方妙藥。可求速效。至於一針斷根。除非有什麼仙法怪術。早使這班已經患過的人。永遠制慾。否則是辦不到的。而那些無知的患者。如得淋病。以為淋止即係全愈。如染梅毒。以為皮膚之局部症狀已退。即係斷根。及至後來。餘毒未盡。因遷延日久。以致病勢日篤。到了那時才知受了他們的欺騙。這不是虛擲金錢與時間嗎。所以特將花柳病的經過和斷根的是非。寫在下面。以供閱者的一覽。花柳病分梅毒軟性下疳淋病三種。梅毒共分三期。在每期的前面。都有一時的潛伏期。所以往往有在潛伏期毫無症狀的時候。即以為斷根的。但亦有經過數年又重行復發的。總之這種病症。最易再發。可謂沒有一定的斷根時期。不過已感者。既經治愈以後。須行確實驗血法。方可判斷。軟性下疳在花柳病中比較的輕微。其經過很快。雖感染後不還抵抗力。易再發。然亦易斷根。淋病是花柳病中最難治的病。也是花柳病中較重的一症。他的結果。往往變成慢性而永久不能治愈。其已治愈者。只要稍稍勞動。便可再發。故患本病的。不得斷根者實屬多數。總而言之。大凡已經患過這些病的人。對於他的攝生。務須特別注意。

檢查娼妓花柳病毒有無之方法

惲受田

值此社會革新之際。正盛倡禁娼之不暇。何竟述明檢查娼妓花柳病毒有無之方法。豈非使旺興性慾者得此妙法而大肆縱慾耶。緣嚴禁娼妓。由來已久。但隔靴抓癢。卒無澈底之辦法。縱或公娼雖滅。而私娼則繼之日增。此我國社會之一斑也。既不能除毒務盡。又不能汨沒人欲。且目有所覩。心有所感。怎不妄念叢生。是以不忍坐視荼毒。故述此等檢查之方法。俾涉足者或可稍煞其危害也。

檢査梅毒時。可由種種症狀觀之。如毛髮脫落。眼粘膜發紅或失明。鼻部變色。聲音嘶啞或失音。舌生硬結或瘢痕。皮膚發疹。爪甲變常。手心發熱。全身淋巴腺腫脹。（以肘腺鼠蹊腺頸腺爲最。）及局部潰瘍等。倘有以上諸症。雖不盡能感染。然均宜避之。至軟性下疳及淋病。多係局所疾患。發生全身症狀者甚少。然有頭痛、發熱、骨痛、白帶、及月經不調者。皆不可近也。

梅毒證治概要

呂煥章

一　初期硬結或硬性下疳

初期硬結者。乃梅毒菌侵入人體皮膚最初之症狀也。發生之部位。多在陰部。爲男子之龜頭、外尿道口、繫帶、及包皮等。在女子爲大小陰唇、陰核、及子宮外口等處。此外亦有發於陰囊、陰阜、口唇、前額、頰部、乳房、指尖者。然皆少覩。多爲一個性。與皮膚表面同高或稍凸隆。無疼痛。爲自小豆大乃至銅元大。不出血之硬結節。往往起淋巴管炎及鄰近淋巴腺腫脹。

▲無痛性橫痃　本症均由其附近部位發生初期硬結而起。最多發於鼠蹊部。其經過甚緩慢。無疼痛。爲紡錘狀腫瘍。不化膿。且不牽及周圍組織。

二　皮膚梅毒或梅毒疹

（一）梅毒性薔薇疹

初發時爲赤色乃至桃色之斑紋。小者如針帽頭。大者如豌豆。比皮膚之表面稍高。呈楕圓形。其邊緣呈鼠嚙狀。壓之褪色。然經時而至稍帶褐色則成細胞性浸潤。雖加指壓亦不褪色。且不覺癢。亦不落屑。大都發於胸腹之側面。以背部最多。顏面手甲及足背概不發現。呈對列形。感染後多有頭痛、發熱、身體倦怠、關節疼痛等前驅症。

(二)丘疹性皮膚梅毒疹

此疹爲球狀。扁平而硬。較皮膚表面稍高。有光澤。米粒大乃至豌豆大。初現銅色。後帶黃褐色。指壓不褪色。其前驅症與薔薇疹同。不加治療亦能自然消失。惟較薔薇疹持續期長。發於側腹部。多爲對側的。初起時有獨成小結節而發現者。有由薔薇疹之中央。漸次隆起而變爲丘疹者。此名丘疹性斑性梅毒疹。因其臨床上之經過及其形狀。分爲大丘疹性梅毒疹及小丘疹性梅毒疹。

(甲)大丘疹性梅毒疹或環狀梅毒疹) 此疹爲豌豆大之球狀結節。周圍皮膚明劃突起。初呈薔薇色。後帶赤褐色。其數甚多。以胸腹部之側面爲主。生於前額者爲平行髮際之線狀。謂之花柳病冠。亦有見於口角及下顎部。在四肢多犯屈側。

a 手掌及足蹠乾癬　本症亦係梅毒性丘疹。因其形恰似普通乾癬。故有此名。比粟米大。色帶赤褐。成圓形。生於足蹠。往往角質肥厚如雞眼。有疼痛。此名角化性梅毒疹。

b 扁平贅肉　本症硬固而帶彈力性。爲乳嘴樣增殖。有白色沉着物覆其上。多生於對側。好發部位爲陰部、肛門、及會陰部。乳房下溝、腋窩、指趾間、耳後、口角等次之。被吸收後。遺有褐赤色之色素沉着。

(乙)小丘疹性梅毒疹或梅毒性苔癬　本症爲褐色米粒大之圓錐形小結節。較皮膚表面稍稍隆起。發生部爲軀幹。背面最多。胸腹側及四肢次之。鮮有生於顏面者。

(三)膿疱性皮膚梅毒疹

此疹在梅毒疹中比較稀少。多發於衰弱者。由薔薇疹及丘疹不被吸收後而變爲膿疱者居多。

(甲)大膿疱性梅毒疹　約粟米大之浸潤。發生於毛囊及皮脂腺之周圍。其浸潤之中央部膿疱。生薄暗褐色之痂皮。

(乙)梅毒性痘瘡　其重症者。兼見發熱、骨痛、頭痛等全身症狀。丘疹之大如粟米或豌豆。膿之形成急激。而表皮膨隆。周圍有褐色之浸潤。其內容乾燥時。恰如痘瘡。多生於顏面、軀幹側面、及四肢屈側。

(丙)小膿疱性梅毒疹或梅毒性痤瘡　爲針帽頭大尖圭膿疱。有赤褐色之浸潤。間有蔓延而形成大膿疱者。生於軀幹及四肢屈側等處。通常伴以發熱。

(四)色素異常

(甲)梅毒性白斑　本症爲潛伏期梅毒診斷上緊要症候之一。有單獨而發者。有與薔薇疹或丘疹之吸收同生者。多生自婦人。以頸部爲尤甚。

（乙）梅毒性色素沉着症　多因梅毒疹吸收而生有暗黑色沉着於皮膚。內眥、鼻唇溝、下顎部、最易發生。軀幹間亦有之。

三　毛髮及爪甲之梅毒

（一）毛髮之梅毒

（甲）梅毒性禿髮症　本症爲潛伏期梅毒診斷上不可缺之一症候。女子以侵前額髮際爲主。男子則以侵後頭部爲特有。然亦有侵及髭毛、眉毛、及陰毛者。其毛易於拔脫。禿部則滑澤。而稍陷沒。爲境界不明之圓形。

（二）爪甲之梅毒

（甲）梅毒性爪牀炎　本症係爪牀發有丘疹及橡皮腫之謂。爪牀被侵時。指尖紅腫。因疼痛乃漸侵爪甲。先僅於其前部成灰白黃色。次肥厚而失其光澤。凸凹不平。遂脆弱而脫落。

（乙）梅毒性爪溝炎　症狀與梅毒性爪牀炎同。惟發生部在爪溝耳。

四　筋肉腱鞘關節及粘液囊之梅毒

（一）筋肉之梅毒

（甲）瀰漫性間質性筋炎　本症於第二潛伏期見之。往往與梅毒疹併發。患筋浸潤而肥厚。成彈性硬度。壓之有鈍痛。夜間疼痛尤甚。多發生於屈筋。如二頭膊筋、胸鎖乳嘴筋、頰筋等。

(乙)橡皮腫性筋炎　本症徐徐發生者無自覺症。僅可由他覺於筋肉中觸知稍稍硬結。若急速發生者。則疼痛亦著。筋拘攣而陷於纖維性或乾酪變性。多發生於胸鎖乳嘴筋、臀筋、大腿筋、二頭膊筋、腓腸筋等。

(二)腱鞘之梅毒

(甲)漿液性腱鞘炎　本症爲第二潛伏期之症候。腱鞘內瀦留液體。波動而發軋音。腫大而不痛。最易發生於手指、足趾、伸筋之腱。二頭膊筋之腱次之。

(乙)橡皮腫性腱鞘炎　本症多發於晚發期。其發生緩慢。爲圓形或方錐形豌豆大或胡桃大之結節。其有疼痛者。則比較的劇烈。夜間爲尤甚。有軟化而破潰於外者。多侵阿扣林斯腱、橈骨腱、及二頭膊筋腱等處。

(三)關節之梅毒

(甲)急性漿液性關節炎　本症關節內滲出漿液。腫脹灼熱。皮膚發紅。全身發熱。壓之疼痛。多發於膝關節及肘關節。

(乙)慢性漿腋性關節炎　本症爲關節之滑液膜發炎。漿液滲出。殊多發慢性關節水腫。若久不治。則該滑液膜肥大。或關節軟骨發生變化。致關節强直或機能障害。

(丙)橡皮腫性關節炎　有關節周圍組織生橡皮腫者。有關節原發橡皮腫者。前者屢生於骨及骨髓。關節擴大成彈性硬度之腫瘍。若軟化而破潰。則關節膜形成瘢痕。常遺關節强直。後者多發生於關節軟骨。緊張或鈍痛。液體瀦留關節膜。亦起肥厚。運動疼痛。且生摩擦音。發生部位多爲膝、足、肘、肩胛、手等關節。

(四)粘液囊之梅毒

(甲)梅毒性單純性粘液囊炎　本症發生部位爲鶯嘴突起粘液囊、前膝蓋骨粘液囊及大關節附近之粘液囊。有急性與慢性兩種。前者腫脹而疼痛。後者炎症輕度或缺如。積滲出液。形成鵝卵大之反跳性彈力性之囊腫。

(乙)橡皮腫性粘液囊炎　發生部位與前同。惟較緩慢。形成雞卵大明劃彈性硬度之腫瘍。滲出液少。有浸潤而成潰瘍者。

五　骨膜及骨之梅毒

(一)骨膜炎

(甲)單純性骨膜炎　本症由有疼痛之扁平汎發性或局限性腫瘍而發生。全身症狀不若他骨膜炎之顯著。故患者毫不介意者多。

(乙)橡皮腫性骨膜炎　本症爲疼痛顯著形如栗大一個乃至數個之限局浸潤。軟化或液化後。呈假性波動。於其疾患部。常起凹陷。

（二）骨炎

本症緩慢經過。有鈍痛。多發生於夜間。若骨炎軟化。則運動障碍。或因吸收旺盛。起骨質脆弱而易挫折。

（三）骨髓炎

本症無症候之經過。惟與骨炎併發時。有起骨之增殖者。發生部位多爲大腿骨及脛骨。上膊骨及橈骨次之。

六　粘膜及氣道之梅毒

（一）粘膜之梅毒

（甲）口腔之梅毒　與發自陰部之硬性下疳相同。常併發顎下腺無痛性腫脹。粘膜生紅斑、圓斑及乳色斑等。但乳色斑多生於口角。爲潛伏期梅毒之主要症候。發生部位爲口唇、頰粘膜、舌前緣、扁桃腺與歃口蓋等。

a口唇齒齦及頰粘膜　本症之症候與口腔梅毒同。惟口唇之橡皮腫。有局限性與瀰漫性兩種。前者大如榛實。形圓而硬。以侵上口唇爲主。若破潰則其邊緣峻峭。成灰白色苔。後者以下口唇爲主。比前者大二三倍。其經過緩慢。若形成瘢痕。則致口唇萎縮。

b舌　本症亦生初期硬結。潰瘍者少。爲扁平下疳浸潤。硬結部位多於舌尖及側緣。不發疼痛。常見顎下腺之腫脹。

舌橡皮腫亦分局限性及瀰漫性兩種。局限性部位多居舌背及舌緣。現小圓形之結節。硬化後呈黃色。破潰時其底面掩以灰白黃色苔。瀰漫性或稱梅毒性巨大舌。其大者有普通舌之二倍。表面凸凹。爲一個或數個圓形硬結。

c口蓋　口蓋之起初期硬結者甚少。然梅毒性紅斑及粘膜圓斑屢見。

d扁桃腺　扁桃腺下疳或以局限性淺在糜爛。或以瀰漫性暗赤色腫脹而來。潰瘍時則有深而凸凹不平之底面。及汚灰色苔。觸之則硬固。

e咽頭　在咽頭粘膜之初期硬結稍多。有限劃之黃脂色分泌物蒙被之。易出血。

(二)氣道之梅毒

(甲)鼻之梅毒　本症在鼻粘膜。生粘膜紅斑。其形扁平。大小適中。色淺紅或淡綠，體硬。蓋以膿痂。易於出血。與普通鼻炎甚難區別。

鼻橡皮腫來顯着之浸潤。及發赤。漸次陷爲潰瘍而成鼻臭。或鞍鼻。且變爲鼻音。

(乙)咽頭之梅毒　初期硬結起於咽頭者甚多。但其症候不甚著明。咽頭之橡皮腫。亦自浸潤腫脹發赤始。後成潰瘍。邊緣峻峭。周圍發赤浸潤。而成瘢痕。

（丙）喉頭之梅毒　本症發紅斑性喉頭炎。但此紅斑與通常加答兒不易區別。惟覺喉頭部有異樣之感及聲音嘶嗄而已。

喉頭之橡皮腫。以發生粘膜下層爲主。爲數個小硬固結節。破潰時殊多發於眞聲帶、會厭軟骨、及喉頭壁。且擴大而界明。圍以赤色。底面帶黃白色苔。

（丁）氣管及氣管枝梅毒　氣管及氣管枝之發梅毒疹者甚少。但生橡皮腫則有之。其症狀概爲瀰漫性。常侵蝕軟骨。咳嗽及呼吸困難。胸骨之後部起劇痛。潰瘍擴延時。有礙及大血管而猝然大出血身死者。

七　內臟之梅毒

（一）消化系統之梅毒

（甲）食道胃及腸之梅毒　食道之梅毒。多由咽頭之潰瘍性梅毒連續而來。常結瘢痕。致成狹窄。或因橡皮腫性浸潤而起嚥下困難者。胃及腸之梅毒甚少。在胃有局限性肥厚及發赤。或爲粟粒大之橡皮腫。在大腸及小腸者極少。僅於直腸見之。

（乙）直腸之梅毒　本症有生初期硬結者。然易破潰。致成肛門狹窄。在第二期症狀中。有生丘疹者。多生於直腸後壁。

直腸之橡皮腫。以成潰瘍而來者爲多。形爲輪狀。邊緣滑澤。境界明顯。

（丙）唾液腺耳下腺及膵臟之梅毒　唾液腺之梅毒。有葉間組織硬化及腺萎縮等症。

耳下腺在晚期有生橡皮腫性耳下腺炎者。

膵臟之梅毒疾患。如瀰漫性膵臟間質炎及橡皮腫。但屬罕見。

(二)肝臟之梅毒

(甲)早發梅毒性黃疸　有於丘疹發現同時而來者。與加答兒性黃疸不同。缺胃症候。

(乙)急性黃色肝臟萎縮　通常於惡性梅毒或榮養不良者見之。然甚少。

(丙)間質瀰漫性肝臟炎　肝臟肥大。表面滑澤而硬固。

局限性橡皮腫性肝臟炎　為粟粒大乃至雞卵大之結節。

(三)脾臟之梅毒

(甲)急性梅毒性脾臟炎　為脾臟濁音擴大而腫痛。經過甚慢。

(乙)間質性又橡皮腫性脾臟炎　與肝臟炎同。

(四)肺臟之梅毒

梅毒性浸潤　本症多發於第三期。其病竈在氣管分枝之周圍。漸次增大。直接破壞肺臟組織而起咳痰、咯血、及呼吸困難。或形成瘢痕而萎縮。

局限性橡皮腫　為數個之小者或大如胡桃之結節。發生於肺臟組織中。

(五)肋膜之梅毒

本症爲第二期症狀。普通乾性疼痛。生摩擦音。無發熱及咳嗽等症。

(六)甲狀腺之梅毒

甲狀腺橡皮腫　爲局限性或瀰漫性。境界明確。

(七)血行器之梅毒

(甲)心臟之梅毒

a 刺戟性心筋炎　心筋漸次減退而成硬固之組織。

b 橡皮腫性心筋炎　其大小不一。有埋沒於組織內者。有突隆於表面者。

(乙)動靜脉之梅毒

a 梅毒性靜脉炎　梅毒性靜脉炎。以薔薇靜脉爲著。下肢浮腫。靜脉粗硬如索。皮膚疼痛。

橡皮腫性靜脉炎。多發於總頸靜脉。股靜脉與兩足淺在靜脈次之。其症狀爲下肢浮腫。靜脈如索。疼痛。且生橫痃。

b 梅毒性動脉炎　梅毒性動脉炎。多發於上行大動脉、腦動脉、及冠動脉。生於大動脉者。以其近心。易起心之障礙。自覺的症候。胸骨後方訴壓重。疼痛每放散於肩或背部。呼吸迫促。心悸亢進。他覺的則第二大動脉音成有響性及收縮期雜音。血壓亢進。若侵及大動脉瓣時。發大動脉閉鎖不全。

八　泌尿器及生殖器之梅毒

(一)泌尿器之梅毒

(甲)腎臟

a 梅毒性急性腎臟炎　尿量減少。比重增加。出高度之蛋白尿。起顯著之水腫。往往併發白腎或呈澱粉樣變性並脂肪變性。

b 間質性腎臟炎　多為偏側性。且來肥大。

c 偏側性腎萎縮　動脈閉鎖。在肉眼為平滑。以顯微鏡窺之。有皮質小溝或破壞。

d 橡皮腫性腎臟炎　為多數之橡皮結節。扁實大乃至豌豆大。存皮質中。境界判明。呈灰色。中央黃色。

e 尿崩症　為中樞神經系梅毒性疾患症候之一。

f 糖尿病　其由梅毒而發者。常於腦梅毒見之。

(乙)副腎輸尿管及膀胱

a 副腎之梅毒　多來自遺傳梅毒。因瀰漫性間質性炎衝。有營肥大及瘢痕形成者。間有起橡皮腫者。

b 輸尿管之梅毒　此症罕見。

c 膀胱之梅毒　在第二期症狀中。來瀰漫性或局限性。發疹如粘膜圓斑。在第三期者。為潰瘍或腫瘍狀。有因穿孔而形成腹膜炎及膀胱腸管瘻者。

(丙)尿道

a 尿道下疳　多生於尿道舟狀窩近部。在一定部可觸得無痛硬結。且境界判明。

b 膣部慢性潰瘍　本症經過甚慢。初尿道壁生有豌豆大乃至蠶豆大之潰瘍。後在赤褐色之滑澤底面。蒙灰白黃色之脂樣苔。

(二)生殖器之梅毒

(甲)男性生殖器

a 陰莖　陰莖之任何部分。均可發生下疳。尤以包皮底近龜頭冠之處爲常見。有發生粘膜斑及濕疣者。亦有生橡皮腫者。但與癌腫甚難區別。

b 睪丸　(一)間質性睪丸炎：因結締織之新生。初睪丸實質肥大。後萎縮而成陷沒。(二)橡皮腫性睪丸炎：與間質性睪丸炎同。於組織中生一個或數個灰白赤色之圓形或多角形硬結節。有麻實大或梅核大者。更有達拳頭大者。若與陰囊水腫合併。則難觸知。若陷於萎縮時。不僅起精液缺乏。且因崩壞而殘留瘻孔。

c 副睪丸　(一)間質性副睪丸炎：經過緩慢。無疼痛。於副睪丸頭部生硬小結節。初侵一側。繼犯他側。(二)橡皮腫性副睪丸炎：亦係無痛之硬結。與睪丸橡皮腫同。

d輸精管及精系　（一）輸精管周圍炎：管常閉塞。因精液缺乏。且上皮廢滅。（二）精系之橡皮腫：為手拳之硬結。有鈍痛。

e精囊　精囊出血性梅毒。即有血性遺精。

（乙）女性生殖器

a外陰部　初期硬結已述於前。惟在第二期有發扁平疣贅者。亦有於小陰唇生豌豆大之硬固小結節者。稱之為乾性丘疹。與橡皮腫相似。

b膣及子宮　（一）膣粘膜：以丘疹及橡皮腫為多。痊癒後常留瘢痕。而起狹窄。（二）子宮口之初期硬結：有彈力性。疼痛闕如。若表皮缺損時。有少許之白帶下。消失後不留瘢痕。在第二期症狀中。有發紅斑及粘膜圓斑者。亦有於陰唇部生橡皮腫者。

九　神經系之梅毒

（一）腦之疾患

（甲）梅毒性腦基底軟膜炎　本症多發眩暈、及夜間頭痛、惡心、嘔吐、等。有因此劇痛而致昏迷者。但經數小時即可恢復。常有憂鬱、躁狂、及癡呆等發現。

（乙）梅毒性腦凸面部軟膜炎　本症常顯限局之觸痛、及眩暈、嘔吐、失神、視神經炎等症。又有發進行性癡呆、及大腦皮質性驚厥、而類似癲癇者。

（二）脊髓之疾患

葉爾布氏梅毒性痙攣性脊髓麻痺　本症以腰痛、兩下肢痙攣性萎弱、及腱反射亢進爲主要症狀。而於膝蓋腱反射、及阿扣林斯腱反射異常、足現象等爲尤著。間發甚輕之脊髓炎。及膀胱官能障礙。

（三）末梢神經之疾患

本症初爲機能障碍。後則遂起萎縮。現神經炎者。多來自三叉神經、肋間神經。起神經所屬筋肉麻痺者。多來自動眼筋並顏面神經之筋肉。若在眼筋麻痺。往往因動眼神經而先起眼瞼下垂。後則上眼球運動諸筋麻痺。陷於斜視或複視。

（四）帕拉梅毒之疾患

（甲）麻痺狂　本症大別爲三期。（一）脊髓症狀並神經衰弱的現象及腦現象等。（二）現憂鬱躁狂的性格。似精神病患者之像。（三）精神作用完全喪失。若經此三期。則患者取致死之轉歸。

（乙）脊髓癆　本症亦分下之三期。（一）初發期：膝蓋腱反射消失。反射性瞳孔硬直。第四五指頭之蟻走感及麻痺。軀幹之搾感。下肢之電擊樣刺痛。瞳孔破裂。胃發症疼痛、嘔吐。腸發症下痢。咽喉發症呼吸困難、聲門痙攣。腎發症腎石疝痛樣疼痛。（二）共動失調期：下肢共動機及尿排泄障碍。（三）麻痺期：全身麻痺、脫力、榮養障礙、爪髮脫落、足蹠部趾球之深圓形潰瘍。

十　眼與耳之梅毒

（一）眼之梅毒

（甲）眼之初期結節　多來自眼瞼並眼瞼結膜。在第二期症狀中。有現丘疹或膿疱疹於內眥者。亦有現豌豆大乃至蠶豆大硬固疼痛之橡皮腫者。

（乙）瀰漫性間質性角膜炎　全角膜成血赤色。邊緣生微細灰白之溷濁。自覺症有羞明及淚漏。

（丙）梅毒性虹彩炎　通常發於第二期。多犯一側。先虹彩溷濁。無光澤。成放線狀模樣不明。運動力減退。瞳孔縮小。反應微弱。夜間有劇痛。

（丁）梅毒性虹彩結節　虹彩沿上瞳孔邊緣成針帽頭大之小結節。或帶黃色。或赤黃色。突出於前房中。

（二）耳之梅毒

耳之梅毒一般少見。外聽道及歐氏管。間或有之。有發初期硬結或濕性丘疹者。在第二期有因鼻及咽頭粘膜波及歐氏管而起重聽者。在第三期因聽神經或內耳疾患。一方起幻聽、耳鳴、眩暈、惡心等諸障碍。一方因重聽而成聾者。

十一　奔馬梅毒

奔馬梅毒又名惡性梅毒。以其發生迅速。且症狀險惡也。往往於感染後一年中卽發現第三期症狀者。亦有不現第二期症狀者。此其特徵一。當發疹期內。初疹尚未全愈。而新疹又接踵而生。此其二。復發時毒呈高熱。此其三。但此種梅毒。非由於毒性猛烈。實因病人之體質虛弱。或兩者相待而來。故於惡液質腺病質或衰弱者見之。

十二　梅毒之預後

判斷梅毒之預後。殊屬難事。但須以施驅梅法之適當與否。及時期之關係而定之。

一、第二期薔薇疹及丘疹者概良。發膿疱疹者則較重。

一、全身淋巴腺腫脹著明者。概屬重症。

一、局所疾患醫治早速者概良。

一、第三期之皮膚粘膜骨骼等橡皮腫無妨。若在內臟則不良。

一、奔馬梅毒多不良。

一、身體虛弱、貧血、嗜酒者不良。

一、小兒及老人較不良。

一、合併惡液質、腺病質、及肺癆質者概不良。

十三　梅毒之診斷

（一）既往症

（1）曾患梅毒疾患否。（2）於發現初期硬結時。問其最後交接之時日。蓋軟性下疳潛伏期短。硬性下痡較常。(3)流產早產及死產等之有無。

(二)現在症

(1)皮膚之發疹。(2)淋巴腺之腫脹。(3)骨骼之腫脹。(4)口腔及咽頭腔之潰瘍、橡皮腫、及穿孔等。(5)鼻腔之特異及穿孔。(6)肝臟之腫大。

(三)梅毒之確實症狀

第一期

一、陰部硬性下疳。

二、無痛性橫痃。

三、急性多發硬固性腺腫

第二期

一、扁平贅肉。

二、手掌足蹠梅毒性乾癬

三、梅毒性白斑。

四、口角裂傷性丘疹。

五、粘膜圓斑。

六、梅毒性禿髮。

七、有白色暈之色素沉着。

八、梅毒性咽峽炎。

第三期

一、腎臟形蛇行性潰瘍。

二、鞍鼻。

三、硬口蓋穿孔。

四、脛骨前角之骨腫起。

五、夜間骨痛。

十四 梅毒預防法

一、根本的預防法　禁設公妓私娼。不入花街柳巷。與已病者隔離。避不潔之交媾。

二、器械的預防法　交媾時用陰莖套。使不得直行接觸。

三、藥物的預防法　交媾之前後。用消毒藥水洗滌或注射。

四、器質的預防法　杯碗手巾用具等。勿與他人合用。

十五 梅毒治療法

一、砒

砒之用治梅毒。發明已久。惜其毒性極烈。不適用於人類。自艾利氏發明六〇六後。對治人類梅毒。始奏特效。惟因用法不甚簡便。於是更加研究。而出新六〇六（即九一四）。其治療人類梅毒乃稱完全。

二、鉍

自法國醫士賴發迪及薩士拉二氏發明用鉍可治梅毒後。近乃出有多種鉍劑。所廣用者爲金屬及柳酸鉍。專供筋肉注射之用。蓋其毒力甚大。故不可行靜脉注射。然其效力雖著。但較緩慢耳。

三、汞

汞之用治梅毒。爲前兩者之次。其用法不一。如注射塗擦內服及吸入諸法。茲分述之。

(甲)注射用　汞之用於注射。雖能奏效。然其吸收。遲速不一。屢有中毒之虞。且易生膿腫。但以不溶性汞劑行筋肉注射。較爲妥善。

(乙)塗擦用　即用水銀軟膏三瓦至五瓦每日塗擦皮膚一次。其程序爲第一日左腿。第二日右腿。第三日左膊。第四日右膊。第五日左胸腹。第六日右胸腹。第七日停藥沐浴。但用後易起流涎及濕疹等症。是宜注意。

(丙)內服及吸入　內服如甘汞黃色碘汞等。吸入乃將水銀劑懸置胸前。利用水銀之蒸發而由呼吸器吸入之。然應用者甚少。

四、碘

碘亦有內服及注射兩種。內服用碘化鉀。但用大量則不吸收。而生鼻加答兒、流涎、眼瞼發紅、及胃部障礙等症。碘之製劑。用於注射者。爲筋肉及皮下注射。間亦有用於靜脈者。以近世所製能溶解於水之積化合劑。始可免分析遲緩及功力不足之弊。惟於第二三期梅毒宜之。

五、硫黃溫泉療法

此種療法。用於發疹或潰瘍。尚稱有效。至毒儲血中。恐不見效。此法乃行百十度乃至百五十度之高溫浴。三分至五分間。一日三或五回。其所以有效者。蓋促其新陳代謝亢進也。

十六　遺傳梅毒或先天性梅毒

遺傳梅毒者。乃由父母遺傳於子女也。其傳染之徑路有二。一為胚種性。一為胎盤性。但據實地之解釋。凡兩親均有梅毒者。其胎兒必受感染。且其結果多流產或早產。縱使生存。亦於短時期內死亡。若僅母有梅毒者。須視其受胎之前後而各異。苟為前者則較後者之感染易於流產。若僅父有梅毒者。其感染亦與前同。然如已結婚或驅梅療法不充分時。同起流產。特在反復流產或生遺傳梅毒者。此際僅其父治療有偶僅見者。

症狀　與後天性大致相同。惟無下疳及横痃兩症。

一、皮膚梅毒　與後天相反。多發大水泡及出血性梅毒疹。其症候有四。

(甲)紅斑性皮膚遺傳梅毒　其特徵為口鼻孔周圍見放射狀線狀之皮膚萎縮。其紅斑與後天性相似。惟較大且著。殊在陰部、肛門等部。若於生後六星期而生紅斑者恐為後天所感染。

(乙)丘疹性皮膚遺傳梅毒　本症常與紅斑併發。小者如芝麻。大者如豆。中呈乳白色。乾燥則發葉狀落屑。多生於陰部、手掌、足蹠等處。

(丙)大水泡性皮膚遺傳梅毒　又名初生兒梅毒性天泡瘡。爲先天性重大之症。先是手掌足蹠生丘疹或紅斑。未幾卽成大水泡。內瀦膿水。破則露紅色潤濕之面。漸延至顏面、四肢、軀幹。終乃及於粘膜。

(丁)橡皮腫性皮膚遺傳梅毒　與後天性同。其特徵爲鞍鼻。有至成年尚爲幼稚面貌者。

二、爪甲及毛髮梅毒　發天泡瘡、爪甲脫落。惟毛髮鮮脫落。

三、鼻梅毒　臭鼻、鞍鼻等

四、喉頭梅毒　喉頭發紅斑、丘疹、潰瘍等。並聲音嘶嗄及輕咳。

五、肺臟梅毒　發瀰漫性之浸潤。致肺胞全無空氣。質堅硬而帶白色。名曰白色肺炎。亦有生橡皮腫者。

六、口腔及咽頭梅毒　於口唇與頰粘膜等部。生紅斑丘疹及潰瘍等。

七、胃腸梅毒　本症甚少。間有於小腸之帕賢氏腺發丘疹。或生橡皮腫。或成潰瘍等。

八、肝臟梅毒　肝臟肥大。

九、膵臟梅毒　膵臟重大。橡皮腫間有之。

十、骨梅毒　骨炎及軟骨炎。

十一、關節梅毒　與後天性同。

十二、齒梅毒　上門齒互相隔離。各門齒之下端或上部。呈彎曲半月狀之缺損。

十三、心臟及動靜脈梅毒　心臟梅毒生左心室橡皮腫及瀰漫心筋質炎。動靜脈梅毒則血管脆弱。易起出血。

十四、脾臟梅毒　脾臟腫大且加重。

十五、腎臟梅毒　生橡皮腫。

十六、睪丸梅毒　間發間質炎。先肥大後萎縮。

十七、眼梅毒　發角膜實質炎。虹彩炎。脈絡膜炎。色素性網膜炎及眼筋麻痺等症。

十八、耳梅毒　自六歲至十八歲間始發眩暈、耳鳴、步履蹣跚。數星期後繼以聾閉。

十九、腦及腦膜梅毒　多生腦膜炎。橡皮腫較少。

診斷　（一）老顏。（二）富耳尼爾氏線。即於梅毒兒之口鼻孔周圍見放線狀之皮膚萎縮。（三）哈金生氏三候。即門齒呈半月狀。角膜實質炎。及耳聾是也。（四）臭鼻。（五）肝臟肥大。

預後　一、遺傳梅毒兒。再感先天梅毒者少。

二、若毒勢猛烈。身體薄弱。成衰弱、肺炎、或泄瀉者不良。

三、墮地時已生天泡瘡者不良。

四、生後經二三星期。始現梅毒症狀者。若盡力醫治。得無危險。

預防 一、在結婚前施切實之檢査。

二、若於妊娠中方感染梅毒者。速行驅梅療法。

治法 近世以砒劑或妙婉酒爾佛散行筋肉注射。或內服甘汞。均能見效。

談梅毒之經過

武志道

梅毒爲慢性接觸性傳染病。大抵由細菌「司辟勞亥泰怕爾利答」侵入皮膚之缺損或皸裂及粘膜等處而發。在感染病菌後。至發生初期硬結之間。叫第一潛伏期。大約經過三週。若持續至十二、三週則爲第二潛伏期。此時由該菌傳至淋巴腺而侵入血中。現全身症狀。是以全身淋巴腺腫脹。或謂之發疹期。但是這種發疹。僅乎充血。至潰爛組織。非其所及。若經過一定時期之後。往往消退。且消退後不留瘢痕。然以其病毒未盡。易於再發。所謂早發型。時發時愈。如斯反復者約一二年。最後又經一至六月之潛伏期。旋發晚發型。暫時持續後。復成潛伏期。自感染後約第三年內生橡皮腫。起廣大之浸潤。破潰處則向深部潰爛。漸次蔓延周圍。即愈後亦成瘢痕。且侵及內臟而發內臟梅毒。梅毒之經過便從此而終。玆爲便於了解。特以其平均數之圖式繪錄如左。(第一圖)

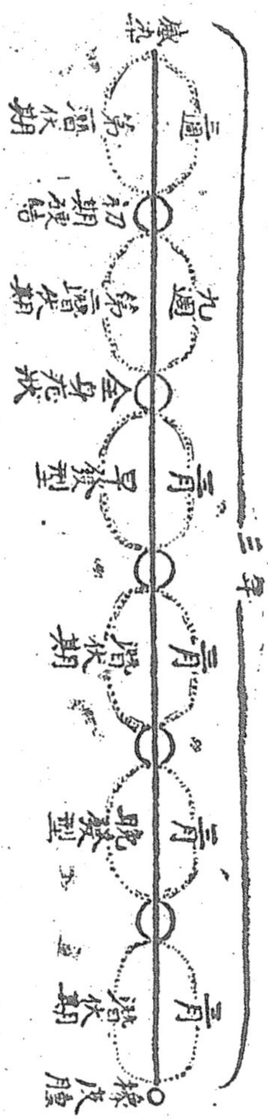

但據古來梅毒經過之區別。係分三期。自感染後至發初期硬結以至發全身症狀約三閱月間爲第一期。感染後三年間發梅毒疹時爲第二期。第三期爲三年後橡皮腫潰瘍性梅毒及內臟梅毒等發生之時期。今亦繪圖示之。(第二圖)

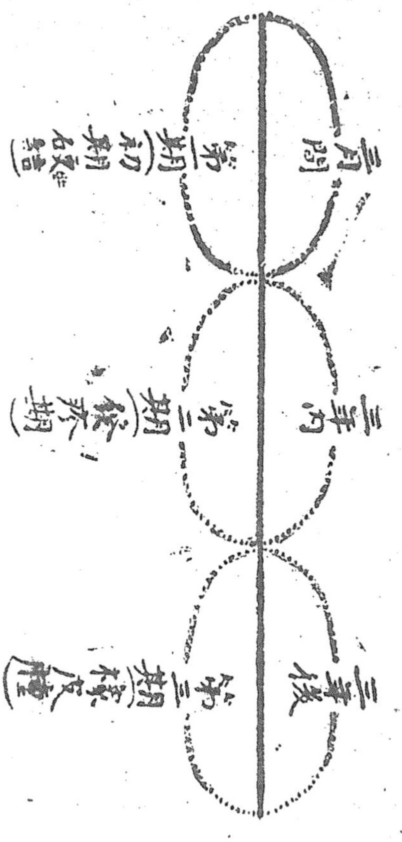

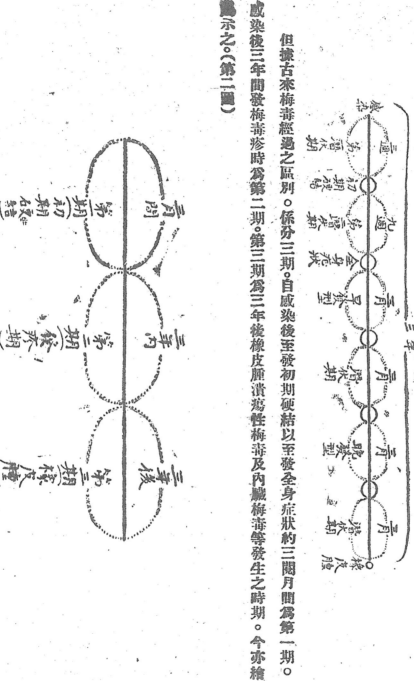

上面所述兩種。雖然形式各異。但是大略也差不多。不過前者詳細一點罷了。可是也有時與上面規列都不同。而發變形的。所以冷哥氏又繪出一種圖式而表明之。(第三圖)

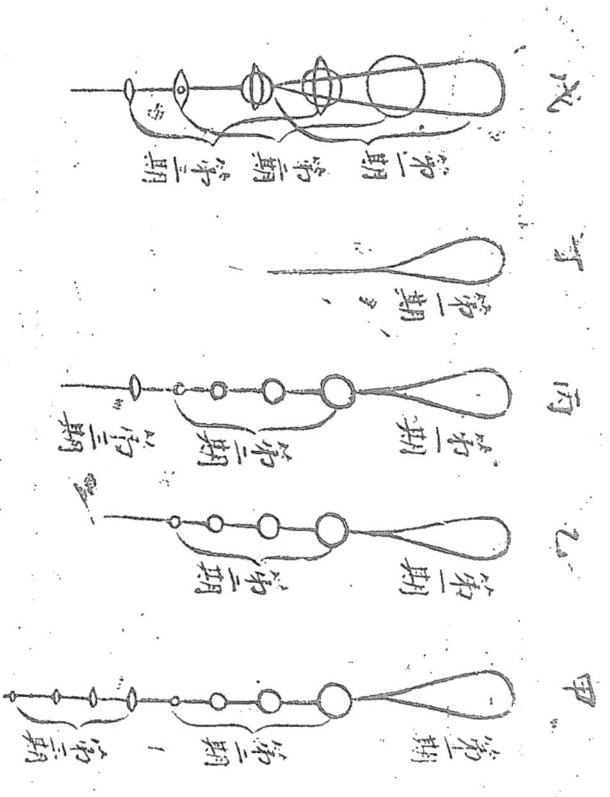

圖解　甲圖　為普通梅毒之經過。

乙圖　第一二期症狀發現以後。而無第三期症狀者。

丙圖　第三期症狀雖亦發現。然絕非反復者。

丁圖　第一期症狀發現後即告終者。

戊圖　第一期症狀未終。已發第二期症狀。第二期症狀微露。又發第三期症狀。所謂奔馬性梅毒是。

先天性梅毒與皮脂性濕疹

張春和

同是一種病。若經數醫診治。其病名往往各異。雖然他的病症。時有相似。但是詳加考察。也是不會誤的。現在所說的是先天性梅毒與皮脂性濕疹。二者的症候。屢有雷同。倘以勞不可破的特徵。兩相比較。自易判决。茲鑑別之於下。

皮脂性濕疹的患者。其身體每見肥胖。通常發劇甚之鱗屑與毛髮脫落及瘙痒於頭部。且僅限於一部。而梅毒患者則反是。身體瘦弱。體重減輕。萎靡不振。皮膚菲薄。黑黃而作皺襞。泣聲細弱。聲音嗄嘶。淋巴腺腫脹。肝臟肥大。且毛髮及爪甲發育障礙等。局部呈赤褐色。界明而强固。有浸潤。常乾燥。無瘙痒。好發生於手掌、足蹠、肛門等處。是其特徵。至皮脂性濕疹。局部或爲鱗屑或成痂皮狀。瘙痒。呈黃色或黑褐色。頭及顏面。是其好發生部。前頭部、顳顬部、耳、及鼻唇溝爲尤甚。由上觀之。此兩病的症候。不是很顯然各別的嗎。

六〇六及九一四

王克明

六〇六爲德國醫化學大家艾利氏所發明。係由砒素化驗出來的。在他發明以前。已有許多人用砒以治梅毒。可是此藥的毒性太重。往往有不測的結果。但此藥確有克服梅毒病原螺旋菌的能力。所以艾氏就用種種方法在動物身上試驗。結果到六百零六次。方才成功。因此就叫做六〇六。其實他的真正藥名叫酒爾佛散。當他發明以後。世界上的梅毒患者。好似久旱逢雨。莫不視爲救星。可是還不成至善至美。尚有種種流弊。就是在空氣中容易養化。將原來黃色粉末變成紫色。倘若將此粉注入體內。立有性命之憂。並且這種溶液是酸性的。臨用時必須加入鹼性液。使之中和。變爲中性。所以偶一不慎。非獨藥力失效。甚至發生種種危險。因手續的煩瑣。都感着諸多不便。於是艾氏又刻苦研究。試驗到九百一十四次。才得到美滿結果。重行改名叫九一四或新六〇六及新酒爾佛散。臨用時便便利多了。原來就是中性。也不用他藥混和。但是應用時必須十二分的消毒迅速和慎重。倘然稍不經心。即現出意外的不幸。例如注射後穿刺部因注射時一再出入靜脉管。致日後皮下溢血。皮下周圍發現青色斑。雖不治自愈。但也有時因溢血部結成硬結。生靜脉炎。或靜脉硬變。更有因注射的時候。混有空氣進去。發生一種吸啜雜音。氣泡向心臟竄入。障礙循環及呼吸機能。發痙攣呼號而死。其致死的原因有三。一、心臟死。二、肺臟死。三、腦髓死。由

中国近现代中医药期刊续编·第一辑

心臟及肺臟而死的。因氣泡通過右心室。栓塞肺臟毛細管。小循環受其障礙。由腦髓而死的。因氣泡通過心肺二臟。混入動脈。其組織變性。故致發生危險。又在手術不精的醫生們。當注射時屢屢將藥液漏在血管外邊。以致疼痛腫脹。藥液較多時。則潰爛而成壞疽。雖無生命關係。但也飽受痛苦了。其他要注意的。就是各人的體質不同。有因身體孱弱抵抗力減少的。還有對於砒劑不合所謂砒素特異質的。所以在注射前必須檢查一下。遇到有心臟病的。或身體衰弱的人。或者在發熱的時候。絕對不可應用。更須按體質年齡的不同。而施以適當的分量。俾免中毒。可是在現在的社會裡。往往有病的人。不問他是什麼病。只求醫生們代他注射一針六〇六。在有學識的當然是擯棄。若碰到糊混的醫生們。正是求之不得。那有不代他注射的道理。注射以後。無效還在其次。白白送掉一條性命的也在意料。還有那不知細底的人。要打老六〇六。新六〇六是不要的。其實因為老六〇六的用法。不及新六〇六的簡便。所以那個製造六〇六的藥廠。久已不再製造老六〇六了。市間那裡還買得到老六〇六呢。現在特將目今通用的幾種六〇六和九一四。分別寫在下面。

新酒爾佛散　又名獅牌新六〇六。或稱德國九一四。即六〇六與氫氧化鈉之結合體也。為草黃色而有特異臭氣之粉末。易溶於水。呈中性反應。遇空氣則起養化作用而增其毒量。故應用時須臨開臨用。其砒質含有量為百分之二十。其注射法以靜脈注射為最安。其溶液可以十倍蒸溜水稀釋之。男子通常一回量為〇・四五至〇・六克。（克即格蘭姆之簡稱。日名曰瓦。）婦女為〇・三至〇・四五。小孩〇・一五至〇三。每隔三日至七日注射一次。其副作用爲惡寒、戰慄、惡心、嘔吐、下痢、四肢痠痛、腎臟炎等。其包裝分六種。即〇•一五 〇•三 〇•四五 〇•六 〇•七五 〇•九

妙婉洒爾佛散　即新六〇六之專供肌肉注射者。亦係黃色藥粉。於水甚易溶解。其最優點爲不易養化。雖暫置溶液於空氣中。亦不生變化。或增進其毒量。但亦須現製現用。其功效除較新六〇六稍緩慢外。其餘却與之同。因專供筋肉注射。故於嬰兒、肥胖者、靜脈肥厚者、及患血管梅毒者。不能行靜脈注射之際。可得代償用之。倘注射部位適當及手術靈敏。得全無痛苦。每隔三至五日。用〇•三至〇•六注射一次。其溶液愈濃愈佳。不可過二西西以上。以八至十二次爲一完全劑。

銀洒爾佛散　又名銀六〇六。爲有機性銀與六〇六化合之製劑。係深紫色有特殊臭味之粉末。亦甚易溶解於水。呈中性反應。含砒百分之二十。含銀百分之十四。其作用因加入銀劑。比新六〇六強三倍。其〇•一與〇•三相當於新六〇六之〇•三與〇•九。故其副作用亦較爲劇烈。專供靜脈注射。男子之極量爲〇•二五。女子爲〇•二。初用時以〇•一爲最宜。每四至七日注射一次。但注射二三次後。須休息八日至十日。其包裝分六種。即〇•〇五 〇•一 〇•一五 〇•二 〇•二五 〇•三

新銀洒爾佛散　又名新銀六〇六。係銀六〇六與新六〇六結合而成。爲紫黑色之粉末。溶液完全透明。並稍帶鹼性。內含砒百分之二十。含銀百分之六。比新六〇六作用強百分之五十。比銀六〇六強百分之七十五。用於神經梅毒最宜。其功力雖大。但不易養化。且毒性甚弱。專供靜脈注射。大人量爲〇•一

至〇•四。嬰兒量爲〇•〇一至〇•〇一五。每五至六日注射一次。其治療總量。不可過四•五克。副作用與銀六〇六同。包裝分五種。即〇•一 〇•二 〇•三 〇•四 〇•四五

蘇爾伏克石洒爾佛散　即六〇六之現成溶液。呈鮮黃色。有特殊硫化合物臭氣。管內滿儲淡氣。不長與光線接觸。可得久藏不變。若溶液養化。則變混濁而現淡紅色。不復可用。以治第三期梅毒爲尤效。每次注射量爲八西西至十二西西。隔二星期注射一次。連續四次爲一治療期。以後須過三月。方可再用。包裝分三種。即八西西　十西西　十二西西

洒爾佛散鈉　又名六〇六鈉。或稱一二〇六。係六〇六之鈉化製劑。爲金黃色細粉。有特別臭味。易溶於水。呈鹼性反應。砒之含量爲百分之二十。注射時以百分之〇•四生理食鹽水溶解。使成百分之一溶液。專供靜脈注射。每八至十日注射一次。其用量及包裝與新六〇六同。但其功效與老六〇六一般。且手術簡便。性質和平。故新六〇六雖佳。不能掩老六〇六之價值。而本品竟舉兩者而代之。

皮隆氏九一四　本品係法國所製。用砒及硫磺等化學藥品精製而成。爲淡黃色之粉末。易於溶解。遇空氣極易變壞。故凡瓶有損紋或溶液混濁。均不可使用。注射時宜愼重從事。分量須逐漸加增。若注射後稍形危險。或有反感。下次注射。當用最初分量。切不可加增。注射法以靜脈注射爲最相宜。其包裝與新六〇六同。每隔五日至八日注射一次。

考備氏九一四　又名考備氏新六〇六。亦係法國出品。爲淡黃色之粉末。內含百分之二十砒質。易

溶於水。亦易養化。呈中性反應。其副作用包裝及用量亦與新六〇六相同。惟於特別證候。須用大量者。則男子可用〇•六至〇•九。婦女用〇•四五至〇•七五。約五至七日注射一次。但注射至第八次後。應暫停四星期。方可再行注射。

日本六〇六　又名新亞撒美奴。係日本三共藥廠出品。由鈴木博士研究方法秦博士動物試驗檢定之新六〇六劑。其化學成分用法及包裝概與新六〇六同。

克靈新九一四　本品亦係法國出品。爲安息香砒劑之製劑。其施用法除靜脈注射外。兼可行筋肉及皮下注射。其包裝自〇•〇二至〇•六共有十二種之多云。

六〇六注射法略論

沈敬文

六〇六及九一四。治療梅毒。雖有特效。然皆絕對不可內服。僅可注射(即打針)。故近世之治梅毒者。不可不熟知六〇六注射之方法也。第梅毒係慢性症。絕非一兩次注射所可斷根。且每次所注射之劑量。須按照病人體重體質精神狀況及病毒情形而定。起初宜用小劑。以後漸次加增。每注射一次。必須間歇若干日。注射量劑愈大。間歇時間亦必愈長。惟注射小量劑時。其距離時間可較短。(至少約二三日)注射滿一全劑。(每一全劑之注射總量約爲四克至五克)再檢查血液。如血毒尚未清。則休息數星期。再注射一全劑。再驗血。至血清反應呈負號時爲止。

六〇六之注射法。以靜脈注射爲最相宜。近亦有數種出品。可供肌肉注射之用。但尙未普及。且其結果。終不免稍有疼痛。今將其注射法。分別述之。

（一）靜脈注射法

靜脈注射。雖奏效迅速。結果確實。但其注射之器具。消毒之周密。手術之熟練。術式之適當。殊關重要。未可等閒視之也。

（一）注射器　靜脈注射器。通常自五西西至二十西西爲止。更大者則不便於應用。故用之者甚少。但今之注射器。日新月異。層出不窮。各有其理想之完備。應用之便利。然須以其最靈便且易消毒者而採用之。

（二）注射針　最好用白金所製者。既銳利。又不易生銹。至不酸化之鋼針亦可用之。蓋針尖之鈍銳與注射極有關係。若針尖過鈍。患者必感疼痛。或致失敗。但針尖之過銳者。亦有穿通血管之虞也。

（三）注射液　凡注射靜脈之溶液。必須呈中性反應。或弱鹼性反應。且完全無沉澱者。始可不發生危險。而注射六〇六。必須先將藥粉完全溶化後方可注射。其法先將一已經煮沸消毒之玻璃盃。貯十西西之滅菌蒸溜水。然後將六〇六藥管之細頭。用棉花醮火酒消毒。再用銼刀於管頸上銼一痕迹。更以棉花揩之。以去其玻璃屑。而以手指將管頭取落。於是將藥粉徐徐傾入貯蒸溜水之玻璃盃中。使之溶化。乃吸入於注射管內。將針頭向上輕輕推盡氣泡。即可注射。

(四)繫血帶　用一尺左右之橡皮帶。緊紮於注射部上方。令血管怒張。同時并令病人用力勒拳。可使血管格外顯著。

(五)消毒法　注射器與針及一切用具。須煑沸消毒。注射部及術者之手。亦須嚴密消毒。

(六)注射部位　通常多在大膀與小膀間屈曲處臂灣中之靜脈管內。因其著顯於皮外。又其內較寬。能容針藥。且此處便於固定也。

(七)術式　注射溶液等手續完畢後。卽令病人將臂灣露出。察視可注射之血管。並在臂灣上端用橡皮帶緊紮大膀。(如第一圖)

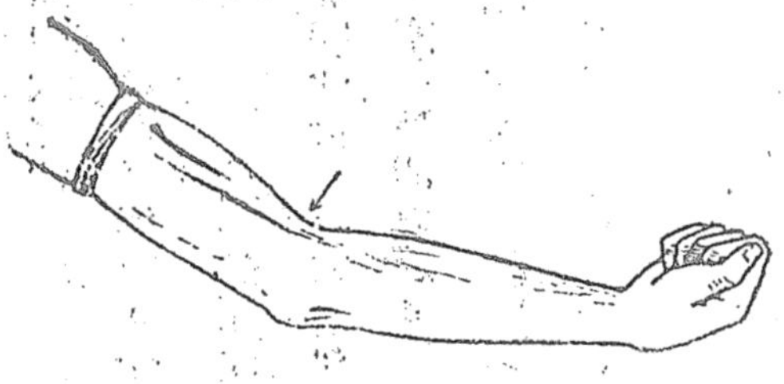

(第一圖)

此時須用一助手在旁守視。待針頭插入血管時。卽將該帶除去。或用橡皮帶繞臂一匝。將垂餘兩端緊絞一處。令病人以他手緊帶端。同時使病人用力勒拳。(如第二圖)

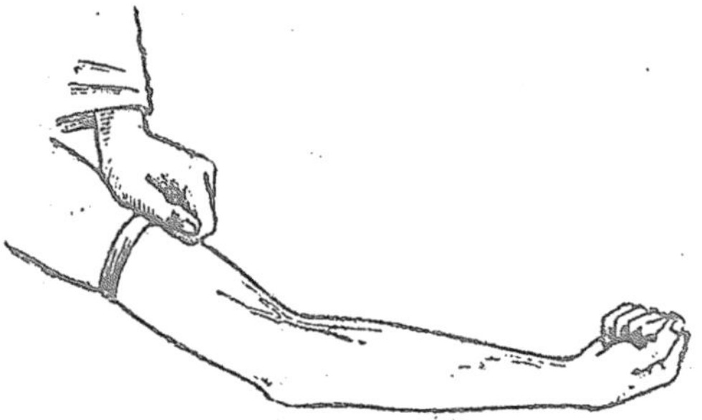

(第二圖)

血管旣隆起。則將預定注射之部位用藥水棉花醮揮發油揩洗皮膚。(如第三圖)

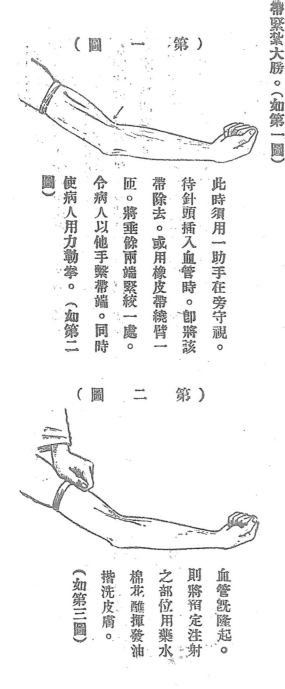

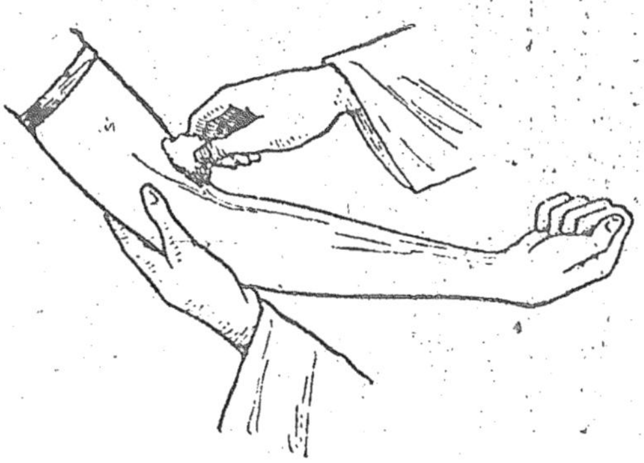

（第三圖）

再塗以淡碘酒。使皮膚消毒清潔。以左手拇指及食指壓於血管之旁。而使血管固定。右手執已裝妥藥液及針頭之注射管。將針頭與血管平行微斜刺入。（如第四圖）

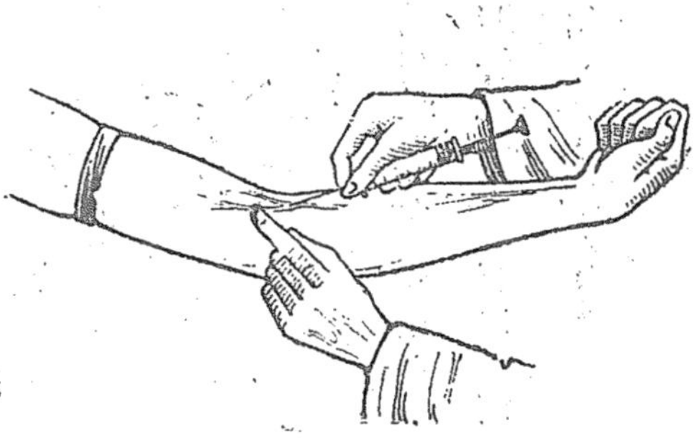

（第四圖）

當針頭刺入血管中時。執管之指。自有感覺。似已刺入空處。且管內自有血液從針頭流進。倘尚欲試驗其是否確在血管。可將針管後之管心向後略抽。（如第五圖）

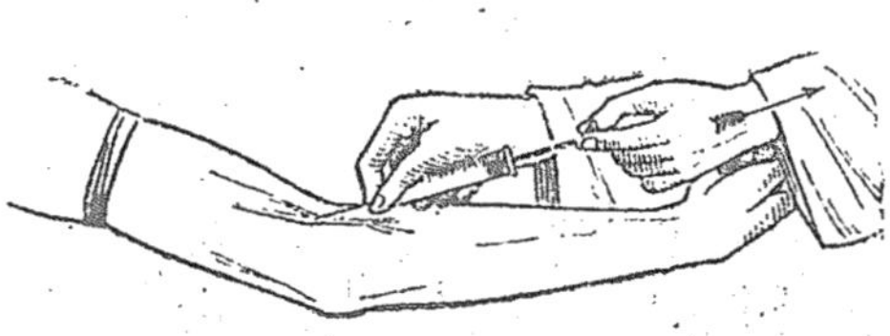

（第五圖）

確定後將橡皮帶除去。並令病人放鬆勒拳。及行深呼吸以助血行。於是以左手拇指輕壓管心向前慢推。使藥液緩緩注入。（如第六圖）

（第六圖）

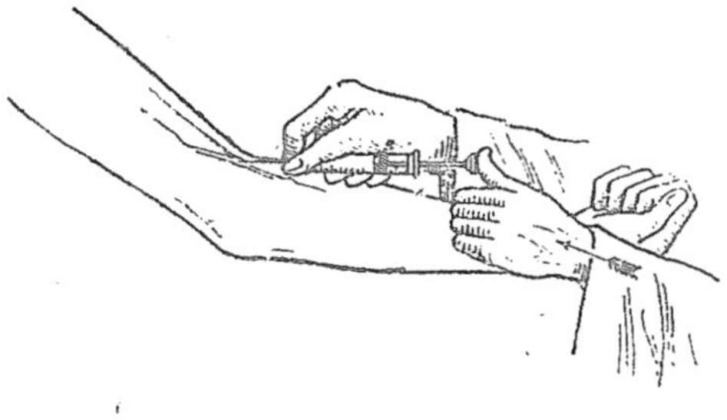

藥液完全注入後。迅速將針頭向外拔出。貼以絆創膏。略示按摩。另有一法即在注射部皮膚消毒後。先取注射針之針頭。執右手直行刺入。（如第七圖）

（第七圖）

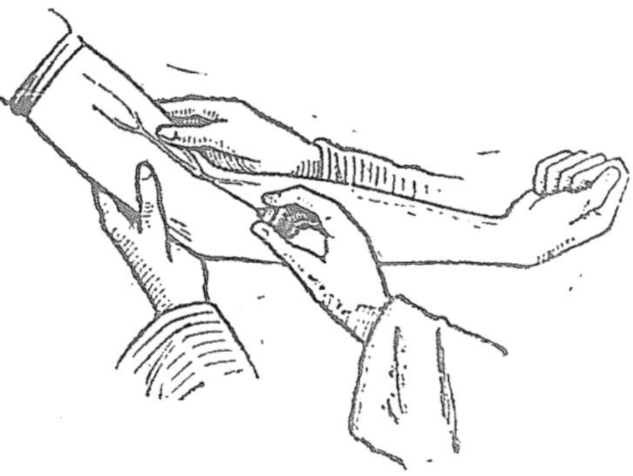

當針頭刺入血管中時。則針之彼端即有血液滴出。（如第八圖）

（第八圖）

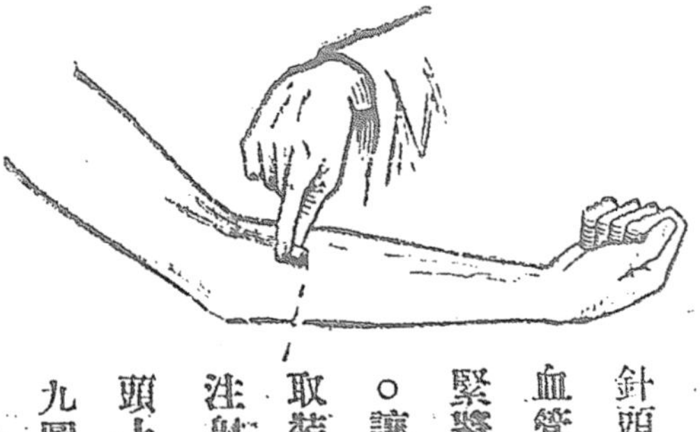

針頭既已插入血管。用左手緊將針頭扶定。讓出右手。取裝妥藥液之注射管湊於針頭上。（如第九圖）

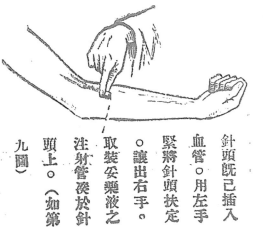

（第九圖）

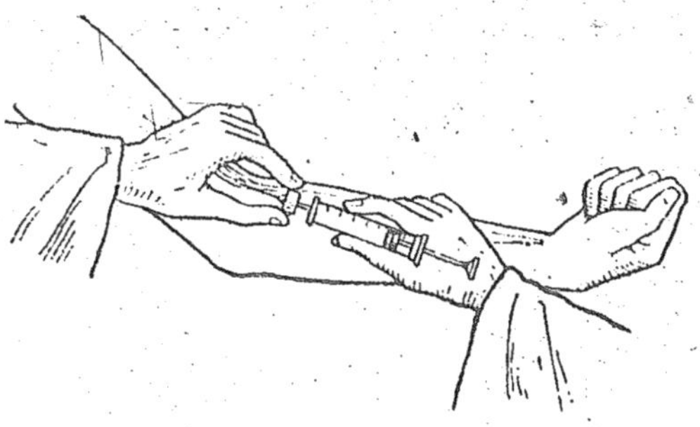

後仍用左手扶定針頭。用右手中指食指執定針管。拇指輕壓管心。徐徐注入。（如第十圖）

（第十圖）

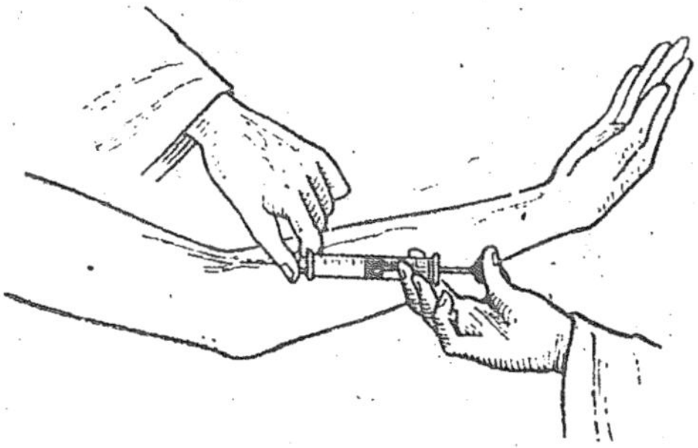

同時令助手或病人將橡皮帶解去。管中藥液完全注入後。即用右手握定注射針。並執定針頭向外拔出。左手取消毒棉花。（如第十一圖）

（第十一圖）

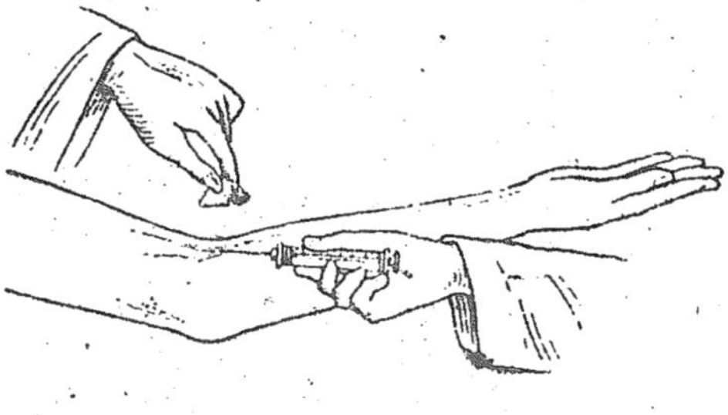

輕按針眼。貼以絆創膏。此法在我國多不適用。蓋病人見有血液滴出。必具駭異之念也。

(二)肌肉注射法

患梅毒之不能以六〇六行靜脈注射者。近有妙婉洒爾佛散及克靈新九一四等可行肌肉注射而代之。但此法雖云簡便。倘注射不得其法。病者往往感受痛苦。故須謹慎行之。

(一)注射器　其選擇亦與靜脈注射之注射器同。惟僅須容量二西西至五西西者足矣。

(二)注射針　務須用較粗而長之針頭。通常以三——四仙迷（cm）長者為最宜。但肥胖者之皮下脂肪每有達五——六仙迷厚者此時應用相當之長針。且針頭不可過舊或過鈍。蓋每有折斷之虞。

(三)注射液　其溶解法亦與靜脈注射之注射液同。惟此溶液。不可過稀。至多不得過百分之十。最好以濃液。

(四)消毒法　與靜脈注射之消毒法同。

(五)注射部位　以臀肌為最佳。但臀際注射之地位。不可隨便。必須擇脂肪最厚處。注入脂肪之內。最好在臀之最上最外部分（如下圖紋中所示有十字之處）為最適宜。因此處注射。無刺傷神經之慮也。

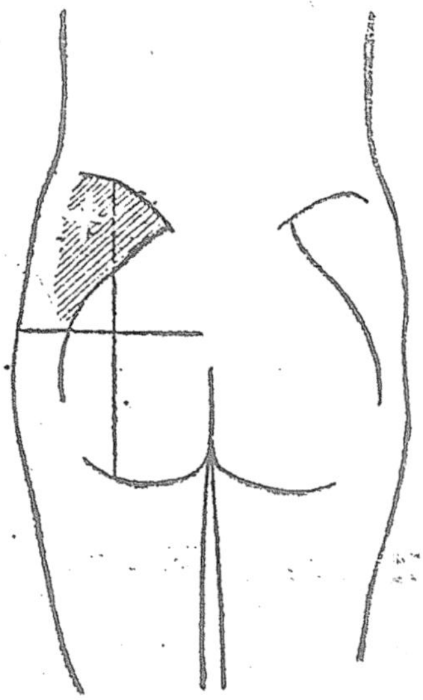

（六）術式　將擇定注射部。用揮發油或淡碘酒塗布。然後將裝入注射管之藥液。驅盡空氣。右手持注射器。左手拇食二指挾臂肌。迅速刺入。淺深由患者而異。約三——六仙迷之間。此際倘無電擊樣疼痛。及臂肌表面之搐搦。乃以左手固定注射器。右手將管心緩緩向前推入。注射既終。則左手輕壓該部。右手拔出針頭。速用棉花抵壓刺孔。輕輕按摩數分鐘。封以絆創膏。

六〇六中毒之豫防及治療

村地龍

六〇六之注射，現在已算不得一回什麼奇事，然而應用之時，實須嚴守禁忌事項，注意患者體質，方保無虞，此外如檢尿一項，尤不可疏忽。有 Arndt 者，其注射六〇六，必選優良之品，並嚴守下述應注意之各點意。

即對於第一及第二期之梅毒病人，在男子時，其一回最高量用〇，四五瓦，在女子時，用〇，三瓦。其注射全量，以男子四瓦，女子三。六瓦為極度，決不可超過。對於第三期之梅毒病人，則與以沃度(碘)及水銀劑(尤宜用塗擦療法)，除重症以外，大都不行六〇六之注射。又在注射期間，病人如有發熱等情，即視作中毒之前驅症狀，而中止注射，如是注意行之，則謂六〇六黃疸等中毒症狀，完全不見發生云。

就六〇六之豫防法言之：

（一）六〇六注射前行阿特來那林 (Adrenalin) 之注射

六〇六注射時，因能引起副腎內阿特來那林之含量減少，以致發生血壓之急劇變化，而釀成過敏性狀之症狀。是以於六〇六注射前，若能行阿特來那林之注射，則當可豫防此等危險。其法卽於六〇六注射前，以阿特來那林之一〇〇〇倍液〇、五—一西西、在皮下注射之，可奏效果云。

(二)以六〇六溶解於滅菌葡萄糖溶液之中然後使用

關於這個方法的原理，據Kolle氏之說明，謂藉葡萄糖之還元作用，六〇六得在體內適宜變化云。又據森島博士藥物學上之所說，謂凡百砒素化合物，依還元之進行，變化其分子結合狀態以後，則其對於動物組織，或微生體之作用，得以逐漸增強。換言之，砒素化合物之還元(如五價砒素還元爲三價砒素)，乃卽其效果增強之意云云。今查葡萄糖旣有還元之作用，而六〇六又爲砒素製劑，則兩者之併用，或不無影響，故就六〇六之効果增進上言之，實已有併用葡萄糖之必要。

還有一層，葡萄糖之於心筋，本有營養作用，而能奏強心之効。又肝臟中之糖原（Glycogen），如能蓄積多量，則肝臟之解毒作用，可以強大，而所謂葡萄糖一物，亦卽肝臟糖原蓄積上之源泉，故欲強心臟而豫防危險，或增進體內組織之解毒作用而論，六〇六與葡萄糖之合併療法，誠屬理想之舉。

此外六〇六注射時，恆有引起黃疸或急性肝臟萎縮者，如欲豫防此等症狀，余以爲亦以六〇六與葡萄糖之併用爲宜。

因以上種種理由，余在實際上，必將六〇六溶解於二〇—四〇%之葡萄糖液中，然後使用。

(三)六〇六注射前鈣(ca)劑之應用

關於此說之首先主張者，爲 Spiethoff 及 Wiesennack 兩氏，即氏等謂在六〇六注射前，以鈣劑注射之，有豫防中毒之効果云云。其後 Stumpke 等亦有證明 Jacobson 及 Sklarz 等並有動物試驗，以證明鈣劑有六〇六解毒作用。

又據 Schmacher 之發表，謂六〇六在體內對梅毒菌之發生効力，乃基因於六〇六鹽基之生成，而此六〇六鹽基之生成，係六〇六注射後，由血液中炭酸瓦斯徐徐作用所致。又謂炭酸瓦斯作用時，如有鈣素之存在，則鹽基可以迅速生成，殺滅梅毒菌 Spirocheta，同時並可使六〇六在體內之毒作用，快快消失云，然在實際上若將六〇六與鹽化鈣($CaCl_2$)於試驗管中混和之，能生成沈澱物，故斯時如欲應用鹽化鈣，宜注射於六〇六使用以前。又血管中因有蛋白質之存在，兩者雖相混和，不致發生沈殿，而形成膠質狀態，是以並無危險。又據余之意見，如在六〇六注射期間，使服乳酸石灰，亦無不可。

(四)其他葯物之應用

於六〇六注射前十分鐘，以依打(Ether)三西西注射皮下，或於三十分鐘前，注射樟腦油液五西西於皮下，亦可避副作用云。

以上所述，僅屬於六〇六副作用之豫防方面，茲更就治療方面約略談一談罷，

在治療急性六〇六中毒時，前記豫防用之藥劑，如阿特來那林，葡萄糖，鈣等，亦似有効。

最近美國之Denmie及 Mc,Bride等謂次亞硫酸鈉之靜脈注射，對於六〇六中毒之發疹及黃疸等，認有卓効云。其後Hoffmann及Schreus等亦曾繼續試驗，確實證明有効。

次亞硫酸鈉之於六〇六中毒，其有解毒作用之所以然，至今還不十分明瞭。惟據馬場氏之研究，謂對於南京鼠之實驗結果，次亞硫酸鈉一藥，頗能增進腎臟之排泄機能，故或因其利尿作用，得使六〇六迅速排泄體外，而發現其解毒作用云。又據石丸博士之報告，謂以次亞硫酸鈉作水藥，一日使服二瓦，亦認有効果而無副作用云。

次亞硫酸鈉之靜脈注射方法，其用量順序如下。第一日 〇．三瓦 第二日 〇．四瓦 第三日 〇．六瓦 第四日 〇．九瓦 第六日 一．五瓦

將以上各量，各溶於十西西之滅菌水中，然後分別使用之即可。萬一如應用上述之量，而不見治癒時，則於第八日可更將次亞硫酸鈉一．八瓦溶解於十西西之水中而注射之。又本劑之使用，如欲得大効，以早爲妙，即如因六〇六之中毒，而見有發疹等情，務宜即用爲要。

在六〇六中毒時，如將一般之中毒療法應用之，亦無不可。如瀉劑中之鹽類瀉劑，骨炭末，狄猶雷汀，Salol, Bofermin之內服，胃腸之洗滌等，不妨施行。其他如在必要時，則先行瀉血，然後注以生理的食鹽水林氏(Ringer)液葡萄糖等。又對於心臟衰弱之時，則可用 Strophantin樟腦毛地黃劑及阿特來那林等。此外如對於發疹之糜爛，而施行亞鉛華。阿列夫油等液之塗布等，則臨床上有隨機應變之必要。

又所謂砒素劑之慢性中毒，乃係消化管障礙，粘膜及皮膚之症狀，神經系障碍，及內臟之脂肪變性，血球崩壞等等。然六〇六之中毒，主為急性，故一經發見中毒症狀，勢必停止注射。其慢性中毒，實不多覯。

惟六〇六黃疸一症，係發見於晚期，故與加答兒性黃疸極易誤診，此則須為注意。六〇六黃疸發生時，可以十二指腸消息子，送入硫酸鎂，或與以其他水劑，散劑等緩瀉劑。亦無不可。此外如更能將葡萄糖，鈣劑，次亞硫酸鈉狄猶雷汀等適宜應用之，當無過慮之必要。

梅毒之簡易驗血法

樊光裕

梅毒病菌之認為確實是否存在。須檢查血液病毒之有無以為定。自瓦塞爾滿氏發明藉補體之結合（即瓦氏反應）為梅毒之診斷以來，世人多試用之。雖其結果尚稱圓滿。然其設備衆多。手續繁雜。實非一般醫生所盡能採用。是以世界學者。莫不爭相研究。欲得簡易操作之試驗法。而代償之。於是各出己見。發明種種簡易方法。但皆難免互有長短。今舉其最簡易而準確之二法述列於後。非特設備及手續之簡便。且時間與經濟亦節省也。

（一）邁尼凱氏溷濁反應　本法用邁氏越幾斯〇・一西西。貯甲試驗管內。再以三%食鹽水一西西貯乙管。放入攝氏四十五度温水中。加温十五分鐘。次以所檢血清〇・二西西貯丙管。俟甲乙兩管加温後。將乙管迅速傾入甲管混和。繼將甲管回注乙管。此時兩液稀釋後。即變成不透明乳白色之溷濁液。更用通過火焰上二三回稍温之滴液管。吸取一西西速即注入於丙管血清內。振盪混和。於是放置室內。經一小時。(但不可受熱或貯藏冰室)取出對窗格前明亮處視察。如完全透視者爲陰性。完全不透視者爲陽性。倘半透視則爲半陰陽性。

(二)兒玉氏血清沉澱法　本法取除去脂肪及血管之牛心肌二十五瓦。切細後浸于九五%之酒精二百五十西西密封于黃色瓶內。藏於孵卵箱中。每早晚各充分振盪一次。二星期後取出濾過。其濾液仍貯有色瓶內。此名抗體原。用時以食鹽水十倍稀釋。其稀釋液爲乳白色之半透明狀。另取被驗者之靜脈血五西西。靜置取其血清。納孵卵箱內。或重湯煎上。使溫度確至攝氏五十七度。置半小時以殺滅其活動力。以二十倍生理食鹽水稀釋之。更取〇、八五%生理食鹽水容量一西西的五管。及最小試驗管長徑七生的密突者若干枝。待準備齊全。即將稀釋之血清〇．五西西注試驗管內。然後將稀釋之抗體原由試驗管壁徐徐注入。不與混和。而成顯著之界限。入孵卵器中。一二小時後可取出而檢其反應。凡接觸面生有白環者爲陽性。無白環者爲陰性。

軟性下疳及其合併症之症狀和療法

吳宗信

一　軟性下疳

『原因』 本病之病原菌爲一種連鎖狀桿菌。大抵與患是病者接觸而起。其誘因爲交接時膿汁侵入生殖器之裂傷或微創傷中。或雖無創傷而其膿汁由皮膚濾泡而竄入皮膚內。更有因膿汁附着於器具衣服等處。未加充分消毒。而傳染於生殖器或生殖器外。亦足促進本病之發生。

『症候』 感染後約經數小時或二三日之潛伏期。卽呈圓形之潰瘍。周圍峻銳。底面不平。瘡面被豚脂狀不潔之滲出物。乾則結痂。其大小如針帽頭或蠶豆。多發生數個。無痛。此等多數小潰瘍。往往融合而造成一大潰瘍。其全經過可分二期。初爲破壞期。於感染後二三星期之間。組織崩壞。潰瘍加大。有傳染性。若潰瘍面被以灰白色膜者。謂之實扶的里性軟性下疳。若潰瘍竄入陰莖之深層者。謂之侵蝕性軟性下疳。若陷於壞疽時。名壞疽性軟性下疳。過此時期則爲恢復期。浸潤消退。潰瘍底面。呈紅色之肉芽面。名隆起性軟性下疳。遂失其固有傳染性。日漸淺小而全愈。

『部位』 多發生於陰部。在男子爲冠狀溝、龜頭、包皮、繫帶等處。在女子爲舟狀窩、處女膜痕間、與小陰唇之內面。前庭大腺口、尿道口、陰核、子宮、及膣部等次之。膣內及大陰唇又次之。至生殖器外之軟性下疳。多生於肛門、直腸、口唇、指節、及臍部等。

『療法』 (一)藥物療法：潰爛時以沃度仿謨。慰歐仿。代馬妥耳等撒布。或行腐蝕法。用結晶石炭酸塗布。壞疽樣或侵蝕性者行二%硫酸銅液或布羅氏液(鉛糖二十五瓦。明礬五瓦。水五百瓦。)之罨法。(二) 手術療法：將潰爛處切除亦可早得治愈。(三)溫浴療法：用四十度以上之高度溫浴。蓋可撲滅細菌。

(四)熱氣療法：將燒灼器置於潰瘍附近處。約二至四密里密達之距離。保持十至十五分鐘。

二 軟性下疳之合併症

(一)鼠蹊部淋巴腺炎(或橫痃)

『原因』在軟性下疳發現後。因塗布强收斂劑。或因劇烈之運動而起。

『症候』初起時鼠蹊部疼痛。下肢不能伸展。二三日後疼痛加劇。遂致發熱。間有時雖被吸收。然漸次侵犯數個。腫脹益甚。硬固而有疼痛。且侵及腺周圍組織。後乃化膿。皮膚成紫暗色。腫大而波動。崩潰時內容多帶黃綠色或血液樣。經一定時。則形成瘢痕而治愈。

『療法』在發現時行冷罨法。或水銀軟膏塗布。最好貼以冰囊。已化膿者則行小切開。注射一%或二%硝酸銀液。或一%沃度仿謨甘油。更有用四爾氏鬱血療法者。但其奏效不確。

(二)淋巴管炎

『原因』因軟性下性之炎衝波及淋巴管而起。

『症候』淋巴管腫脹疼痛。觸有一條乃至二條之硬結。有施以適當療法即行治愈者。有波及周圍組織起蜂窩織炎者。有來結節之化膿者。

『療法』腫脹處施行冷罨。若化膿破潰。則以昇汞水洗滌。撒布沃度仿謨。施以綳帶。

(三)尖圭贅肉

『原因』 由軟性下疳之膿汁。長時刺戟皮膚及粘膜而起。

『症候』 乳頭及上皮增殖。往往見數多之羣生。有呈鷄冠狀者。

『部位』 在男子生於龜頭冠狀溝、及包皮內葉等處。在女子多生於尿道口、及其附近部。

『療法』 其發生少數時。可以剪刀切除。或用烙白金或電氣燒灼。若不行此法。可用腐蝕劑。以石炭酸。發烟硝酸等。每日拂拭之。

硬性下疳與軟性下疳之區別

趙大川

	硬性下疳	軟性下疳
【病原菌】	螺旋菌	練形桿菌
【潛伏期】	長、約三四星期	短、約二三天
【發疹】	丘疹	膿疱
【數量】	一箇	數箇
【形狀】	扁平隆起	鼠嚙狀凹陷
【性質】	硬如軟骨	軟
【底面】	平滑	汚穢

【潰瘍】	平坦或突起	深，且易出血
【橫痃】	無痛，化膿者少	有痛，大抵化膿
【疼痛】	毫無	壓之則痛
【瘢痕】	無	深而大
【接種】	陰性	陽性
【分泌物】	少量、漿液性或膿樣血液性	多量，膿汁樣
【抵抗力】	患後遺抵抗力、不易再發	不遺抵抗力、易再感
【全身症】	愈後即現	無續發
【特徵】	注射六〇六有效	無效

男女淋病（白濁）治療詳論

吳仲衡

一　男子淋病

（一）急性前尿道炎

【原因】乃尿道內海綿體部及球狀部粘膜。因雙球淋菌侵入。而起之加答兒性炎症也。

【症候】其全經過通常約須六星期而分四期。

1 潛伏期　普通三至五日。

2 前驅期　約二三日。尿道口及前部有瘙痒及熱感。故常招勃起及遺精。外尿道口有透明液附着。稍稍紅腫且粘着。

3 旺盛期　外尿道口腫脹。粘膜外翻。龜頭及包皮浮腫。分泌物成膿汁樣。尿道狹隘。尿線細小而無力。或中絕。溺時灼熱疼痛。陰莖背面生淋巴管炎。或因粘膜充血而易勃起。致使血管綻裂。出血與膿混和。更微發寒熱。全身違和。肢體倦怠。食思不振等症狀。普通之經過約二十四五日。

4 治愈期　諸症逐漸減弱。分泌物亦漸稀少。約兩三星期遂全治愈。

(二)急性後尿道炎

【原因】有因身體之虛弱、慢性病、肺癆、腺病等而起者。有因房事過度、食刺戟性物品、或器械之插入而起者。

【症候】尿意頻數爲其特徵。有灼熱痛癢諸感覺。且波及會陰肛門等部。若尿道受過分之刺戟時。即成尿閉。若筋之一部痙攣則尿線細小。間亦有因攝護腺部外括約筋攣縮之際。受壓搾而尿血者。又有因炎衝症狀。波及精阜。而患遺精者。其分泌物爲精液樣膿汁。更以其症狀之不同而分三期。(1)亞急性　發生緩慢。且膿漏少。尿意不甚頻數。(2)急性　分泌物多。尿意頻數。有疼痛及輕度之發熱。(3)過急性　分泌物爲膿汁樣。且多量。尿頻數而溷濁。

（三）慢性前尿道炎

【原因】本病獨患者甚少。多與後部合併而來。

【症候】症狀輕微。僅於清早時。覺外尿道口有黃乳汁樣或灰白色之分泌物。沿尿道有微熱及瘙痒而已。

（四）慢性後尿道炎

【原因】多由急性淋疾、外部之刺戟、惡液質、及榮養不良者遷延而轉成。

【症候】尿絲甚多。若侵及攝護腺開口部之精阜時。則尿意頻數。於交接之際非無快感。且射精時尿道後部及肛門俱發劇痛。故易成陰萎。若精阜富於神經時。則起情慾性神經衰弱症。若胃腸障礙時。遂生頭重、憂鬱、心悸亢進等症。

（五）男子淋病之合併症

1 包皮炎

【原因】因淋病之分泌物刺戟粘膜而起。

【症候】自覺症爲疼痛壓迫瘙痒之感。他覺症爲冠狀溝部膨大。包皮前緣口附着痂皮。包皮內面有稀淡而惡臭之多量膿汁。龜頭表皮色紅若丹毒。若包皮腫脹過甚。則龜頭不能翻出。易起壞疽而穿孔於外面。若炎衝持續。而久與包皮龜頭相接觸時。致起癒着。

2 哥培爾氏腺炎

【原因】此腺之疾患甚少。然當淋病病機波及其開口部而起炎症者多。其原因多爲劇動、乘馬、交接、或器械插入等。

【症候】會陰部感有刺痛。自肛門與陰囊之中間稍偏處。觸有紡錘或圓形之結節。若炎症持續。則成腫瘍。疼痛增劇。壓迫尿道。使排尿困難。化膿時則惡寒發熱。而破潰於內方或外方。此際尿入膿瘍窩。易起尿浸潤或尿道瘻。

3 濾胞炎綿海體炎膿瘍

【原因】由急性或慢性尿道炎達於深層。其炎症波及而起。

【症候】若波及開口於舟狀窩之濾胞。則在繫帶左右或一側發豌豆大紅色圓形腫脹而化膿。苟在兩側時則互相交通。若炎衝波及濾胞及其周圍之結締織。則移行於海綿體部起浸潤。成豌豆大乃至榛實大之結節。而化膿哆開於內方或外方。發尿毒症。且貽尿道瘻。若炎衝被吸收變爲纖維性結締織。海綿體部之一部荒廢時。遂久留勃起或交接不能。

4 攝護腺炎

(甲)急性攝護腺炎

本症由急性並慢性後尿道炎受強度擊刺炎衝攝護腺而起。但以其病之輕重。區別爲下之三種。

a 加答兒性攝護腺炎　本病僅波及攝護腺排泄管。故甚輕微。祇有尿意及放尿疼痛而已。

b 濾胞性攝護腺炎　乃膿分泌瀦留於排泄管及腺管內。或排泄口閉塞而造成小膿瘍者也。其症狀爲尿意頻數。溺後覺痛。及由直腸可觸知稍有抵抗之圓形有痛性結節。

c 實質性攝護腺炎　本症爲腺質一部或全部。陷於炎症。起全器官之漿液性滲透及血液鬱積。發則尿意頻數。會陰壓重。直腸緊張。尿線細小。或尿閉。該腺硬固肥大。約五六日即可消退。若疼痛加劇。則體發寒熱。遂致化膿而成攝護腺膿瘍。向尿道破潰。不數日全然治愈。若向會陰或直腸破潰。遂成一管。致生危險之症狀。

(乙)慢性攝護腺炎

【原因】由淋病膀胱炎、尿道狹窄、膀胱結石、攝護腺結石、或肥大症、房事過度、及器械插入之外傷等而來。亦有由急性繼發者。

【症候】中等度之尿意頻數。放尿末期覺痛。會陰及直腸部之知覺異常。並現種種神經症狀。如情慾減退、快咏不全、交接不能、早洩、遺精、背痛、頭重、及憂鬱等。易成生殖器神經衰弱及攝護漏。

5 副睪丸炎

【原因】因急性或慢性尿道炎炎衝由射精管經輸精管達副睪丸而生也。但其起因不一。通常以劇動、房事過度、拙劣之器械送入而起者多。

【症候】侵襲一側者多。兩側俱發者少。且以左側爲最。其前驅症爲惡寒、食思不振、尿意頻數、尿道痛癢、分泌物大減、鼠蹊部牽痛等症狀。繼則散放於薦骨部、腰部、下腹部、及大腿部。然後陰囊劇痛。副睪丸之尾端膨大。發熱加甚。數日後尤著。睪丸被提舉於上部。若波及固有莢膜。則起陰囊水腫。經一星期達於極期。第二星期諸症稍退。第三星期則疼痛消失。然有時經一月間尚留疼痛硬結者。有時化膿破潰而遺瘻孔者。更有時成睪丸萎縮者。

6 精囊炎

自後部尿道炎炎衍達於精囊。先犯輸精管。而在急性。管壁腫脹。射精時有刺痛。若成慢性則强直。以閉塞不充分。致令遺精。又以瘢痕萎縮來精液減少。自輸精管波及炎衍於精囊。則起精囊炎。此症分急性及慢性兩種。

（甲）急性精囊炎　爲疼痛性尿意頻數及射精。會陰部或直腸內有壓迫感與刺痛。並放散於腰部、膀胱、鼠蹊部、及睪丸部。尿道瘙痒。若疼痛劇烈則成連續性陰莖勃起。該部硬固或呈波動。壓之出精。有微量膿球。次疼痛增激。其液爲膿汁樣或混膿汁樣血液。更進則成膿瘍。發高熱。（三十九度至四十度○）然經三四日而輕快。但亦有穿孔於直腸、尿道、腹腔、或膀胱者。

（乙）慢性精囊炎　有自急性續發而來者。有獨自產生者。其症狀殆常輕微。或闕如。爲尿意頻數、裡急後重、血樣遺精、精囊腫大、囊壁肥厚、及起於情慾性神經衰弱之反射的症狀等。在初期者勃起力雖旺盛。後則轉成陰萎。其特徵爲精囊分泌物中可檢得膿球與淋菌。

7尿道狹窄

尿道狹窄多與急性及慢性尿道炎併發。或以其結果而來。因原因之不同而分左之三種。

(甲)攣縮性狹窄　因膜樣部筋肉不隨意的攣縮而起。乃一時性之狹窄也。雖有尿意但不能出。必稍努力與疼痛。方徐徐滴狀排泄。若經一定時卽可恢復。

(乙)炎衝性狹窄　當有淋疾時。因外傷或器械之插入使粘膜腫脹。其結果致成尿閉。

(丙)器質性狹窄　常以有慢性尿道炎時。其部起圓形細胞浸潤。及結締纖變化而起。因此榮養障礙。遂成無彈力之強直性管。此時尿尙可通過。名爲廣狹窄。若收縮過烈時。則成瘢痕。遂陷於眞狹窄。而尿不能放出矣。

8包莖及包皮箝頓

本症因淋菌侵入包皮刺戟粘膜而起之腫脹。致龜頭全藏於包皮內不能翻出而成包莖及包皮箝頓。間有成水腫者。

二　女子淋病

(一)尿道炎

女子患淋病以尿道炎爲最多。但其症狀輕而速。故易忽略。今以其病之輕重分急性慢性兩種。

1 急性尿道炎

【原因】由急性尿道炎之男子傳染而發。或由慢性者感染而起。

【症候】在劇甚時子宮全部受患。惹起急性內膜炎。其症狀爲發熱。骨盤及薦骨部劇痛。子宮肥大。次則子宮腟生血樣或膿汁樣分泌物。若侵及附近則起子宮周圍炎。或喇叭管周圍炎。

2 慢性尿道炎

【原因】由潛伏期之男子慢性淋病傳感而起。

【症候】陰部分泌過多。小骨盤鈍痛。薦骨部之牽引痛。若分泌液與疼痛增劇。遂致運動及交接不能。月經不順。遂羸瘦而成神經質。在他覺症爲陰唇呈蒼白色。自小陰唇至肛門周圍生贅肉。腟部發紅糜爛。子宮外口大而弛緩。卵巢亦肥大。且伴發壓痛。

(二)腟炎

【原因】由淋菌直接侵襲而原發。或由子宮及頸管之淋病而續發。

【症候】陰部有牽引灼熱感。分泌物初爲粘液樣。後成膿汁樣。運動或大便時。大腿及腰部有放散性疼痛。腟口腫脹疼痛。上皮剝脫糜爛。子宮頸及濾胞腫脹。全身倦態。且伴以輕度之發熱。

(三)陰唇炎

【原因】與男子之包皮炎同。亦因外部之刺戟而起。

【症候】初有瘙痒及灼熱感。後則因接觸、步行、放尿等。被其濕潤。發赤糜爛。大陰唇及小陰唇陰核等發赤腫脹。陰毛附着。被以痂皮。更弛緩。濾胞亦腫脹呈紅斑狀。

(四)女子淋病之合併症

1 淋病性子宮炎及子宮內膜炎

淋病性子宮炎及子宮內膜炎。分急慢性兩種。

(甲)急性淋病性子宮炎及子宮內膜炎

【原因】多繼膣炎或頸部炎而發。

【症候】惡寒、灼熱、頭痛、惡心、嘔吐、下腹部有膨滿之感。子宮及其周圍疼痛。子宮轉大。生少量之玻璃樣血清樣分泌物。若弛緩則成多量。且變爲膿汁樣。

(乙)慢性淋病性子宮炎及子宮內膜炎

【原因】多由慢性淋病之男子傳染而來。

【症候】其主要症狀爲多量之粘液及膿汁分泌。常爲滴狀而漏出。陰唇粘膜剝離。陰部瘙痒及灼熱感。薦骨部及骨盤內有鈍痛。子宮肥大。運動交接或通便之際。子宮有沉降及脫出之感。

2 淋病性喇叭管炎及卵巢炎

（甲）淋病性喇叭管炎

【原因】由淋菌侵及而起。

【症候】始則發熱。繼則作痛。多犯一側。兩側同發者亦有之。其罹病之一側或兩側。每發間歇性之喇叭管劇痛。

（乙）淋病性卵巢炎

【原因】由喇叭管流出之分泌液。其炎衝波及卵巢而起。

【症候】卵巢部疼痛。以左側爲多。觸診有壓痛。放散於薦骨部、臀部、及大腿部。運動交接或通便時增劇。

3 淋病性前庭大腺炎

（甲）急性淋病性前庭大腺炎

【原因】以急性或慢性之合併症而來。

【症候】左側大陰唇腫脹。小陰唇亦被侵及。大陰唇下三分之一處生榛實大之結節。二三日後炎症加劇。自陰核至鼠蹊部亦皆腫脹。惡寒發熱。患部劇痛漸起。終成膿瘍。向陰唇內面。大小陰唇間。會陰。或肛門破潰而留瘻孔。

（乙）慢性淋病性前庭大腺炎

【原因】由慢性淋病合併而來。或由急性腺炎繼發。

【症候】由慢性淋病而來者多犯輸出管。故不呈硬固。輸出管周圍之粘膜發赤腫脹。壓榨大陰唇內面則漏出粘液或膿。若由急性繼發。則犯腺實質。現無痛性硬固結節。壓之則排出乳汁樣或透明之粘液樣分泌物。

三　兩性淋病之合併症

（一）淋病性膀胱炎

本症多由後尿道炎波及而發。有急性亞急性慢性及頸部之別。

1 膀胱頸部炎　一名尿道膀胱炎。適與後尿道相連接。故與後尿道炎相似。其症候爲尿意頻數。膀胱有充滿感。尿道有放散痛。及灼熱。終成尿滴。且含混血液。

2 急性膀胱炎　尿極溷濁。呈中性或鹼性反應。尿終和有膿液粘液血液等。恥骨縫際劇痛。膀胱括約筋痲痺。或起痙攣性收縮。放尿障礙或尿閉。全身違和。甚至化膿。起化膿性膀胱炎。

3 亞急性膀胱炎　尿意頻數及疼痛。均甚輕微。僅溺後有血尿一二滴。尿呈酸性或鹼性反應。粘液多而蛋白少。大都即行自愈或轉爲慢性。

4 慢性膀胱炎　多續發於急性炎之後。症狀極少。僅覺有尿意及尿溷濁。因其病灶只在粘膜。久不消退。但侵及實質。則炎症及於腹膜。必有腹痛嘔吐等之危害。

（二）淋病性腎盂炎及腎臟炎

腎盂炎大都與急性或亞急性膀胱炎同發。其症狀不甚顯著。僅排泄多量蛋白。間有腎臟部疼痛及發寒熱等症。

腎臟炎之症候。爲腎部疼痛。且波及輸尿管。體發寒熱。尿量先少後多。比重較輕。間有成腎臟膿瘍者。但其經過頗速。

（三）直腸淋

【原因】由不自然之交接。或膣分泌感染於肛門部而起。

【症候】肛門部粘膜、肛圍部、並會陰部之皮膚發赤。濕潤。平時發癢。便痛。裏急後重。略有分泌物。於其中得發見淋菌。

（四）淋病性僂麻質斯

（甲）淋病性關節僂麻質斯

本症傳染後。經三星期。起後尿道炎。後以發熱及關節痛並腫脹開始。最好發之部位爲膝關節。此外如足、腕、肘、肩胛等關節。亦有侵指及趾關節者。其滲出物多溷濁。有膿汁樣漿液性或全化膿者。但本症有犯一關節者。或二三關節者。故有單關節僂麻質斯。及多發性關節僂麻質斯之別。

a 單關節僂麻質斯

一、淋病性關節炎　一名急性淋病性單關節僂麻質斯。關節急速腫脹。劇痛。伴滲出及緊張。並著明之波動。關節呈半屈曲狀。發夕晡熱。經一二星期卽退。然易再發。若於化膿者。則發關節強直。

二、關節水腫　一名慢性淋病性單關節僂麻質斯。關節腫脹。波動顯著。漸次增加。則機能障礙。若經數月尙無變化者。則發摩擦音。或起關節強直。通常多生於膝關節。

b 多發性關節僂麻質斯

一、急性多發性關節僂麻質斯　本症酷似急性關節僂麻質斯。惟罹患關節之數較多。且熱度較著耳。

二、亞急性多發性關節僂麻質斯　本症爲次乎關節炎而多發者。其症狀亦頗類似。然通常熱度不過三十八度五分以上。

三、慢性多發性關節僂麻質斯　與關節水腫同。其所異者。本症多犯數關節。

(乙)淋病性關節周圍僂麻質斯

本症之前驅症。以身體倦怠關節內牽引等。後起關節腫脹。周圍組織生浸潤。皮膚浮腫。間發高熱。然易消退。不犯運動關節。多治愈。

(丙)淋病性腱鞘炎

本症多侵及總指伸筋拇指屈筋及趾伸筋等之腱鞘。始則惡寒發熱。先數關節疼痛。後遂着於一腱鞘。疼痛腫脹。皮膚呈薔薇色乃至紫暗色。後則諸症減輕而漸愈。

（丁）淋病性粘液囊炎

本症與關節腱鞘共同罹患。

四 淋病之療法

（一）內服療法 急性淋病。可內服白檀油或其製劑。以制止疼痛。減少膿液。其製劑之種類雖多。然副作用終難免除。故皆不宜久服。茲略述數種於下。

1 白檀油 Oleum Santal （又名山得爾油） 味雖香而不快。故必裝入膠囊。方可服之。且久服能刺激腎臟。而發腎臟炎等症。

（處方） 白檀油 〇・三——〇・五 入膠囊一個。一日三次。每次一膠囊。飯後服。

（又方） 白檀油 一〇・〇 薄荷油 十滴 右藥一日三次。每次十滴。飯後服。

2 高奴散 Gonosan 為白檀油及卡華卡華脂所成。係微綠色之油質。鎮痛力强。副作用較少。功勝白檀油。

（處方） 高奴散 〇・三 入膠囊一個。一日三次。每次二膠囊。飯後服。

3 山泰爾 Santyl 為白檀油及柳酸鹽所製成。係淡黃色無臭無味之油質。副作用甚少。

（處方） 山泰爾 一・五 一日三次。每飯後注二十至三十滴和水服之。

4 高那勞爾 Gonorol乃用依的兒將白檀油製成越幾斯也。約含九〇%白檀油。

（處方）高那勞爾　○・三　入膠囊一個。一日三次。每次一膠囊。飯後服。

5 撒魯白檀油 Salosantal 以撒魯兒與白檀油化合製成。

（處方）撒魯白檀油　○・三——○・五　入於膠囊。每日服三個至六個。

次乎以上諸藥而被用者。爲哥湃巴拔爾撒謨與蓽澄茄。然此兩者均多副作用。爲害腸胃。服後輒發不快之噯氣。食思不振。口中發臭。甚者惡心嘔吐。或患泄瀉。或發紅斑蕁麻疹等皮膚病。或致腎臟出血、腎臟炎、蛋白尿、血尿諸重病。故凡有急慢性腎炎者。均忌之。其處方如下

哥湃巴拔爾撒謨　○・五　入於膠囊。每食後服一膠囊。

蓽澄茄　○・五　服法同上

此外用於利尿及尿道防腐者

（處方）撒魯爾 Salol 三・○　分三包一日份

（又方）烏華烏爾氏葉浸。　（一二・○）二○○・○　烏羅特羅屏　四・○

苦味丁幾　二・○　糖漿　二○・○

右一日三次二日分服。（飯前）

尿道出血者與以左方

鹽化鐵 Ferri chlorati　一・○

阿片丁幾　二●〇
桂皮糖漿　二〇●〇
蒸溜水　一八〇●〇
一日三次二日分服。(飯後)

有遺精及勃起時用左方

臭化鉀　八●〇
臭化鈉　四●〇
臭化錘　四●〇
蒸溜水　二〇〇●〇
臨睡前服一食匙

(二)局所療法　乃外用撒布或罨敷於潰爛或腫脹處者也。

1 包皮炎之有糜爛面者用左方

1%列曹爾欣水 10%Aq.Resorcin　洗滌用
代馬妥耳 Dermatol 五●〇　澱粉 Amyl 五〇●〇　撒布用
若伴包莖或包莖箝頓時。則用布羅氏液之罨法。若更伴水腫時。以水銀軟膏塗布。

2 副睪丸炎用左液塗布陰囊及鼠蹊部。

一、純怪阿蔻 Guaical 甘油　各一分　朝夕塗布一次

二、伊克度 Ichthyol 五・〇 拉腦林 Landlin 一〇・〇 列曹爾欣 一〇・〇

一日三四回塗布

3 攝護腺炎及精囊炎用左方坐藥

伊克度 Ichthyol 〇・一——〇・三 爲坐藥一日三回插入肛門用之

(三)注洗療法 本療法之目的。在將藥品注入尿道直起殺菌作用也。但有左列之一者。均不可施用。

1 尿道粘膜炎衝及疼痛加劇。或出血時或勃起頻發及陰莖浮腫者。

2 有重症傳染病。伴發高熱。脫力。及身體倦怠時。

3 合併副睪丸炎。攝護腺炎。及膀胱炎時。

4 因結核病及其他疾病而衰弱者。

若俱以上疾患者。須完全消退後。方可施行。其注洗之藥液甚多。大別爲下列兩種。

一、殺菌劑

一、硝酸銀 Argen tinitras 〇・〇二——〇・〇一 蒸溜水 二〇〇・〇

右一日三回尿道注洗用

二、普泰哥 Protargol 〇・二五——二・〇 蒸溜水 一〇〇・〇

用法同前

三、雷佛奴耳 Rivanol 〇・一 蒸溜水 一〇〇・〇

用法同前

二、收歛劑

一、硫酸亞鉛 醋酸鉛 各一・〇 蒸溜水 二〇〇〇・〇

右尿道注洗料用時須振盪之

二、硫酸銅 〇、一——〇・二 蒸溜水 一〇〇・〇

用法同前

三、次硝蒼 一・〇 蒸溜水 一〇〇・〇

用法同前

(四)注射療法　近世以哥羅哥克斯衣麥羅精、果能克淋、滂濁溥淸、及脫呂帕弗拉文等注射液爲有效劑。至合併症以阿爾梯共爲最有效。

(五)按摩療法　此法用於攝護腺炎爲最有效。法先令患者放尿。取仰位。術者立患者右側。裝橡皮套於食指。塗以橄欖油。徐徐插入肛門內。或左右、或上下、摩擦攝護腺部。初徐緩、漸加强。每次一分鐘。每日或隔日或一星期二次均可。

(六)電氣療法　近世對於淋病及其合併症所採用者。爲透熱電療法。或稱「德亞特美」療法。其電流之

强。至患者得以容受之程度而爲之。其通電之時間。約爲十五分乃至三十分鐘。對於淋病之急性者似無效。然對於慢性淋。則有吸收浸潤之效。至合併症中副睪丸炎攝護腺炎精系炎及精囊炎等。急性時期者雖無効。然在慢性期者。則有效。而關節炎之急性時期亦有效。

横痃論治

康朝棟

〔定義〕小腹之下部。陰毛之旁。即兩胯合縫間鼠蹊部之淋巴腺結腫也。故又名鼠蹊腺炎。

〔原因〕由軟性下疳淋病梅毒及下肢之有小創續發而起。

〔病理〕因局部的炎衝或劇烈之運動。波及淋巴管。結成淋巴管網。漸次合而爲稍大之淋巴管。或一或二。越其經路而達鼠蹊部。

〔症狀〕由軟性下疳而起者。鼠蹊部疼痛腫脹。下肢不能伸展。一二日後。疼痛益甚。全身發熱。此時若力守安靜。施以適當治療。即可消滅。倘仍蔓延。則皮膚焮赤灼熱。遂至化膿。然本病化膿者。實屬多數。且其經過頗速。故稱此爲急性。由淋病及下肢之有小創續發者甚少。化膿者間或有之。僅鼠蹊部腫脹疼痛而已。若勤加醫治。可得消失。故有亞急性之稱。至由梅毒而起者謂之慢性。多緣於硬性下疳。大抵不化膿。且皮膚不赤不熱及無痛。只覺鼠蹊腺稍稍腫大。故又名無痛性横痃。

〔診斷〕須檢驗其曾否患有軟性下疳淋病梅毒及下肢小創等症。若與之同時存在。不難診斷。若無此等現象。則須注意其他之疾患。蓋每有類似者致易誤診。如患副睪丸往往睪丸轉留於鼠蹊部。必須檢査其陰囊是否有二睪丸存在。又於脫腸及鞘膜脫腸時亦易誤診。須知脫腸之腫脹軟而有彈力性。壓迫則縮小。咳嗽則增大。鞘膜脫腸常兼惡心嘔吐便祕諸症。其他瘤腫崩壞後亦酷似本症。若用顯微鏡檢査。可得而知之。

「預後」 本症之預後概良。若在衰弱之人。續發敗血症者。不良。

「療法」 (一)原因療法：視其病原之何屬而施以根本治療。(二)手術療法：將發炎之腺體完全摘出。若化膿時於中央部施以小切開。用百分之五石炭酸水洗滌腔內。注入百分之十沃度仿謨乳劑。以絆創膏塞其小孔。外用壓迫繃帶。每日或隔日交換一次。一二星期後。即可全愈。(三)腺內注射療法：將安息香酸水銀一瓦。格魯兒那篤僧謨半瓦。蒸溜水百瓦。依橫痃之大小以半筒注射一處或二處。注射後抵以昇汞濕性綿紗。再加繃帶壓定。一二點鐘內。稍稍發痛。二日後逐漸減輕。經數日橫痃略有波動。繼則吸收而消散。(四)局部療法：腫脹時施以冷罨。或貼用冰囊。或塗敷安福消腫膏水銀軟膏等。

中國人最怕生的幾種花柳外症

盧益夫

諺云。『小洞不補。撕開一尺五。』誠我國社會之普遍象徵也。疾病亦然。當初罹之際。漫不關心。視若罔聞。迨毒蘊病伏。一旦發作。已成脫韁之馬。益不可收拾矣。更有無醫藥常識者。祗圖速效。至是否係根本治療。置之不顧。以致延禍者。比比皆是。處今之世尤以花柳病爲最盛。因此輕症反變重症。可治而成不治。小則遺留醜形。大則衰萎傷身。其爲害也如是。能不懼哉。但其症狀甚夥。現釋其發見於外最劇烈而最感受痛苦者。略述於次。

(一)魚口便毒　曩昔以横痃之生於左腿兩胯合縫間者爲魚口。生於右腿兩胯合縫間者爲便毒。其實均係一症。乃因該核與陽物之間有吸管相通。該吸管一旦感毒。遂發此症。而其毒感於右者則發之於右。毒感於左者則發之於左。故今統稱爲横痃。多繼下疳而發。經過時間短而速。核部紅腫熱痛。數日間卽可化膿。步行蹣跚。破潰後有多量膿液。倘治不得法。往往形成瘻管。一時不能治愈。

(二)小便潰爛　又名內蛀疳。乃尿道內生有下疳也。放尿疼痛。時有膿汁流出。甚則破腐而穿孔於外方。

(三)蠟燭瀉　一名蠟燭疳。乃潰瘍性下疳也。蓋下疳之日久不愈。以致瘡痕偏潰。莖幹腐爛。如燒殘之燭淚然。故有此名。

(四)塌鼻梁　楊梅瘡之第三期也。因鼻部生有樹膠腫而起。初顯著浸潤及發赤。繼則陷於潰瘍。鼻中隔中。殊由骨及軟骨之移行部發生者多。侵軟骨膜及骨膜而起壞死。骨片脫落。鼻粘膜生潰瘍。此時卽使治癒。亦呈凹陷樣醜形。

(五)開天窗　本症亦係楊梅瘡第三期所有之現象。爲額骨樹膠腫後之額骨潰瘍。初起時常帶劇甚之疼痛。激動之際及夜間增惡。若侵及骨膜及周圍之軟部。則成腫瘍。起自然骨折。若成壞疽。則起分界線之炎衝性化膿。緊張疼痛。流出多量惡臭之膿漿。有腐骨片自然排出。愈後亦遺凹陷。上述之五種花柳外症。前三者雖云險惡。然非他人所可覩。尚不致受惜。而後兩者醜現於形。且汚穢惡臭。可謂人前無立足之地矣。

婦女白帶淺說

彭鏡春

【原因】（一）白濁球菌。（二）局所血行不良。如子宮脫出、屈前、屈後、子宮癌、及筋瘤等。（三）局所生瘍。如子宮頸潰蝕、及瘰粒等。（四）神經刺戟。如憂慮、傷勞、及感冒等。（五）局所受刺戟。如寄生蟲、過度交接、及手淫等。（六）週身營養不良。如貧血、瘰癧、蟯蟲、萎黃病、及軟骨病等。

【症候】（甲）急性的　（一）陰道粘膜紅腫灼熱。（二）腹部墜重。（三）分泌各色粘液。（或似膿或發赤）（四）尿數增加。（五）劇者惡寒發熱。（六）陰部痒痛。（乙）慢性的　（一）白帶時流不斷。（二）腰背酸痛。（三）精神衰憊。（四）食慾不振。（五）不姙失明。（六）合併卵巢腎臟及膀胱等炎。

【部位】多發生於右陰道子宮頸體及前庭部等。

【療法】（一）原因療法：如因白濁。可注射白濁苗漿或血清。如因局所血行障害。可施手術。如因局所刺戟。宜禁止不再刺戟。（二）溫熱療法：每夕坐熱水中一次。腹部用熱水袋或手巾溫罨。此法能消炎行血止痛止帶。（三）灌洗療法：以百分之二明礬水。千分之一過猛俺酸鉀水。及百分之一硫酸鋅水爲最佳。

(四)栓塞療法：用滅菌紗布浸收斂劑或消毒藥水○塞入陰道及子宮頸部○通常以鞣酸硝酸銀及伊比知阿兒爲最宜○(五)腐蝕療法：用硝酸銀硫酸銅等濃厚液○腐蝕患處○往往見效於一時○(六)乳酸桿菌的療法：是挽近治白帶之特效品○如安期福祿渦林○用人工的培養爲强有力幾種乳酸桿菌製劑○每次以一片塞入膣之深部○或以一二片和乳糖數錢○研和撒布○但施用前宜禁用一切消毒藥品○可用溫水或淡鹽水洗滌一次○且對於鹹性白帶○方稱有效○

花柳驗方雜錄

楊天保

□白濁溺管刺痛

△八正散加減

扁蓄一錢　生軍一錢　滑石二錢　瞿麥一錢　生甘草一錢　車前子一錢五分　黑山梔一錢　木通一錢

水二盅○煎八分○食前服○

△萆薢分清飲加減

川萆薢三錢　石菖蒲一錢　甘草稍一錢　台烏藥二錢　赤苓二錢　海金沙二錢　川黃蘗一錢　滑石三錢

△黃連解毒湯加減

黃連四分　黃芩一錢　黃蘗一錢　黑山梔一錢五分　小生地三錢　甘草稍一錢　滑石三錢　車前子一錢五分

■赤白濁（日久不愈○有延至一二年者○可服此方○）

淮牛膝三錢　製乳香一錢　淡豆豉三錢　煅龍骨三錢　熟地三錢　生白芍二錢　茯苓三錢　銀杏七枚

■石淋（又名沙淋○小腹急脹○莖內痛若刀割○苦楚異常○）

瓦松○卽房瓦上所生之草○俗名瓦花○煎濃湯○乘熱薰洗小腹○約兩時許卽通○

又方以銀硝入鍋內○隔紙炒至紙焦爲度○研細○用開水冲服○每服二錢○如再加滑石二錢○調服更妙○此藥能化石塊○爲治五淋要藥○石淋尤效○

■五淋痛不可忍日久不愈

鮮天門冬搗汁半盞○服之卽愈○

■老濁時發不覺痛癢

土茯苓石蓮子各等分○研末○日三服○每服一匙○全愈爲止○

■赤白帶

▲止帶神方

活貫仲二斤○泡去花蕊○醋煑○研末糊爲丸○空心用米湯送下○每服二三錢○神效○

口下疳潰爛

▲銀青散

治男子龜頭生瘡。腐爛疼癢。女子陰戶兩旁生瘡。濕爛腫痛發癢。兼治小兒痘疤腫爛。及痘後餘毒不清。滿頭黃泡等瘡。用此皆效。

陳白螺壳煅存性淨末一兩(取牆頭上白色者佳) 橄欖核煅存性淨末二錢 寒水石二錢另研 頭枚片(每藥二錢 加冰片一分)用時以蔴油調搽。濕處乾摻。

▲下疳散

青菓核 六十個煅存性 飛青黛二錢 製甘石三錢 白螺壳四十個煅存性 研成細末搽患處。

▲珍珠下疳散

珍珠粉一錢 黃連一錢 黃蘗一錢 兒茶一錢 五倍子一錢 象牙屑一錢 定粉一錢 掃盆一錢 沒藥一錢 乳香一錢 研極細末爲度。

▲犀黃八寶散

犀牛黃三分 琥珀屑五分 鳳衣散一錢 海浮散五分 下疳珍珠散一錢 蚌粉一錢 梅片二分

▲銀粉散

花錫六錢熔化 入硃砂二錢 水銀一兩 同炒俟冷去錫加杭粉一兩 輕粉一兩 爲極細末。裝入磁瓶

○俟退盡火氣。搽下疳。有奇效。

▲下疳神效方

血竭二錢　掃粉四錢　陳白螺殼二錢　煅存性　枚片二分　爲細末。濕處乾摻。或蔴油調搽。

▲蠟燭瀉方

蜒蚰蟲一條　入罐內。浸以熱酒。自化爲水。一日搽一次。無論年深日久。流膿疼痛。或已瀉至一年或一節。搽此均能獲效收功。

又方以整青葉四枚煅存性　冰片少許　爲極細末搽之。

□楊梅結毒

▲楊梅七帖散

細葉野艾根或金銀花二兩　鮮土茯苓四兩打碎　生猪油一兩　殭蠶七個　肥皂核仁七個　皂角子七個打碎　用水六杯。煎至三杯。午前溫服。臨臥時以水四杯。煎至二杯。溫服。每日服一劑。連服七日。

▲楊梅瘡方

杏仁五錢　掃粉一錢　珠砂五分　猪胆一個　研爲末。以胆汁調搽患處。

▲牛黃對金丹

牛黃五分　當歸尾四錢二分　白芷稍四錢二分　炒槐花四錢二分　母丁香四錢二分　製沒葯四錢二分

中丹四錢二分　自然銅二錢煅　雄黃四錢二分　製乳香四錢二分　飛硃砂四錢二分　各製為末。米粉糊丸。如菉豆大。每服十九。一日三服。用土茯苓四錢。陳皮一錢。皂角子七枚。煎湯送下。服至四錢全愈。此方專治楊梅結毒。或開天窗。喉間腐臭。服之俱宜。

▲五寶丹

專治楊梅結毒。筋骨疼痛。口鼻腐爛等症。內服外搽均可。

滴乳石三錢　琥珀二錢　辰砂二錢　冰片二分　珍珠二分

為極細末。或加牛黃二分更妙。加飛麵一兩。每服五分。土茯苓一兩。煎湯送下。

▲加味五寶丹

犀黃五分　辰砂三錢　人中黃五錢　珍珠二錢　滴乳石四錢　炒飛麵一兩　冰片一錢　琥珀二錢　共研為極細末

■橫痃(又名魚口便毒)

此症生小腹兩旁。大腿縫中。形如腰子。皮色不變。按之堅硬而微痛者是也。

▲橫痃內消方

皂角刺六錢　研末。布袋裝好。同糯米二合煮粥。時時服之。三四日可消。或服子龍丸。每服三分。日服三次。全愈乃止。

▲犀黃丸

製乳香一兩　製沒藥一兩　麝香三分　犀牛黃三分　研爲細末。取黃米飯一兩。搗爛。與各藥末和勻爲丸。如粟米大。晒乾。忌火烘。每服三錢。熱陳酒送下。此丸專治一切陰疽橫痃等症。未成即消。已潰易斂。

▲鳳仙膏

鳳仙花。連根洗淨。風乾水氣。搗取自然汁。不用加水。入銅鍋內熬稠。敷患處。一日一換。二三次可消。

▲黃明膏

黃明膠一兩　滴醋二兩　入銅鍋內。文火將膠熔化。不住手攪。入輕粉二錢。黃丹二錢。攪勻。收入罐內。放水中拔去火毒。用布攤貼。橫痃初起。貼之即消。已潰貼之。亦能拔毒生肌。最爲神效。

衛生報月刊

▲第二期 花柳病特刊
▲第三期 急性傳染病特刊(上)
▲第四期 急性傳染病特刊(中)
▲第五期 急性傳染病特刊(下)
▲第六期 眼耳喉鼻病特刊
▲第七期 肺病特刊
▲第八期 胃腸病腹膜病特刊
▲第九期 關節病骨病特刊
▲第十期 皮膚病特刊
▲第十一期 小兒病特刊
▲第十二期 婦女病特刊

自民國二十年四月份起按月出版一册
▲全年十二册連郵費大洋三元

中華民國二十年五月出版
衛生報月刊第二期
▲花柳病特刊▼

零售每册大洋五角

版權所有

編輯者 丹徒趙公尚
發行者 上海衛生報館 浙江路五馬路口 浙江大戲院隔壁
印刷者 上海印刷所 西門方斜路 三德里十號

白页

衛生報

傳染病特刊上

（月刊第三期）

1953

白页

傳染病 上（目錄）

痲疹

風疹

丹毒

痘瘡

水痘

白页

痧疹

痧科合璧

徐紹愷

痧症向無專書。故醫治尠有速效。乙巳冬痧疫盛行。族叔祖樂山出痧科合璧一册示余。覆讀數四。窮原究委。洞見癥結。洵治痧之良本也。此書係江西尉仲林蕭山謝永琦慈航道人王仲菴三先生手著。經諸暨萬新甫楊開泰二君編輯。及族高祖洩山公參訂。因未鋟板。流傳不廣。今已校畢謄正。投刊衞生醫報。庶幾公諸同好。俾世之患痧症者。俱可按法施治。共登仁壽之域。即三先生之手澤。不更永縣無窮乎。

富陽徐紹愷幼胎氏謹識

上篇

總論

夫痧出於胃。歸重於肺。原於先天胎毒。與痘相同。但痧屬陽。爲治異耳。其始發也。亦頗傷寒。惟眼赤腮紅。淚常不乾。眼胞微腫。噴嚏流涕。嗽而不止。是其候也。此爲火毒刑金。治宜發表解毒。使火退疹出。點色鮮明。身熱退去。無餘症矣。若色點焦紫。火熱不退。飲食不進。神氣不安。

或作腹痛。或作泄瀉。此火毒亢甚。急用清涼解毒。使火毒解而肺氣清。乃爲吉兆。至於痲後火毒不退。或作喘促。或作泄痢。最爲凶候。何也。以其火毒亢甚。陰血爲之銷鑠也。惟宜養血滋陰。退火潤燥耳。切忌苦寒香燥補氣消陰之劑。倘誤投之。終致不救。今人不知痲後。妄爲餘毒未盡。便以風藥投之。見其作痢。便以香燥枳朴投之。見其不食。即以參朮查芽投之。見其喘促。即以枳殼蔞仁沉香杏仁投之。見其驚搐。即以蠶全麻星投之。是皆燥血之品。使陰血愈虧。陽火愈亢而死者。不可枚舉。殊不知身熱未退。陰血愈虛也。下痢赤血者。陽火爍爍而使陰血下流也。有痰者。火炎金燥而有痰也。不食者。脾虛不食。火炎上燥。喘促者。陰血虛而不能配乎浮陽也。驚搐者。肝血虛。生氣減也。以上諸症。脾虛所致。痘後養陽。痲後養陰。百世祕訣也。疹本陽毒。原不殺人。其所以死者。由表密不開。或風寒外襲。致火毒壅滯於中。消爍眞陰。煎熬臟腑。而使血虧火熾。變症乃生。故熱極表和。易出易沒。色紅而無內症者輕。火鬱不出。肌表乾燥。色帶焦紫。其或有內症者重。又以色紅爲吉。色白爲凶。而無血色者死。故外症之不出。外熱重。爲表密。爲風寒。法宜解散。內熱甚。爲火爍。爲血虛。法當清火滋陰。疹之不沒。乃因火亢。冒風內陷。外必惡風。法當疎解。而繼以養陰可也。疹之驚狂。始爲毒伏。法當解表。次或火亢。法當清熱。終或驚。爲血虛。或狂爲毒陷。泄瀉初屬火毒。終歸血虛。腹痛爲內實熱壅。法當清涼。重則宜下。胸中脹痛。原係表密毒伏。輕則宜汗。重則宜吐。喘嗽始屬表鬱。次則火亢刑金。終乃血虛不能約氣。痞爲火毒未解。熱屬陰虛。諸凡失血。皆因陽火搏金。致陰火流而不守。故痲症之一切治法。不出清熱解表。養血潤燥而已。如荆芥防風蟬蛻葛梗前胡薄荷。皆表藥之類。如黃芩梔子杏仁石羔黃柏生地。皆清熱之類。如元參沙參知母丹皮。皆養陰之類。如川貝麥冬花粉桔梗。皆潤燥之類。獨有積熱之症。初症口乾舌裂。渴而飲水。大便閉。即宜下之。不然。閉而不出。發靑藍斑而死。若其內閉。外又壯熱無汗。身反惡寒。聲喘氣粗。或生靑藍瘢。或如晒黑。或如被杖。是表未和而內症已急。宜雙解之。(方見後)至於淸凉解毒之時。其或內熱便閉。亦宜下之。下之有救陰之義。否則鬱滯而危矣。

知原

痲症者。時行不正之氣也。冬宜寒而反溫。則陽氣早洩。必多溫疫之症。而痲居其一焉。大人小兒皆患之。而小兒居多者。以小兒純陽。胎毒未洩。痲爲陽毒。而內外相感。則易發也。凡疫氣之感人。必從口鼻而入。口入者傷胃。以足陽明經開竅於口也。由鼻入者傷肺。以手太陰經開竅於鼻也。口鼻皆入者。胃肺俱傷。而所入有多寡之分。所傷有輕重之異。大約大人傷胃者。十居四五。傷肺者十居六七。小兒傷肺者。十居八九。傷胃者十居二三。故肺與胃較之。始終之症。肺爲尤甚也。蓋肺爲華蓋之臟。主皮毛而司腠理。又名嬌臟。喜清肅而惡煩熱。疫癘之氣。多傷上焦。百病皆能犯之。而况邪從口鼻入乎。又脾胃主肌肉。痲之發。必自肌肉而及於皮膚。此胃之爲害。亦甚烈也。然心亦有受病者。以心在肺之下。胃之上。肺胃俱傷。心必不能免累矣。况心爲火臟。痲爲火症。又從其類者也。脾亦有受病者。脾胃相表裡。胃邪所感也。肝亦有受病者。乃肺經之邪。傳於所勝也。腎獨無症者。以腎爲陰中之陰也。然在大人腎水太虛者難治。腎水稍虛者。沒後亦宜補腎爲主。總之痲症因氣候之喧熱而成。陽分受邪。皆屬陽症也。

氣血

氣血者。人身之陰陽也。痳家書曰。先動陽分。而後歸於陰經。蓋時行之氣。先傷上焦氣分。邪氣盛則實。故症多飽悶。胸膈不舒。若誤服參芪蒼朮之藥。禍不旋踵矣。若痳能發出於皮膚之外。全賴元氣以送之。倘誤投厚朴青皮枳壳檳榔破氣之藥。致傷元氣。不能傳送於外。而毒反內攻矣。且破氣之藥。其性急速下行。又將其邪直推至下焦。而不能達於上焦。在初服時。或不見其害。至數日之後。變症百出矣。若食積停滯。胸腹悶痛者。可少加行氣之藥以調之。否則不可用也。痳爲天之陽毒。人既感之。則臟腑爲其盤踞。及其發也。則表裡皆熱。臟腑受其煎熬。是陽盛陰虛。血之虛耗可知矣。故痳沒之後。宜用養陰退陽之藥。如元參丹皮生地當歸白芍之類。必不可缺也。若痳發不透。有因血熱而凝滯者。可早用涼血活血之藥。否則不可用也。此痳家氣血之大概也。

標本

經曰。治病必求其本。又曰。急則治標。緩則治本。故痳症發熱頭痛。咳嗽噴嚏。口渴嘔吐泄瀉。甚則煩躁。氣喘鼻煽。唇焦口爛牙疳等症。此標之現於外也。然有本焉。本者何。肺胃二家之火熱是也。時行不正之氣。肺胃受之。受而鬱。鬱而發。其症輕重不同。順逆不一。紛紜錯綜。變態百出。總不外肺胃二經之病。雖有傳心傳脾傳大腸之異。此不過兼症之見。肺胃其本病也。若夫標病。其勢雖急。治之者惟治其本。而其標自平。或七分治本。三分治標。其病自除。此萬世不易之法也。若急而治標。不治其本不可。徒治其本。不兼治標亦不可。倘泥於偏治。則邪必不伏。即或偶伏。其勢必致愈熾而難治。是以急則治標。緩則治本。第可用之於他病。不可用之於治痲也。醫者能知必求其本。略兼其標之意。則治痲已得眞傳矣。『按』口渴嘔吐泄瀉小便赤者必胃熱也。喘急鼻煽亦是胃熱熏蒸於肺故也。經所謂口不和喘出於陽明之上是也。

表裏

痲疹之症。發熱頭痛身痛。咳嗽鼻流清涕。眼淚汪汪。點子現形。潮熱以及感冒風寒等症。此表症也。口渴舌胎。吐瀉便閉。腹痛脹滿。痰壅以及傷食傷冷等症。此裏症也。表症宜用表藥。裏症宜用裏藥。二者不可不詳察也。然痲疹與傷寒不同。傷寒之邪。自表而傳裏。痲疹之邪。自裏而達表。故一二三日之間。卽有裏症。如口渴者。必於發散解毒劑中。（荆芥防風薄荷牛蒡子桔梗蟬退）加清涼止渴之藥。（麥冬花粉酒芩）傷食者加消導之藥。（麥芽山查）有痰者加消痰之藥。（川貝杏仁）小便閉者。加通利之藥。（車前木通）至四五六日之間。尤多裏症。如大便閉者。必於發散透毒劑中。加疎通之藥。（蔞仁卜子）如腹痛脹滿者。加消食調氣解毒之藥。至七八九日之間。疹毒既透之後。所重者惟裏症耳。雖有表症未除。只可略兼數分爲調治之。至於十日之外。則純爲裏症矣（宜白虎湯之類）是以痲疹固有表裏之分。實無內外之異。患傷寒者。表症既愈。邪不傳裡。患痲疹者。裏症未除。表症不愈。書曰。痲疹貴內解。又曰。最忌內實。乃重裏之謂也。且痲疹之毒。見於外者有一分之重。則蓄於內者有二分之危。誠以疫癘之氣。先傷臟腑。已非一日矣。若但知治裏。而不知治裏。漫用溫燥發表之藥。以致肺胃二經之鬰。反爲閉塞。則輕者變重。重者變危。豈不謬哉。

形色

瘢疹之發。斜目視之。隱於皮膚之下。輕手摸之。纍纍肌肉之間。其形細小者。火毒必輕。粗大者火毒必重。發出於皮膚之外者。其毒已透。隱伏於皮膚之內者。其毒未透。其色淡紅滋潤者。輕症也。用藥宜清涼解毒。消食消痰。而兼微表。然大寒之劑。亦非所宜。形如小荳。頭平而闊。黏連而不勻淨。其色紫紅乾燥者。重症也。用藥宜清涼透毒。涼血消痰。而兼微表。切忌溫燥之品。書曰。形小者屬心。大者屬脾。此言未為定論。又曰。色紫者胃傷。色重者胃爛。此言實有明徵。總之起尖細小勻淨。其色淡紅明潤者吉。若形雖細小。而不勻淨。又不起發。其色紅紫而不潤澤者凶。是以瘢疹之色。淡紅明潤者。百無一失。黑暗乾枯者。百無一生也。然形與色。二者俱不可忽。而尤宜詳察其色。蓋外之色或過一分之紅。必內之毒有二分之重也。然色之淡紅者。尚可微表。若誤用大表。則變為深紅紫赤。而毒反內攻矣。如色深紅。即宜清涼解毒。（麥冬酒芩知母石羔）略兼微表。（蟬退牛蒡子）乃可轉重為輕。若誤用溫燥大表之劑。則又變為紫黑焦枯。而惡症百出矣。至紫黑焦枯。大忌發表。何待言哉。余看瘢之形色。比之看痘有十倍之難。茲所論說。乃大略耳。若夫見其始而欲識其終。識其常而欲究其變。則在醫者神而明之耳。

部位

人之一身。上焦為陽。下焦為陰。中焦為陰陽之半。瘢疹者。陽症也。頭面者。陽位也。故瘢疹之出。以頭面多為順症也。書曰。頭面多而勻淨者輕。不出者重。此確論也。蓋頭面既多。則臟腑之毒。已透泄於外。若又勻淨而顆粒分明。則其色必淡紅滋潤。不特受毒輕淺。抑且氣血未傷。不必多藥而自愈也。如身體多而頭面反少。則陽毒不能盡發於外。點子雖能潮發。亦必多藥而後愈。如頭面全無。則火毒伏於臟腑。身上點子。又將收沒。必致變端百出。欲知內解之法。惟白虎湯（方見後）尚可以救。若見其面上不出。竟用大表之劑。則變重爲危。雖有扁鵲。不可回生矣。

咽喉者。肺之出入門戶也。貴乎多寡勻稱。淡紅明潤者吉。如身面俱多。而咽喉獨不出者。乃肺竅閉塞之症。必有鼻煽痰喘之變。亦重症也。速爲開竅（桔梗木通）消痰。清涼解毒。庶可轉重爲輕。如喉間比身更加稠密。重重疊疊。不分顆粒。其色紅紫乾燥者。名曰鎖項。乃天地疫癘之氣。盡歸於肺也。必致聲啞。欲言不能。死在旦夕。危急之症也。速爲救治。或亦有生。宜用射干山荳根。勿使鎖喉爲要。

胸與背。肺之部位也。亦貴多寡勻稱。淡紅明潤者爲吉。他處皆有點子現形。而胸背獨無。乃肺竅不通。火毒不泄。數日之內。必有變症。必開肺竅。清火消痰。毒可內解也。如胸背成片黏連紅紫乾燥者。乃肺火盛。肺葉焦。氣喘鼻煽。狂嗽等症。所不免矣。速爲清火消痰潤燥。庶可救也。至於腰腹之間。點子宜少不宜多。惟貴紅潤起發爲要也。

手足屬脾。脾者。胃之臟也。手足屬陽。亦貴多而勻稱。且手居上焦。足居下焦。故手多而足少者。亦爲順也。是以痳症現形。自上而下者爲順。自下而上者爲逆。上多於下者吉。下多於上者凶。此一定之準繩也。然始起發熱。二三五日之間。未出將出之際。則耳後脇下。先現形者居多。凡欲審察痳症者。從此二處細細詳視。此又看法之一端也。

痲子要領

或有問於余曰。痘痲之發。其發同時。幷人人皆有此患。豈天道乎。抑出於人之何臟何腑乎。余應之曰。痘之發也。因天行時氣。由父母胎毒。此痘本於五臟先天之症也。痲之發也。亦因天行時氣。與傷寒相似。卽所謂發癍傷寒是也。蓋人自受形以後。胎毒輕。其發也輕。胎毒重。其發也重。人人有胎毒。故痘痲人皆不能免。但痘可擇苗而種。茲不具論。痲之發也。身熱而赤咳嗽。耳後筋紅。睛水淋漓。總要發表升散爲主。故痲之發也。本於胃腑。傳於肺家。與肝腎無涉。亦有用川連而得效者。以諸火皆通於心故也。起初用發散之藥。如升麻葛根前胡桔梗荆芥防風蟬蛻牛蒡子連翹甘草之類。此初解和平之劑也。切不可用羌活。羌活性燥。切不可用柴胡。柴胡乃少陽膽經之藥。痲從肺胃兩經而發。與肝膽無涉。若用柴胡。將胃火引入少陽。痲後不無目疾。所謂引邪入經也。山查枳殼麥芽。此三味痲中必用之藥。且山查枳殼。能治小兒乳疳。其見點一二日間不驟用者。以山查枳殼麥芽。其味酸歛故也。痲子以發表升散出透爲主。若出至脚下。斷用山查枳殼麥芽等味。書曰。寒涼過盛。未免有冰伏之患。故黃芩石膏。不用於見點之初。而用於將齊之際。以清肺胃之火。使無後患。經曰。胃火不淸。則發而爲牙疳口爛。目痛目赤。肺火不淸。則熱入大腸。流而爲泄瀉下痢。故痲後之病。皆由於痲前治之不得其法故也。

察症

痲之爲症。本肺胃蘊結熱毒。先動陽氣。後歸陰經。發必太多。血分煎熬。故多血耗。治法宜緩。不宜急也。始宜發散。內託已形。然後淸涼益陰。又當分肺胃各部。及有上下之分。此不易之法也。看症須要遍身上下。口舌鼻。大小便。參合詳察明確。方可立方。不然。失之毫釐。謬之千里矣。

總歌

痘屬陰經痳屬陽。因而肺胃先受傷。是痳咳嗽連聲急。藥宜疎散莫寒涼。 痘愛稀疎痳要多。出多毒透後無憂。如不透時重發散。過期不透莫蹉跎。 內熱發散宜清涼。外邪痳藥總一方。滋潤藥性痳所宜。辛燥之品須謹防。痳後調理最爲難。身避風寒口忘鹹。生冷油膩鹽酸物。飴味無飱得早安。

痳前三大閉症

分風閉火閉食閉三症。

一曰風閉。寒毛豎立。點子隱於皮膚之中。治宜三拗湯（麻黃石膏杏仁）以大發之。佐以升提透肌等藥。發出則生。發不出則死。

風閉症方

麻黃五分蜜炙 石膏五錢 杏仁二錢 荆芥 防風 葛根 前胡各一錢 蟬蛻八分 桔梗 連翹各錢半 生草八分 又有單用三拗湯。加葱白燈心水煎。若虛人而患風閉。人參與麻黃並用。亦能大發痳子。不可泥痳無補法。蓋不得已而用之也。

二曰火閉。傷寒書曰。舌胎白。則知其丹田有熱。丹田與胃氣相通。故胎白口臭。此胃火也。胃火不清。點之難出。出亦糢糊。心火不清。舌尖必紅。急用石膏川連以清其火。庶可救其萬一。稍緩也。則死矣。

火閉症方

石膏五錢 川連八分 荆芥 防風 葛根 前胡 桔梗各一錢 牛蒡子三錢 蟬蛻八分 連翹一錢

甘草八分

右方加竹葉燈心。水煎服。

食閉症方

三日食閉。口乾舌燥。身熱氣粗。胸滿食積。手不可按。按之極痛。蓋因食塡中宮。痳出不快。急用大黃以通之。仍佐以發散消食之藥。則出者可治。不出者死。

大黃一錢　栝蔞仁　萊菔子　桔梗　穀芽各二錢　荆芥　防風　葛根　前胡各錢半　薄荷五分　蟬蛻八分　連翹二錢　牛蒡子三錢　生甘草八分

痳子按日八法

「按」此八法須要循序漸進。不可顚倒失次。

痳子初起表藥方

荆芥　防風俱二錢　蘇葉　薄荷各五分　葛根　前胡　連翹各錢半　西河柳　桔梗俱三錢　生甘草六分

右方加葱白三根。水煎服。如天寒時。荆芥前胡不宜多用。連翹不宜驟用。恐清涼難出。

痳子見點一日方

荆芥　防風　葛根　前胡各一錢　桔梗　連翹　牛蒡子二錢　蟬蛻　生草各八分　加燈心水煎服。

右方有食用穀芽。點子不透用升麻。隱於皮膚用麻黃。如舌胎白。牙齒黑。有口氣。斷用石膏以清胃火。痲子自然出透。切不可因石膏寒胃而不用。若見舌胎白。反以爲寒。不能放胆用石羔。致胃火不清。不但痲子出不快。當時就有鼻煽氣粗胸滿之患。日後又有牙疳口爛目痛目赤之害。總之胃火不清。胃火上熾於口牙。牙爲胃之所屬也。又胃上熾於目。胃之脈起於目內眥。此胃火尋到本經來也。凡富貴之子。肥甘多食。一見胎白而有口氣。須重用石膏。若貧賤子弟。不吃甘甜之物。胃火到牙牙不受。到目目不納。故胃火無從發洩。直上頭頂。紅腫高起寸許。醫治月餘不效。竟成危症。總是胃火不清。仍重用石膏。合荊芥防風清火散毒之葯。再加鹿角屑。蓋頭爲諸陽之首。鹿之所重者角。直致顚頂。故用三帖而效。

痲子見點二日方

桔梗　銀花各二錢　前胡　薄荷各一錢　牛蒡子三錢　連翹　查肉各錢半　蟬蛻　生草各八分　加燈心。水煎服。

右方如出不明顯。不用查肉亦可。點子不透。仍用升麻。隱於皮膚。仍用麻黃。二味宜輕。不宜太重。點子焦黑乾枯。當用紫草紅花梔子。舌胎白。加石羔。舌尖紅。加川連。舌胎黃厚。加枳殼萊菔子。氣喘鼻煽。用兜鈴葶藶子。有痰加花粉杏仁貝母。

痲子見點三日方

桔梗　前胡各錢半　牛蒡子　殭蠶各二錢　元參　知母　穀芽各一錢　根生地　山查各三錢　蟬蛻

酒芩　生草俱八分。

右方如嗽。加蜜炙枇杷葉三張（去毛）。舌胎白。仍用石膏。加炒糯米拌。蓋石膏寒胃。糯米煖胃。用以相濟。又有用石膏兼用升麻者。取其升陽發散之意。舌紅或舌尖紅。仍用川連梔子。氣粗加兜鈴桑白皮。餘同前法。『按』山查枳殼麥芽黃芩等味。初起大忌。出之脚齊。方可用。

痲子見點四日方

生地　牛蒡子　石斛各二錢　桔梗　前胡　桑皮　元參各錢半　蟬蛻　甘草各八分　加燈心水煎服。

右方舌胎如乳花。浮於水面。兼紅黃。此毒盛也。須重用川連。舌胎黃厚滋潤。是有食積。可用消導之藥。見皮膚燥。可用酒炒大黃。餘同前法。

痲子見點五日方

生地　梔子　牛蒡子　殭蠶各二錢　元參　麥冬　桑皮　石斛各錢半　桔梗　前胡　蟬衣　甘草各八分

右方看症加減。悉同前法。

痲子見點六日方　三十年前。凡出痲子。子午兩潮。近至出痲。有六七日不消。身體壯熱。竟如發斑傷寒。其故有二。一因火毒未淨。一因表裡未清。今定一方。開載於後。

桔梗　前胡　知母　元參　連翹各錢半　生地　牛蒡子　黑山梔　殭蠶各二錢　蟬蛻　生草各八分

右方或用山查枳殼。或只用麥芽。看症加減。悉同前法。

痲子消沒方　痲前以發散出透為主。痲後以滋陰養血為主。今特詳示開明。學者須當留心也。

生地　丹皮　地骨　桑皮　川貝　知母　麥冬　元參　石斛各等分　甘草八分蜜炙

右方如血虛加當歸白芍。嗽加北沙參天花粉。有食積加栝蔞仁萊菔子。其餘看症加減。悉同前法。

『按』小兒用藥與大人不同。凡五六歲以上者。藥當減半。二三歲往來者。三分之一可也。

▲附治喉症良方

生地五錢　元參四錢　麥冬三錢　象貝　丹皮各二錢　白芍二錢　薄荷一錢　甘草八分

痲症七十九種治法

(一)避風寒　風寒本是外來。固宜謹避。如感冒風寒。則皮膚乾燥。腠理閉塞。以致難治。初熱即宜避之。痲必易出。倘出時不避。使出而復沒。毒積於內。後變無窮。沒後仍宜避忌。否則餘毒難盡。致延日久。多變危症。

(二)忌食物　辛辣燥熱之物。患痲者大都嗜好也。痲本屬火。火伏於內。得辛辣熱物而痰火漸開。故多喜食。宜速忌之。庶無後悔。如或姑息不禁。則痰火益盛。致痲紫黑變色。或二便閉結。或血痢脫肛。或牙疳口爛。或唇口裂破。或喉中痰聲齁䶎。或七竅出血。或大熱不已。致胃火益盛。而飲食即吐不能下者。皆為逆候。如乳孩。母亦當忌。至於酸物。性最收斂。更不可食。

(三)忌生冷有時　痲症發熱必口渴。迫欲飲水。雖曰火候。飲冷無妨。然亦有時。但於未出之先。不宜生冷。此時惟欲透表。冷則毛竅閉塞。只宜溫煖。待其透表之後。無忌生冷。如西瓜梨藕荸薺可食。桃李柑蔗大忌。

（四）乾渴　小兒唇紅如丹。是欲發渴也。皆因內熱所致。必當審其虛實。若二便閉塞。內熱已甚。宜用清涼之劑。若二便清利。唇口淡而渴。必先過食寒涼。致中氣虛而渴也。急宜調補中氣。若腹脹不食。是爲敗症。

（五）熱有遠近　痲症發熱。不比痘症。痘症不過三日即止。痲症近五六日。遠七八日。或半月者。又忽寒忽熱。至於經日不退是也。然始熱之時。必見外症。宜詳察之。

（六）壯熱　壯熱者。經日不退是也。若初發大熱。直至出時而不微涼。其症必重。急服和解疏託之劑。沒後熱不退。更爲不宜。亦當和解以免後患。

（七）乍熱　乍熱者。謂數日之間。子發而午涼。朝發而夕止也。未出之先見之。毒乃盡透。痲症必輕。宜疏託之即安。亦有因大病之後。中氣虛者。宜臨症施治。沒後及未沒時見之。皆爲毒氣未盡。急宜清涼分利可也。或因他故所致。其人本症悉除。飲食如常。或犯風寒。或傷飲食。亦當隨症施治。

（八）微熱　微熱者。謂輕而不壯也。初出將出之時。熱不可輕。輕則表必不透。急用疏託之劑。未沒及沒時見之。此毒輕而盡出也。不須服藥。

（九）不熱　不熱者。謂身體四肢寒涼也。未出之時。則爲逆候。出盡幷沒後。是毒淨也。不須服藥。

(十)潮熱　一日至晚。一夜至朝。如潮信之不爽也。初出必無此症。須待出盡幷沒後有之。此因氣血虛甚而作。宜益陰退陽。方爲上吉。

(十一)復熱　復熱者。謂沒後熱退身凉。過三五日復熱是也。多因餘毒復作。治宜疏解爲上。若用涼燥之劑。則不治矣。

(十二)咳甚　咳甚者。謂乾渴連聲不斷也。由火旺刑金。肺氣益逆。痲症先時喜咳甚。咳甚則毛竅易開。痲易透發。咳微則腠理難開。痲亦難見。先時宜多咳爲是。沒後以不咳爲佳。若沒後咳甚。宜清肺消痰降火爲要。

(十三)少咳　初起少咳。則痲不出。當於發散藥中。加半夏二三分。以助其咳。痲方易出。沒後以少咳爲佳。法宜清肺降火。

(十四)不咳　發熱一二日至四五日。不見咳。不爲痲症。正出之時。若無連聲乾咳。必難透表。治法同前。已出之後不咳。爲肺淸自愈。

(十五)微汗　初出與未沒之時。俱宜微汗。汗則皮膚通暢。腠理開豁。而毒易透。若見微汗。再不宜過服升發之劑。否則禍生不測。

(十六)大汗　汗多有二因。一因衣被厚而發。一因大用升發之劑而發。皆不宜也。恐汗多亡陽。輕者變重。重者多致不救。有等隱暗不透壞症。當以權法。大用升發之劑。使毒從汗解。然不可不知。若頭有汗而四肢無汗。雖肌竅通暢。實是火毒攻冲上焦。急宜清涼解毒。

(十七)無汗　痲症無汗。多因感冒風寒。以致皮膚乾燥。毛竅不開。而疹難出。多成內攻之症。或腹脹痰鳴發喘。夏秋之時。宜微升發。春冬之際。重以疏託。但得渾身常有微汗。使腠理潤澤。而疹易出。又有一等熱火伏而無汗。皮膚不潤。必致唇口裂破。二便閉結。昏沉壯熱。或身體脹痛。多發喘促鼻煽痰鳴。無分遲早。急用寒涼降火清潤之劑。佐以升發。否則變爲壞症。故自始至終。必以有汗爲主。若終無汗。使沒後多生餘症。急宜發表爲要。

(十八)不透表　痲出不能透表。有因風寒所閉。有因內熱不清。或未行疏託之劑。以致皮膚乾燥。毛竅不開。當以疏託爲主。有因火毒內伏。而不能透表者。則黏地顆粒。混成一塊。而色紅紫。急宜清解之中。佐以升發可也。若因中氣虛弱而不透表者。皮膚不燥。唇口雖紅而色淡。此等症候。亦宜疏託之中。佐以調補中氣。若渾身痲疹。隱於皮膚之中。似有出意而不能透者。古人云。隱暗之痲症必凶。又有一等胸腹腰背燦處見數粒。頭面全無者。此等隱暗。與前不同。須用清涼升發之劑。後必纏綿日久。謹慎可保。若混成一塊。而火毒亢甚。或氣爲毒所蝕。而平塌不起。血爲火所涸。而反浮赤色。宜用三拗湯爲主(方詳風閉)其餘隨症施治。

(十九)表盡透　毒盡表透。後必無患。見點頭紅活尖聳離肉收根勻稱是也。又有紅點細尖。而離肉收根。亦爲盡透。又有一種匾潤紅腫。大塊之上。起有小粒。或見大塊離地。又有一等發成小塊。狀如風

中国近现代中医药期刊续编·第一辑

餅○匾横紅腫○但顆粒不尖○此二者雖是透表○其中必有伏毒○後必變症○不可認為盡透而無慮也○須臨時細察之○『按』治痲之法○以透表為主○無論前後○如桔梗前胡蟬退牛蒡子等味○決不可少○他如麻黄升麻羚羊角西角芥子蘇子等味○反以不用為是○蓋麻黄發表力猛○恐小兒質弱不勝○除三拗湯外不宜輕投○升麻主升○惟倒出與點子不透者宜之○氣喘鼻煽者大忌○至於羚羊雖能解毒○獨入厥陰一經○能伐生生之氣○西角其性大寒○非大熱者不可輕服○若用芥子疏痰○蘇子降氣○則大誤矣○慎之慎之○

(二十)發不出

痲發不出○變症無窮○如發熱咳嗽○渾身拘急○腹痛頭疼○有汗脈數○而似傷寒感冒○未見紅點○難以辨認○然痲症發熱○乾咳連聲○目白多紅○嘔惡大便溏泄○此痲候也○如乾嘔咳嗽○腹中脹痛○此痲毒不能發出○急用大升發散一二帖託之○必以發出為佳○若發後仍不出○變為悶症○痲毒內攻○必致不救○

(二一)鼻乾

鼻乾無涕○乃肺臟熱極○閉塞不通也○初熱未出得此○其症必重○已出大熱至於無涕者○此亦重症○或暫有暫無者○雖重可救○又有外被乾結○塞而無涕者○去其鼻眵○內有濃涕流出○雖重可救○若全無涕○此為重症○急用皂莢末吹入鼻中○有嚏可治○無嚏不治○如鼻乾無涕○鼻竅又無塞○須詳細察之○不待透表○用川連可也○『按』凡疹出二三日○必兩鼻俱乾○待收沒之後○看毒氣輕者清涕即來○若清涕來遲不思飲食者○須要清肺解毒○必俟涕出方不用藥○

(二一二)鼻通多涕　鼻通多涕。肺氣潤也。痲之爲症。但得肺氣和平而無阻塞者順也。初熱直至出時多涕。乃爲吉兆。沒後亦宜多涕。否則難治。今云多涕。謂涕濃厚而常有。非謂得淸水而暫見也。痲愈月後而涕多者。謂之鼻淵。此因肺熱生濕。治用蒼耳酒芩白芷辛夷防風石膏等味。

(二一三)噴嚏　噴嚏。卽建噴鼓鼻也。因邪熱已解。肺氣全通也。初熱未出之間。若常時噴嚏。必是外感。可散其毒。雖凶可保無虞。正出之時得此。其症必輕。將沒之候有此。其毒盡解。必無後患。

(二一四)陽部多　痲乃肺胃所主。多屬於火。先動陽分。故一身之中。陽部宜多。何謂陽部。頭爲六陽之首。面爲陽中之陽。背爲太陽。四肢外面爲陽。但得陽部多而透表。必無後患。若陽部反少。或不能透表。陰部反勝。必有後患。宜先防之。『按』陽部反少。表必不透。重用蟬退牛蒡子透肌爲主。

(二一五)陰部多　疹症先動陽分。而後歸於陰經。故陰部宜少而不宜多。何謂陰部。胸爲陰中之陰。四肢內向者爲陰。腰亦爲陰。但陰部宜少。而陽部宜多。或陽部透表。而陰部不能盡透。此爲順候。反此則爲險症。若二部俱多。此毒重也。二部俱少。此毒輕也。不在前例。不必服藥。(與前陽部多合參)

(二一六)紫黑色　痲色紫黑。內熱極矣。但得光活潤澤。顆粒尖聳者可治。急宜淸涼解毒。佐以消痰定喘。若紫黑枯燥平塌。必難治也。後變多凶。又有一種見煖則和活。不煖則枯燥。此因風寒所折。須要涼解。不可大罨。以煖爲式。

(二一七)鮮紅色　痲色朔紅。內必有熱。若得顆粒離肉。其症猶輕。如顆粒低塌不起。其症必重。急宜淸涼瀉火爲要。

(二八)淡紅色　肺胃毒輕。故色淡紅。再得尖聳離肉。此爲上吉。不須服藥。若點低色暗。必因寒風內折。宜用疏散之劑。又有一等初出之時。顆粒不高。色帶淡紅。口燥唇赤。此因火伏於內。急用寒涼瀉火之藥。佐以疏託。否則變爲紫黑難治也。

(二九)顆粒焦燥　痲得透表。而粒頭焦燥者。無分紅淡。皆爲熱極。又有一等身發小疥。而頂焦似痲。此非痲症。宜詳察之。如果痲粒頂焦。急用淸肺涼胃。分利小水之劑。若大便閉者。宜於淸涼藥中。佐以血藥潤之。若潤而不通。方用大黃以瀉之。倘若失治。恐變紫黑。多致不救。

(三十)粒紅膚白　此乃肺胃毒輕。大吉之兆也。又有一等因毒從血化而致者。因毒從汗化而致者。俱勿藥。但宜保護可也。

(三一)色白如膚　痲初出時。其色如皮膚一樣。但見顆粒高腫者。此因表虛所致。宜調理溫煖。勿使感冒風寒。過一二日。自然紅活。古云。白痲溫煖變成紅。又有一等正出之間。被風寒所侵。致白如皮膚者。必見毛竅聳然。當用疏散之劑。解散風寒。方得紅活。如不善治。致毒難盡。變症多端。必致不救。(此條須服藥之外。用葱擦之後或葫荽子酒噴擦之亦可。)

(三二)雲頭片　痲出如雲頭大片。其症有二。調治則一。有一片紅腫而微離肉者。有一樣紅腫。大片之中。見小紅點現爲片上者。皆因火毒熱甚所致。又當分別外症。急用寒涼瀉火淸解分利之劑。愼勿遲誤日久。變成危症。

(三三)發斑屑　此乃氣分不足。血分有餘也。疹之力足。火與血煎熬。血多虛耗。陽氣多旺。何得有此。若發熱初出之時。皮膚上覺有紅斑。細小如針頭樣。此實非斑。乃風寒所折。宜疏散之中。加清涼藥二三味。其斑自退。切弗認作眞斑。而用紫草紅花石膏等味。以致水瀉不止。元氣下陷。邪不發出而死。或曰。痲出成朵如綿紋者爲斑。蓋因胃熱失下。衝入少陽。熱留於肌成斑。細點如蚊咬者爲疹。亦因胃熱失下。衝入少陰。助君火而成疹。二者宜細辨之。既因胃熱失下。則下之不可緩。又有赤黑藍斑。赤者猶可涼血解毒。黑藍之斑不治。

(三四)嘔吐　嘔吐之症。脾胃所司。非有損傷。則不吐也。今痲症有此。是胃中火毒不能發洩。致傷胃氣故也。初熱得此。因內熱上冲。藥宜疏託。若已出見此。爲毒未盡。當於清解中加疏散可也。沒後仍有此症。是餘毒留於胃中。急宜清涼和胃。佐以清利小水。如熱在胃口。可用竹茹姜汁炒川連。或加米仁山藥亦可。

(三五)水瀉　色黃而有沫。小便黃赤。口乾舌燥。皆因肺胃熱極所致。如初熱未出時見之。則火毒得洩爲吉。但瀉不宜久。久則脾虛下陷。多致痲難透發。後恐變症。沒後見之。恐變痢疾。或下紫黑之血。初沒得此。只宜三五七次。不宜太多。若久不止。治宜清涼利水。佐以升提元氣之劑。

(三六)糞溏　痲本胃火。多主溏洩。不可以常病例之。若大便堅閉。火毒益盛。疹出必險。故糞溏爲正候也。故初出正出之時。雖溏無慮。沒後見之。宜用四苓散(方詳後)加滑石木通甘草治之可也。

(三七)吐蛔　此症多見於正沒已沒之候。蓋因胃火熱甚。飲食少進。蟲失所養。故望上而出。多則十餘條。少則二三條。然不宜多。多則有礙。若初熱之時。未見痲。先見蟲。是謂胃氣盡散。將出時見之。則因胃中有熱。膈上有痰。而不能容故也。總之因失養而上出者。能食即止。惟胃氣虛散者。必不能食。痲症見此。斷宜調補脾胃爲主。

(三八)下蟲　此症多見於沒後。蓋因胃火盛而少食。故蟲不能容。而向下出也。蟲以下行爲順。非比上出。不藥自愈。

(三九)下身冷　此非比疫症。以頭溫足冷。作逆論也。痲之足冷。有順有逆。蓋痲症以上焦爲主。發熱必自上而下。上身先熱。上身之痲先出。其後下身亦熱。下身之痲亦出。所謂順候。後必無患。若已出正出之時。上下身俱宜不冷爲妙。冷則爲逆。若雙足如冰。是爲危候不治。

(四十)易沒　痲之易沒。必宜初出之時。頭聳粒尖。淡紅潤澤。其毒輕而肌表易透也。又有火毒壅盛。而清解得宜。則肺胃毒退。故易沒不妨。然易沒之痲。必須三四日後。從上而下。由表而裏。漸漸退沒。神清氣爽。熱退身涼。此眞易沒也。若感冒風寒。或誤投涼藥酸味。一時盡沒無痕影者。變在頃刻。宜以消毒飲(方詳後)爲主。發出者生。發不出者死。

(四一)難沒　痲之難沒。多屬於熱。自見點至五六七日不沒者。爲難沒也。肌表必然壯熱。宜用解肌涼血之劑。佐以利水。必使肌膚清凉。痲沒方可。若不見紅點。惟見紅片。膚平不高。此沒而不盡也。宜微解表。若內熱未除。多致不能盡沒。宜清內熱爲急。又有感冒風寒而不沒。食積內壅而不沒。風寒宜表。食積宜下。表裏邪清。而痲自易消沒也。

(四二)早沒　早沒之狀。未經三日。或半日。而盡沒。絕無痕影點粒。或肌上只有紅影。不見痲點。此其因有四。一因正出未透。而感冒風寒。一因誤食葷腥油膩。以致肺氣不通。毛竅閉塞。一因大病後中氣虛弱。一因泄瀉不止。以致中氣虛弱。此四者皆能使痲隱伏而早沒。但風寒宜表。食積宜下。或於疏託中加山查穀芽神麯亦可。惟中氣虛弱者。宜調中而疏託。或因火毒未盡。當微開門戶。以用清毒之劑。遲則致毒內攻臟腑。敗壞不治者多也。『按』未經三日而沒。喘急煩悶。治以三拗湯爲主。

(四三)沉睡　痲屬於火。安靜沉睡者爲吉兆。然當分時候。若發熱初出之時。沉睡不醒。爲火鬱於內。未得發揚於外。恐變症無窮。故此時以常醒爲佳。若正沒沒後。沉睡少醒。爲伏火退去。乃上吉也。否則火毒內攻。不能睡矣。又有一種昏昏而睡。不知人事。揑其頰車合谷而不醒者。又有似睡而不睡者。皆爲昏睡。多難治也。宜因外症施治可也。

(四四)眼閉　痲症眼閉。多見於未沒正沒之時。皆因脾火旺盛所致。此非面目腫閉。謂外不腫而目自閉也。治宜清上焦之熱。以利水退火。而目自開矣。

(四五)口瘡　此乃心脾火盛。壅於上焦。多見於正沒沒後之時。皆因餘毒未盡。熱留上焦。大便必閉。

小便必赤。治宜清利心脾之火。兼潤大腸。使大腸清潤。水道通利。口瘡自愈。或外用清金散（方未詳）搽之。至於乳母。亦當忌口服藥。使乳汁清涼。

（四六）牙疳　牙疳之症。上下齒根必腐爛。此陽明火毒。留而不清。上冲所致也。非比口瘡滿口而牙無患也。此症最重。宜用清胃涼血之藥。佐以潤腸。外用敷葯方治之。遲則必危矣。（方用蛔蟲數條。竹刀破開。瓦上焙燥。加入中白研末敷之。再用石膏泡茶飲之。立愈。）

（四七）咽痛　咽痛之症。多因火壅上焦所致。痲症見之無妨。然亦不可太過。蓋咽喉爲水穀之關。亦當速治。無使絕食。

（四八）唇口破裂　此乃心脾火盛上冲。其色必深紅紫黑。然治當分首尾。初熱得此。其色必赤。因火毒未解。宜疎託之中。加以寒涼瀉火之劑。必使火退色活方可。其紫黑焦枯而色不活者不治。若已出而得此症候。謂心脾二經俱壞。法在不治。沒後見之亦危。

（四九）舌胎　舌乃心苗。痲本火症。火屬於心。故舌有胎。胎有黃白黑三種。白者微熱。黃者雖重可醫。黑胎心絕難治。此無分始末。不過清熱疎利而已。

（五十）唇燥　此症多屬於脾熱。脾熱有二。一則唇白而燥。其熱尚微。一則唇赤而燥。其熱極重。更有帶紫黑而燥者。其熱更甚。宜用清熱分利之劑。

（五一）衄血　此內熱已甚。邪火沸騰。血從火升。是以從肺而上。溢於鼻者名曰衄血。且痲本於肺胃。

故未出之先得之。爲毒從血解。非錯經妄行之比。不可遏止。但不宜久。至出盡沒後。仍有此症。當於淸肺藥中。佐以涼血之劑。使火退而衄卽止。如口中出血。服涼藥不止者。惟用發表之藥。使邪從汗解。血卽止矣。徒用涼藥無益也。

(五二)鼻煽　此肺氣將絕也。再得痰喘喉鳴。則火毒內結亢甚。必不可治。若咽無痰喘。而精神如故。十救四五。治以淸肺消痰爲主。否則難救。

(五三)齁鮯　痲症本屬肺胃。喉中齁鮯而鳴。此痰火內結。不能起發所致。宜淸肺消痰降火爲主。十救一二。若沒後見之。爲火毒傳裡。多難解釋。宜防未然。『按』此條不論輕重。須用射干山豆根桑白皮等味。至於蘇子。決不可用。

(五四)腹痛　腹之疼痛。因毒內作而不能透表。治之之法。難以一定。若見初出正出之時。爲毒不能盡透。治以疏託。發出卽止。若見正沒之候。爲外邪未盡。而復入於裏。治法有二。如正沒而未盡沒。治宜疏託。佐以淸解。使邪出而痛止。如全沒而無形影。治宜淸涼解毒。佐以散風寒少許。使毒內消而痛自止。然細微處以意度加減可也。『按』此條不論初中末。蟬退一味須當重用。若因食塡中焦而腹痛者。當以消積爲主。

(五五)發喘　此症多屬痰火。必致胸脅高起。開口而作。當分虛實施治。虛者難治。實者易調。若大便溏泄。小便淸利。唇白身不甚熱。皆爲虛症。總要用藥。不過兜鈴桔梗花粉之類。亦難取效。如大便堅實。小便赤濇。大熱不退。治宜桔梗兜鈴枳殼瓜蔞仁杏仁桑白皮連翹黃芩之類。此症多在大便上辨之。醫者宜留心細察也。或曰。虛者氣之出入。難以接續。子午不交。元海無根。根本脫離。凡大病之後。多有此症。所以難治。實者喉內痰鳴。喘息擡肩。風火痰上逆肺經。宜清肺滌痰而喘自定也。

(五六)咬牙　痘症咬牙。有寒熱之分。而痲症咬牙。多屬於熱。此因陽陷於陰故也。故多發渴。而手足俱熱。喜食冷物。治宜降火爲主。若過食熱物湯水。則辛辣太過。必至下血。喉中作痛。痰喘而死。石膏一味。總爲要藥。

(五七)口臭　口臭不堪聞。乃是胃爛死症也。或原有口臭者。不在此例。宜細察之。當服清肺涼胃之藥。庶免胃火之患。或重用石膏亦可。

(五八)吐痰　此症有二。有吐出如絲者。有吐出成塊者。皆肺胃之火。久積而作也。俱宜清肺消痰降火爲主。切不可用半夏南星辛燥之品。

(五九)吐沫　口吐清涎而有白沫者。此胃火旺盛也。治宜降火爲主。

(六十)發搐　痲症發搐。非比痘症。若喉中無痰。非眞搐也。當分時候論吉凶。如見發出未盡透之時。是謂無害反吉。治宜疏託。佐以清涼。若見已出沒後。俱爲不治。法宜消痰清上焦之火。兼利小便可也。

(六一)氣促　氣促屬肺。乃肺熱不清所致。然治當分時候。若見正出未出之時。藥宜疏託。若正沒之後。又宜降火及瀉肺氣之劑。有痰加消痰之藥。

(六二)下痢　邪火鬱於臟腑。迫血下行而作痢也。初起宜疏託瀉火。沒後當涼血解毒行滯。有食積者。宜用消食之藥。若所下之物。紫黑如雞膿。屋漏水。雞肝色。黑荳汁之類。或氣喘煩躁。不食發嘔。俱爲不治。宜白虎湯(方詳後)加減治之可也。

(六三)譫語狂言　此因邪熱壅滯。當分時候施治。若發熱未出之時。是邪毒在內。未得透表。藥宜疏託。佐以清涼分利。使痲盡出而症自愈。若見於已出正沒之後。宜清涼解毒。佐以分利而兼涼血。使火退毒消。前症自除。

(六四)身體如冰　痲症屬火。身體手足。俱宜溫煖。今反冰冷。必是逆候。若初出正出之時見之。則毒不能盡透。反漸沒隱伏。若正沒之後有此。皆是脾胃敗壞。氣血大虛。陰陽全無。死在頃刻矣。

(六五)胎痲　此乃月內小兒。纔熱卽出。出而隨沒。亦因風寒所致。治宜疏託涼解之劑。至於痲出難沒。亦由風寒壅盛。或水侵太早。速宜疏託涼解。此雖胎痲。亦當避忌。

(六六)眼眶紅爛常淚　此因正沒及沒後。不避風寒。或因烟霧所侵。故目赤爛弦而常流淚。法當疏風散寒。若延久不治。而成終身之患矣。

(六七)眼光如水　此乃肺胃火熱所致。痲症初熱未發時。必有此症。方爲正候。不必服藥。

(六八)眼多淚　此乃肝脾火盛。無分前後兼症。總以清降肝脾之火爲主。

（六九）白珠紅赤　白珠屬肺。痲症亦屬肺經。初熱未出之時。宜有紅赤。如正沒之後。尙不退盡。宜瀉肺火爲主。更以風藥佐之。或用小青草雷丸。蒸猪肝食之亦可。

（七十）胸高　此因肺胃熱甚而脹起。多見於正沒之時。若沒後有此。則肺壞不治。

（七一）大便閉　痲屬肺經。肺與大腸相表裏。故火毒結於大腸而閉也。但痲症大便宜滑。今反閉而不通。不拘前後日期。治宜清涼通潤之劑。若初起大便閉實。痲必難出。宜微潤之。不可通利。正沒及沒後有此。亦必通利也。如大黃枳殼瓜蔞仁萊菔子等味。決不可少。

（七二）小便赤濇　此由裡熱所致。初熱正出之時。是其正候。若見於正沒之後。必內有熱毒未淨。宜用行便利水之劑。若仍不通。必因大便閉久。速通大便。則小便自清矣。

（七三）不食　痲症多有不食。乃胃中火邪熱甚故也。若見初出正出之候。宜消散內毒。自能食矣。若沒後不食。仍是胃中熱毒不消。急宜清胃爲主。但痲症雖半月不食無妨。不可强與之食。愼之。然有脾胃虛寒者。宜調補脾胃爲是。

（七四）痲痒　此症多見於沒後。因見風落水太早所致。蓋沐浴須一月之後。用荆芥防風艾葉金銀花夏枯草生甘草。煎湯洗之。有一種痒多紫紅者。用涼血疏風解毒之劑。

（七五）懷孕　痲症屬火。裏必有熱。未出正出之時。宜疏託之中。加以清涼。正沒與沒後。當觀色之深淺。察熱之輕重。而用涼劑。佐以疏託。切勿用實脾行氣之藥。以致墮胎生變。金鏡錄云。孕婦出痲。宜四物湯。(方詳後)加條芩艾葉。安胎清熱爲主。如胎上冲。用苧麻根艾葉煎湯。磨生檳榔冲服之。則胎不動而痲自愈矣。若痲症正出之時。不進飲食。但得痲色淡紅潤澤。亦無害也。痲退不食者。用四物湯。加神麯砂仁二三帖。自能食矣。

(七六)產後　產後氣血大虧。當大補氣血爲主。然遇痲症。又不可驟用補劑。如發熱之初。不嫌疏散發表。宜用升痲葛根湯。(方詳後)加桔梗紫蘇。以發其汗。不可因產後怕汗而不表。蓋汗出而痲亦出矣。

(七七)升發　痲症用藥。惟用升發之劑爲先。其寒涼解毒之藥。須分先後。若初熱正發之時。切不可用。正沒之後。則宜清涼解毒之劑。使火毒泄而痲無後患矣。

(七八)調養當分天時　古云。罨痲近爲有理。然要分天時寒暑。若天時寒冷。如春冬之月。則痲不能出。當覆蓋溫煖。痲方能出。若夏秋炎熱之時。則宜無風處居之。或用單被蓋之可也。

(七九)補中　痲症脾胃實熱者多。虛熱者少。當用清涼疏解之劑。古人亦有調補中氣之說。何也。此因寒涼太過。以致脾胃敗損。嘔吐瀉痢。面靑唇白。身無大熱。當酌其輕重而用之。如人參茯苓甘草米仁蓮子木香砂仁之類。而佐以清涼之味。如川連黃芩之類。而微炒用之。或問曰。既用補藥而復寒涼。何也。答曰。恐中氣先實。而邪火復作也，故佐以寒涼耳。若嘔吐泄瀉者。即白朮亦當用之。然症輕者亦不宜用。

痲後雜症諸說

共十六條。『按』痲後不出肺胃二經之火。倘然不清餘毒。變症多端。治之者。當清肺胃之火。而餘毒自除。

痲前不易。痲後更難。痲後有二大患。一因痲前胃火不清。以致牙疳口爛。一因肺火不清。移入大腸。變成瀉痢。瀉痢初起。即用大黃以瀉其毒。若大黃難用。用川連黃芩以清其火。牙疳者。用石膏。目痛用石膏川連。目紅與腫。須用大黃以瀉之。此治之大法也。

痲後重感風寒。仍用表散之藥。痲後陰虛發熱。仍用滋陰養血之藥。痲後食積未清。仍用消導之藥。痲後小兒乳疳難治。祗有五穀蟲一法。可救萬中之一。痲後餘毒未清。仍用清涼化毒之藥。痲後腹痛是食積。可用枳殼山查麥芽。泄瀉乃係熱。可用滑石木通甘草。嘔吐可用藿香陳皮。痲後盜汗。可用當歸六黃湯。(方詳後)又云桔梗牛蒡子等味。決不可少。人有疳積。用肥兒丸。食化後。用酒煎大黃以瀉之。凡疤點紫黑者。乃係熱毒未清。必用川連。凡孕婦出痲。不宜用動氣之藥。如產後出痲。必以生化湯爲主。毒氣下泄亦易愈。如身熱。必用薑炭以退熱。痲後發喘。無休無歇。鼻煽氣粗。此表邪未清。仍用發散之藥。又有一等發喘。令小兒靜坐。久則鼻煽止。而喘又稍緩。此是肺虛。內已無邪。可用參麥六味湯。(方未詳)又有一等發喘。鼻不煽。但氣粗胸滿痰多。宜服清肺化痰之藥。凡痲無補法。故人參白朮。不宜亂用。眞氣虛者。用之必效。痲以養陰爲主。故附子肉桂不用。然至寒者。亦可用也。痲黃一味。服之過多。肺中燥極。渴不可止。惟用梨頭搗汁飲之。可以止渴。以梨頭潤肺故也。凡眼中起星。用三白草掩之。或掩於後枕司。或縛於手臂。或塞於鼻管。其犀自退。凡出痲而痘亦出者。此最難治也。須用青大麥草。襯於席下。以消其痲。痲消然後治痘。經曰。漆得蟹而解。痲得麥而消。若無麥草。大麥可代。若是水痘。用薑炒麥冬粳米鹽湯飲之可也。凡小兒鼻內生瘡。手常弄鼻。宜用清脾飲治之。

▲痲症諸方

初起發表方

桔梗二錢　荊芥　防風　乾葛　前胡　木通各一錢　薄荷　蘇葉　甘草各五分　櫻桃核三錢

消毒飲

荊芥　防風各一錢　牛蒡子二錢　甘草五分

升麻葛根湯

升麻　葛根　赤芍　防風　蟬蛻　桔梗　薄荷　甘草各等分　荊芥二錢　牛蒡子三錢　櫻桃核三錢

右方加前胡。即名前胡荊芥湯。須必透者去升麻。朱丹溪曰。凡斑疹已見紅點。不可多服升葛湯。恐表虛反增斑爛也。

秘悶不出方　用櫻桃核三十粒。加葱白連根水煎熱服。取微汗即發出。若無汗。再服大效。若初時作渴。可用葱白湯以止其渴。必須毛竅中常有微汗潤澤可也。

雙解方　大黃　麻黃　黃芩　梔子　葛根　防風　甘草各等分

導赤湯　生地二錢　木通　竹葉各一錢　甘草五分

攻下方　當歸　赤芍　大黃　甘草各等分

當歸六黃湯　當歸　黃連　黃芩　黃柏　生地　生黃耆各等分

茅花湯　茅花　生地　黃芩　當歸　梔子

普濟消毒飲　酒芩二錢　黃連　桔梗　橘紅　連翹　元參　殭蠶　板藍根　牛蒡子　馬屁勃各一錢　薄荷升麻　生草各五分

麻黃湯　麻黃五分蜜炙　杏仁二錢　甘草五分

瀉白散　桑白皮　地骨皮各二錢　甘草五分　加粳米

四物湯　生地二錢　當歸　白芍各一錢　川芎四分

四苓散　（原方除白朮）　豬苓　赤苓　澤瀉　滑石

白虎湯　（加人參即名人參白虎湯）　石膏三錢　知母一錢　甘草五分　加粳米

清涼解毒方　生地黃　丹皮　梔子　黃連　木通　甘草　銀花各等分

化斑湯　竹葉　石膏　元參　連翹　知母　牛蒡子　升麻　地骨皮各等分

養營湯　人參　當歸　紅花　赤芍　甘草

西角地黃湯　西角　生地　丹皮　赤芍

黃連解毒湯　川連　黃柏　黃芩　梔子

辰砂益元散（除辰砂卽六一散） 辰砂五釐 滑石三錢 甘草五分

大青湯 大青 元參 桔梗 知母 石膏 升麻 焦梔 木通 人中黃各等分

淸肺飲 麥門冬 天門冬 知母 川貝 牛蒡子 馬兜鈴 杏仁 桑白皮 甘草

竹葉石膏湯 竹葉 石羔 元參 麥冬 花粉 甘草 加粳米

升麻散 升麻 葛根 赤芍 川連 甘草

參連散 人參 川連 木香 枯礬 豆蔻 五倍子 砂仁 龍骨 訶子 赤石脂

淸胃散 生地 當歸 丹皮 升麻 石膏各等分

甘桔湯 桔梗三錢 甘草一錢 牛蒡子錢半 金銀花二錢

養陰補血湯 生地 當歸 白芍各二錢 川芎 黃芩 麥冬 梔子 花粉 川貝各一錢 甘草五分

治痲後餘毒生瘡方 荊芥 防風 沙參 何首烏 連翹 花粉 丹皮 銀花 苦參 沙蒺藜 甘草

治小兒口瘡方 二蠶紙灰 蜒螺灰 人中白 冰片 共爲末。研細吹患處。立效。

治小兒牙疳敗藥方 人中白煅五錢 蚘蟲洗淨五條 鹿角屑（生角上刮）一錢 石膏煅四錢 冰片三分

飛靑黛五錢 苦參 地骨皮各二錢 胡連五錢

右共爲末。研細吹患處。立愈。或加田螺灰月石兒茶。亦可。

玉鑰匙散 元明粉五錢 硼砂五錢 硃砂飛淨六分 殭蠶 冰片五分 共研細末。喉腐者。吹之立愈。

二陳湯 陳皮半夏 茯苓 甘草各等分

下篇

總論

瘄疹之症。亦胎毒所發也。其火毒蘊於陽分。出於六腑。多屬實熱。故治瘄以解散爲主。然瘄症雖屬陽腑。而其瘄之發見。必遇天行時氣。火毒淫熱而發。故其瘄之發也。專屬於火。火之所勝者金也。故瘄疹一發。而肺金實受其毒。蓋肺主至高之位。而陽腑均處其下。陽腑火毒之氣。上蒸於肺。則瘄疹之發見幾端。大抵皆肺金之候也。如初熱之時。雖與傷寒相似。而肺家見症獨多。看其不時咳嗽噴嚏。眼白多紅。鼻流清涕。眼胞浮腫。其淚汪汪。兩腮紅色。惡心嘔吐。凡見此症。卽預防其出瘄也。調治之法。惟在宣發其毒。以盡出之於外。卽可免內攻之患。若調治得法。百無一失。倘調治失宜。則殺人易於反掌。學者參透此理。因病制宜。庶有補於造化也。

初熱

瘄疹初熱之時。咳嗽噴嚏。眼淚鼻涕。腮赤面紅。面目浮瘇。眼淚多眵。或嘔或吐。或便閉。或泄瀉。皆瘄症之發見。不論發熱之期。或一二日。或二三日。只用宣發之藥以表之。切忌驟用寒涼。恐毒冰而不得出也。切忌辛熱補澁香燥酸辣之藥。犯之有大誤也。

悶瘄

悶瘄之症。有悶之於肌肉腠理者。有悶之於臟腑者。初起發熱。內外瘄症發見。服表藥而並不出。卽悶瘄之兆也。其悶之於肌肉腠理者。或因風寒外襲。腠理不得疏洩。或因天時寒冷。冰其肌肉而不得出。皮膚隱隱紫赤。身熱燎人。緊咳氣急。胸腹脹悶。二便閉濇。用慈航宣發湯。加炙麻黃服之。外用葱葉搓熱。遍身擦之。或用西河柳一握。煎湯飲之。或用莚荽子酒噴擦之。若天寒。必令衣被溫煖。隨症用藥調治。使其瘄盡出。以免內攻之患。仍隨症用藥調治。而瘄不得出。即內攻臟腑矣。其悶之於臟腑者。或先悶之於肌肉。以致內症之患。此由外而入內。宜治之於未攻之先。自然易愈。若因天行疫癘。或冒大風大寒。火毒熾甚。臟腑閉塞。皮膚隱隱紫黑。壯熱昏迷。喘急鼻煽。咽痛聲啞。痰塞腹脹。便閉腹痛。口臭鼻乾。皮膚乾燥。或發紫黑藍斑。凡此皆速死之症。而於死中求生。仍審症用藥施治可也。若因天行瘟癘。歲火太過。炎暑酷熱。火毒熾甚。用慈航石膏湯。若因感冒風寒。而鬱悶不出者。先以宣發湯。加麻黃服之。外以葱擦之。或莚荽子酒噴擦之。亦可。瘄猶未出。必至內攻。既已內攻。火毒益熾。凡諸凶險症形畢集。照依慈航石膏湯。隨症加減治之。服藥之後。諸症少平。前藥不妨再服。火毒已解。則瘄毒亦內消。其瘄亦不再出。即再出更佳。又有其瘄已出。或因風寒外襲。或因火毒內熾。瘄出未久。驟然收入。其形症與悶瘄無二。仍照前治之。『按』瘄有再出者。不甚咳嗽。見點亦速。或至次日即消盡。並無內攻之患。

慈航宣發湯　荊芥　防風　前胡　桔梗各二錢　乾葛　木通　花粉各一錢　蟬蛻　甘草各五分　水煎服

右方如挾食。加穀芽。腹痛加萊菔子。嗽加杏仁。有痰加瓜蔞仁。大便火閉加大黃。服三劑而不出。加升麻炙麻黃。或加石羔。其瘄已出。有小小顆粒。尖而不長。身熱未退。下身尙未出齊。宜宣發湯表之。總以上下週身盡出爲度。瘄疹已出。淡紅澤潤。身熱漸退。並無雜症攪擾。不必再服矣。

慈航石膏湯　石膏五錢　川連五分　牛蒡子　黑山梔各二錢　連翹　花粉各一錢　羚羊角三分　生甘草五分　水煎服

右方如大便火閉。加大黃。傷食腹脹痛。加萊菔子。喘急鼻煽。加葶藶子馬兜鈴。喉痛聲啞。加桔梗射干。痰壅加瓜蔞仁川貝母。發斑加元參西角。

潮痦

痦疹之出。一日之間。常以六時出沒爲定。如子後爲陽而出。午後爲陰而沒。乃陽生陰成。陰生陽成。天地自然之妙也。一日旋出旋沒。如潮信然。故爲之潮痦。又有一種奇痦。痦未出而目內白睛獨紅。亦忽紅而潮。忽沒而白。爲之目潮。又有今日鼻衄忽出。來日仍出鼻衄。爲之衄潮。其內外之形症。皆屬痦疹之發見。仍照痦疹施治。切勿用止血藥。使疹毒從衄而解。其症亦輕。若出後身熱不退。稠密紅赤。至四五日不見少沒者。此火毒太盛。外發未盡。內有餘邪也。須用清火解毒之藥。如石膏元參牛蒡子連翹西角川連黃芩之類。隨症佐之可也。

咳嗽喘急鼻煽

痦乃陽腑所發。火毒上蒸於肺。肺葉焦枯。故多咳嗽也。初出時雖有咳嗽。不須施治。至痦出身涼。其咳自止。若痦出之後。急咳連聲。甚至飲食嗆出。或嗽或血或衄。皆毒壅於肺也。宜用羚羊角梔子天花粉杏仁桑白皮桔梗馬兜鈴麥門冬貝母知母之類。若喘急鼻煽。因火迫太過。必鼻乾膚燥。唇紅腮赤。用石膏羚羊角主之。若因冒風而痦內攻。用三拗湯。(方詳上篇風閉)加葶藶子治之。得汗出痦出而喘自愈。若因風痰壅滯。用杏仁瓜蔞仁萊菔子川貝母主之。若痦隱伏不起。而爲悶症。氣喘鼻煽腹脹。

用石膏川連大黄人中黄主之。西角亦可。瘄症而見喘急鼻煽。肺氣已絕。皆死症也。審因而治。亦死中求活之一法也。

汗衄

瘄疹初熱。及初出時。有遍身汗出者。此皮膚開而毒從汗泄也。不必專用發表之藥。亦不可驟止其汗。如汗出太多。久而不止。乃毒盛而精液妄行。用當歸六黃湯加麥冬浮小麥麻黃根治之。瘄出而鼻衄者。此毒從血解也。謂之紅汗。不必服藥。若血出過多不止。亦火毒盛而迫血妄行也。用茅花湯。加元參丹皮百草霜治之。若汗衄過多。而調理失宜。以致氣血衰敗。多成不救。

吐瀉

瘄疹發熱初出之時。或吐或瀉。皆因火邪內迫。純是熱症。莫作寒治。毒氣上行則爲嘔吐。下行則爲泄瀉。嘔吐多者。未出時。於表藥中加竹茹滑石。已出後。於隨症藥中。加川連石膏竹茹治之。泄瀉多者。未出時於表藥中加滑石。已出後。於清火藥中。加滑石木通赤苓治之。凡出瘄前後吐瀉切不可誤認虛寒。而用人參白朮乾薑肉菓之類。

痢疾

火毒太盛。邪入大腸。所以作痢。即宜瀉火解毒。用川黃連金銀花主之。裏急後重者。加大黃以清利之。已出而食傷油膩厚味。至令久痢不止。用牛蒡子瓜蔞仁山查麥芽枳殼川連大黃以消之。切不可妄投補澀之劑。其痢雖止。而變症百出。不可救藥者多矣。若初起瀉紅白積。數日後。瀉出如荳汁屋漏水。日夜無度。腹中絞痛。脹滿神昏。速死不治。若無火毒而因傷食。無論瘄前後所傷。亦無論瀉之起於瘄前後。總以清利爲主。若因其瀉勢之緊。而失於清利。或早投補澀之劑。未有不變爲休息痢也。瘄後休息痢。總爲難治。

咽痛口疳

出瘄前後咽痛。飲食不能下喉。此火毒上蒸咽門也。不可行針刺出血。用桔梗川連牛蒡子連翹射干山豆根甘草主之。再用慈航八寶散。（方未詳）吹入喉中。其痛漸愈。瘄症前後。口內疳蝕腐爛腮穿。須照兒科走馬牙疳治之。

瘄後疳熱

瘄後渾身壯熱。久而不止。此因火毒未盡故耳。但熱久則陰火煎熬。以致血衰陰虧。煩躁不寧。神昏驚悸。初熱未久。尚屬實熱。用瀉白散。加丹皮青蒿龍胆草梔子黃芩主之。若熱久不退。用四物湯。加麥冬梔子木通知母黃柏治之。如舊有此病。當參五疳門治之。

作渴飲水

發熱初出之時。火邪上炎。未有不作渴者。渴時用葛荳湯。燈心湯。炒米湯飲之。若大熱症。不宜多吃涼水。致成水蓄之症。如水入肺爲咳嗽。用葶藶子瀉之。入脾爲腫脹自利。入胃爲嘔噦。瀉利用四苓散。去白朮。加滑石瀉之。入心爲驚悸。用木通赤苓瀉之。入肝爲脅痛脹滿喘促。用芫花瀉之。入腎與膀胱。爲小便不利。用車前子木通瀉之。瘄症大熱作渴者。用人參白虎湯。以解毒生津。則渴除熱解。免多後患。但用此須斟酌之。

發腫發斑

瘄症頭面通紅。腫大如瓜。而遍身不見瘄形。名爲大頭瘟。當服普濟消毒飲。然疫癘毒盛。終多不治。若頭面遍身微腫。此火毒盛也。以清涼解毒方治之。若面上偏身如錦紋者。用化斑湯治之。如偏身上下發癍。紫赤如蚊蛟者。亦用前湯。加西角川連主之。發盡斑黑斑者不治。急用人中黃加清火

解毒藥救之。間有生者。若渾身錦紋色白者。此血不足也。宜養營湯主之。(各方俱詳上篇)

諸失血

瘄疹初出。大便瀉血。宜用升麻葛根湯。加西角地黃丹皮治之。小便尿血。亦用此湯。加西角丹皮更妙。小便下血者。用黃連解毒湯。加木通可也。瘄後溺出泔濁者。用四苓散。加車前子木通治之。總之瘄症必火未盡發散。餘毒作禍。如嗽血吐血衂血下血傷眼。俱宜西角地黃湯主之。若瘄疹初起。失於發散清熱。瘄毒不得透洩。內攻五臟。以致眼角耳中口鼻出血不止。及大小便出血不止者。皆死症也。宜用西角地黃湯。或當歸六黃湯治之。亦有生者。(各方俱詳上篇)

煩躁譫語

瘄症未出時煩躁者。用升麻葛根湯。已出時煩躁者。用黃連解毒湯。或白虎湯主之。沒後煩躁者。用黃連解毒湯。加麥冬地骨皮主之。初出時譫語者。乃火毒實熱也。用升麻葛根湯。調辰砂益元散服之。瘄已出而譫語者。用黃連解毒湯。調辰砂益元散服之。如譫語熱盛。昏昧不省人事。亦用黃連解毒湯主之。若沒後譫語者。危症也。急以燈心湯調辰砂益元散服之。亦間有可救者。(各方俱詳上卷)

婦女出瘄

發熱初出之時。婦女月信尙未至期。而經血忽下者。此火毒內迫也。不必驚疑。火毒亦可因血而泄。只隨症用藥可也。若因血下而瘄不得出。當用升麻葛根湯以宣發之。若瘄已出起。因下血而瘄色淡白。宜宣發藥中。加生地當歸牡丹皮治之。若下血紫黑過多不止。宜四物湯。加西角黃連蒲黃。仍不可離宣發之藥。如收回之後。下血過多。必因火毒未清。宜西角地黃湯。加蒲黃木通治之。若血多不止。加阿膠珠金沸草。若出瘄之時。始終月信如期。應率而至。下血多少如常。無干瘄症者。不必別尋治法

也。若經血下多。其痦忽然收入。顛倒不安。腹脹喘急。無論婦女。皆不治之症也。（各方俱詳上篇）

孕婦出痦

孕婦出痦。初熱未出時。當以四物湯爲主。仍隨症發散加減用藥。若熱甚。而胎氣上冲。加枳殼蘇梗。若痦子出不快。內熱煩渴者。加石膏知母元參牛蒡子。若胎氣不安。腹痛腰酸。其胎必至墮落。痦宜順氣裡空。卽胎墮而可生。其母亦不必驚疑。然此時虛實標本形症。宜細察而治之。大凡氣血虛弱之婦。無論大產小產。一經分娩。氣虛血脫。臨盆之時。有斷然要服人參者。看其月數尚淺。不過三四五月。而火毒熾盛。卽至臨盆。決不可預服人參。候胎下後。面有白色。氣血虛脫。手足逆冷。方可用人參湯。加廣皮炮薑服之。切勿用桂附等味。若孕有六七八月以上者。火毒內攻。胎氣從下墮而不從上冲。臨盆之時。宜少服人參以助其力。若胎氣上冲。血毒壅盛。宜隨症藥中。倍用木通滑石大腹皮之類。切不可預服人參。恐其助火內攻。致產後惡路不行也。胎下之後。痦未出而卽出。已出而不收。其痦之顏色。仍然紅潤不變者。吉也。若胎下而痦不出。與已出而將收者。宜慈航宣發湯。（方詳本篇悶痦）加升麻當歸川芎紅花。如胎下而惡路不行者。乃火毒上壅也。宜隨症藥中。加阿膠蒲黃。倍用當歸生地。如胎下而痦色淡白者。宜四物湯。加紅花丹皮。若胎下後而痦子出不起。或出起而驟然收入。腹脹昏悶。氣喘鼻煽。不治之症也。『按』此條兼及胎下。入後更見周密。然孕婦以安胎爲主。勿令其墮胎爲穩。

痦疹吉凶證驗

初熱未出時。面上先見青黑。氣喘昏悶者。乃毒氣攻心也。痦出夾丹。或一片紫赤。或一片藍黑。乃君相兩火合發之熱毒也。痦出紫黑。乃內外熱盛。而血氣凝結之故也。有時痦毒壅塞咽喉。渾身上下。多發紫黑藍斑。或丹斑。先從四肢起而後入腹者危。口如鯽魚嘴者不治。久疳之人。出痞必危。痞後疳。熱成勞。羸瘦骨立者危。痞後走馬牙疳。至於穿頰齒崩。唇爛鼻壞。如狐惑之症者危。痞後頓嗽。若見胸高肩聳。擺手搖頭。面色或青或白或赤而枯者危。如痞回之後。忽然心腹絞痛。遍身汗出如水。氣虛而中惡也。一發而斃。發熱至十日外而見痞者。多犯聲啞氣喘鼻煽。死亦速也。出痞氣急唇焦。瀉下黑糞。入水化開。有死血。或純瘀血。皆死症也。痞後出痘。乃氣血虛弱之根。影起白色。必不能灌漿。或痒塌。或人風汗淋不休。皆竭危症。痞出復收。面白氣喘。搯眉鼻煽。口咬指甲者。乃膽經風熱火熾也。未痞之先。入風傷肺。出必不透。痞一出而即收。喘悶閉目。咬唇弄舌。面色焦黑者危。痞出面皮白色。心前一塊。壅塞而痛。無汗者凶。下利後。汗出。身刺痛者可救。痞出氣喘無痰。鼻燥如黑煤。乾嘔無汗。白點在皮內不出。驚竄者危。寒天痞出不起。心內一塊。上下壅塞不安者危。未痞先瀉。眼糊不清。一出即收者危。痞出回收後。身體上下至足。有紫黑斑起者。終爲不治。痞後出痘。痘疤烏黑者不治。出痞面唇黑色。十指爪甲皆烏。狂言便閉不食者不治。痞後大便不通。皮肉斷烏。聲殺氣喘者不治。頭面不出者重。紅紫乾燥者重。咽喉腫痛不食者重。冒風即沒者重。熱移大腸變痢者重。黑暗乾枯。一出即沒者不治。鼻青糞黑。鼻扇口張。環口黧黑。兩目無神。氣急痰喘。心前吸者。皆不治之症也。

痞症始終要方

發熱未出時。宜用荊芥防風葛根前胡薄荷木通甘草水煎服。如痞出。加牛蒡子蟬蛻。痞有寒閉風閉而未透者。加麻黃升麻。如夏季只用升麻。不可亂用麻黃。

瘄出而未透者。宜用葛根前胡牛蒡子蟬蛻荆芥薄荷桔梗元參銀花甘草。水煎服。如大便不通。加瓜蔞仁大黃。小便不通。加車前木通。

瘄出而已透者。宜用桑白皮地骨皮桔梗連翹花粉牛蒡子蟬蛻元參滑石甘草。水煎服。

瘄出上身俱有。下身見點。鼻衄不止者。宜用黃連解毒湯。（方詳上篇）。瘄色焦紫乾枯。口燥鼻煽。舌尖紅者。宜用梔子川連石膏桑白皮元參銀花連翹花粉桔梗牛蒡子蟬蛻人中黃。

瘄出一片紫黑。宜用西角地黃湯。或大青湯。（方詳上篇）如咽痛者。加山荳根射干。

瘄出而身大熱。其瘄成片。色亦紫黑。眼紅唇紫而燥。神昏氣急者。宜用桑白皮地骨皮連翹花粉銀花元參酒芩西角羚羊角川連石膏甘草等味。

瘄出而眼閉鼻煽。氣急聲喘者。宜用桔梗桑白皮牛蒡子元參連翹天花粉金銀花黃連麥門冬馬兜鈴葶藶子甘草等味。

大便黃色而有積。咳嗽不止者。宜用桑白皮地骨皮元參花粉川黃連麥芽滑石甘草等味。如大便轉黑色者不治。積未清而落紅糞不黑者。宜用元參黑荆芥丹皮天花粉酒芩金銀花地榆川連滑石甘草等味。

瘄出半月以外。諸症皆無。身體潮熱而胃口開者。宜用生地黃丹皮丹參麥冬天冬川貝母釵石斛北沙參鱉甲甘草等味。

瘄出半月以外。如積未清而水瀉。方可用健脾之藥。如白朮茯苓山藥丹皮扁豆澤瀉米仁神麯山查陳皮甘草之類。

瘄後有瘄積症者。宜用元參知母斂石斛麥冬五穀蟲胡連查肉製軍小青草等味。如胃口强者。加生地。一切治瘄之藥俱可用。瘄後夾食。用熟軍不動。必用生軍可也。

瘄後有瘄毒者。宜用連翹花粉地丁草川貝母元參金銀花甘草等味。

瘄後人瘦弱而胃口强者。宜用異功散。人參白朮茯苓陳皮甘草。

瘄後氣質未强壯者。可用歸芎六味湯。當歸白芍生地丹皮萸肉山藥茯苓澤瀉。

凡孕婦出瘄。亦宜表之。如口臭者。加石膏。質弱者重用乾葛。石膏亦宜少用。重用恐胎墜下。如已出透而胎氣上冲。重用川連以安胎。孕婦以安胎爲主。然瘄前初出之時。條芩西角川連亦宜謹慎。不可輕易。恐難出耳。若無孕之人。而逢經水適來之時。亦然。

雜說

瘄乃肺胃熱邪所致。初起咳嗽。宜發表透毒。不可止咳。瘄後咳嗽。但用川貝母花粉麥冬桔梗元參薄荷甘草。以清餘熱。消痰壅則自愈。慎勿用五味子等酸斂之劑。多喘者。熱邪壅肺也。慎勿用定喘藥。惟用大劑竹葉石膏湯。加西河柳薄荷。如冬天寒甚。瘄毒氣鬱。不得透出。加酒炒麻黃。一劑卽出。熱甚用白虎湯。加西河柳。切忌過用升麻。服之必喘。多泄瀉。慎勿止瀉。用升麻乾葛川連甘草。則瀉自止。經云。瘆不忌瀉。則陽明之邪熱自解。瘄後泄瀉。及便膿血者。皆熱邪內陷。大忌止澀。宜用升麻散主之。便膿血。則加滑石必自愈。痲後牙疳最危。外用雄黃牛糞尖石膏研極細。加冰片研勻吹之。內用連翹荊芥元參乾葛升麻川連西角生地甘草水煎服。緩則不救。痲後元氣不復。脾胃虛弱。宜用白芍甘草爲君。扁豆山藥青黛麥冬蓮子龍眼肉爲臣。多服自然漸復。愼勿輕用參朮。痲後生瘡不已。餘毒未盡。宜用金銀花連翹荊芥元參生地胡麻甘草。痲後之病。不宜依症施治。但當治本。本者何。手太陰與足陽明兩經之邪熱也。解其邪熱。則諸症自退矣。

看痲輕重要訣

鮮紅淡紅。漸出漸沒。稀之密之。散漫不一。膚潤熱緩。微嗽不急。津液流通。鼻眼潤澤。頭面喜多。愈多則吉。黑影如菜子。色點如芝麻。毛焦及毛燥。難出又難消。腹脹氣喘急。遍身無點迹。身熱如火燒。痲點緣何偏不多。眼紅唇紫不爲輕。耳塵鼻黑凶不過。

一痲屬肺金。其色微紅。三噴而出。肺主皮毛。遍身俱有。而無空隙之處。其症爲喘息而咳也。

一痲正出。雖不進飲食。但得痲色淡紅潤澤。不爲害也。若熱未解。內蘊實熱。必不食也。退後若不食。當用四物湯。加神麯麥芽砂仁之類。一服決能食矣。

一痲點將透未透之際。隱隱不能明現。可用紅紙油煤頭相照。其影自見。若口內天兆有紅點者。確是痲症。症亦不輕。

一痲既出而又沒者。風寒所冲。致毒內攻。若不早治。氣喘鼻煽。胸高肺爛而死。可用消毒飲一服。（方詳上篇）熱退卽安。

一痲始出。夾風寒。頭痛咳嗽熱盛。目赤腮紅。一二日即出者輕。必須解表。忌見風寒。戒腥臭厚味。犯之即生痰嗽。變成驚搐。初起吐瀉交作者順。乾霍者逆。欲出不出者危。

一痲症先陽後陰。氣血相搏。血多虛耗。先以發散透表。而後滋陰養血。凡燥悍之品。切不可下也。昔者。黃養元曰。首尾當滋陰養血。不可動氣。所以人參白朮半夏溫燥之藥。切不可用。如內多實熱。用四物湯。加黃芩川連防風連翹。以涼其中而退陽可也。

一發熱咳嗽之時。既似痲症。有出不快者。冬用麻黃湯。餘用消毒飲。並發散解毒之劑。外以葫荽子酒噴而擦之。自頭至足。頭面愈多者更妙。

一表後切戒風寒冷水。瓜桃生菓之類。犯之皮毛閉塞。毒氣難洩。遂變紫黑。渴用西河柳泡湯飲之。亦不宜多。

一既出之後。如色紅紫乾燥晦暗。火毒上熾。急用六一散解之。或四物湯去地黃加紅花黃芩石膏治之。

一痲既出。已過三日不能沒者。乃內有虛熱。用四物湯主之。如失血症。即用四物湯。加西角以解之。如痲症見吐血者。亦用蘆根茅根藕節三白草同煎服之。

一痲退牙疳腐爛者。鼻血橫行。並為失血之症。急用梔子茵陳木通西角。以利小便。使熱下行。外用搽中神應散治之。口疳色白者不治。

一痲症泄瀉。須分新久寒熱。熱泄用四苓散。加木通服之。寒泄不治。如傷食傷冶。不得已可用理中湯。（人參白朮乾姜甘草）一服而止。久泄者。用五倍子罌粟殼燒灰調下以濟之。或用參連散亦可。

一痲退之後。須避風寒。戒水濕。如或不謹。終身咳嗽。患痲後風痛等症。用黃芩乾葛紅花牛蒡子連翹之類。滋陰涼血而熱自除。痲出後。見風太早。未清爽。宜消毒飲。加發散之藥。雖不復出。亦無後患矣。

一痲後咳嗽不止。用四物湯。合二陳湯。去半夏。加川貝母瓜蔞仁。渴加麥冬枳殼。喘加兜鈴桑皮。

一痲後牙疳紅腫。用清胃散。合甘桔湯。加荆芥牛蒡子元參。外加吹藥。胃燥者不治。

一痲症大忌煤炭。凡出痲小兒。大人睡牀下。切不放煤炭爲妙。

一凡日晚發熱。天明略退。痲後十日。多有此症。五日內生疳。身瘦如柴而死。誤作風寒食積疳症醫治。皆不效。此乃陰血不足。痲後未能養陰退陽之故。宜用養陰補血湯主之。（方詳上篇）

西河柳桔梗薄荷合論

西河柳者。痲症之聖藥也。甘鹹而平。始終可用。凡遇天行時氣。村坊有此樹者。有病小兒。或水煎。或泡湯。代茶飲之。能預解痲毒。乾燥者五六分。新鮮者一錢。醫人若臨症時。防感受。泡湯代茶飲之可免。凡痲子初起發熱時。即用此味煎湯代茶飲之。小兒强壯者。每日可飲三次。乾燥者五六分。新鮮者一錢。大人倍用。如入藥內亦然。未發透者宜多用。已發透者宜少用。若多用。仍犯過表之戒。閉症危急者。小兒用二三錢。大人用五六錢。乾燥減半。以輕飄而多也。火輕者用之爲君。火重者用之爲佐。有汗宜少用。汗多忌用。舌黑者忌用。口爛者忌用。卽用只二三分。孕婦不宜多用。男人素有夢遺者。不宜多用。女子遇行經者。不宜多用。如痲點見形。不能潮透。採鮮者五錢。搗爛入水一碗。飲之卽出。痲後若痢。用乾燥者研末。紅沙糖調服之。口臭出血者忌多用。凡採以五六月時。青茂者曬乾收藏。時時曬之。否則恐變壞也。凡感冒咳嗽。不拘大人小兒。煎湯飲之更妙。桔梗。痲症之主藥也。始終可用。初起宜多用。中亦宜多。末後宜少用。汗多者忌用。如爲引經。只用二三分。薄荷。痲症之發散藥也。始終宜用。發熱宜多用。發透宜少用。不用亦可。特恐醫者不知先後用法。故表而記之。可以隨時留心也。『按』西河柳。無論冬令。皆可用也。

痲症四忌

（一）忌葷腥油膩。（二）忌風寒熱食。（三）忌驟用酸涼。（四）忌補澀破氣。

◎附忌服藥品歌（僅舉常用之品。餘藥可以類推。）

靑皮烏藥厚朴與檳榔。柴胡羗活須謹防。人參黃耆蒼朮（不言白朮者省文也）細辛白芷。芒硝巴豆牽牛子雄黃。附子京三稜蓬莪朮草菓肉菓。吳茱萸肉桂丁香木香。茯苓牛膝甘遂大戟。半夏南星胡椒大蒜生薑。傷痲之藥須禁避。知此訣者免夭亡。

補採幼幼集痲症說

痲症之說。諸書皆未明言。殊可痛恨。使執升痲而醫之。天時有寒暑之異。人身有強弱之分。豈可執一以治之乎。或天行傳染。或感冒風寒。五日後其形始見。狀如蚊跡蚤斑。出而復沒。沒而復出。三日之後。漸漸隱退。此卽傷寒指掌內所云。瘟毒渾身如錦紋。發斑隱隱嘔欲煩。或時咳逆心煩躁。冬感微寒發在春是也。其形色雖一。其原有二。一因感冒起。曰傷寒發斑。一因夾食起。曰胃熱發斑。感冒起者。發熱咳嗽。鼻塞流涕。眼目黃眵。氣促聲嘶。兩手脈大。假如初一日得病。只可用蘇葉荆芥桔梗前胡防風杏仁之類。調治四五日。無汗。加薄荷葱白。汗多者。加赤芍浮小麥。待五六日。以燈照之。如皮膚內果有細細紅點。此痲疹欲出也。用升麻葛根湯以表之。出遲者。少加麻黃。斯得之矣。至於夾食起者。發熱頭疼。咽痛聲啞。腹痛便積。喉內痰促。兩手脈或洪或滑。假如初起。亦用蘇葉荆芥甘草桔梗枳殼穀芽等味。消導和解。延至五六日。以燈照之。如裡症傳表。可以升發症也。用升麻湯。（方詳上篇）加前胡防風枳殼等味。一二帖。則紅點自透。如小便閉者。加木通。大便閉者。加清利之藥。又何患功之不成哉。今人見此症候。凡發熱咳嗽者。以爲出疹。不分表裏。不拘日數。一熱即用升麻湯。不出再用。至使氣促煩躁。日夜不安。甚至口鼻出血。腹脹而死。非用升麻湯之過歟。故錄之以爲戒云。

痲症淺說

盧覺愚

痲症多發於小兒。但自種痘法發明以來。痘症問題。已泰半解決。痲則無可預防者。故流行如故。西醫於痲之病原體。亦至今未發見。故其治法不外對症的。預防不過消極的。究未能根本消滅之。差幸是症原非險惡。治之得法。可以十全。且中醫謂痲爲胎毒。感自先天。一度發洩。即不再病。西醫亦謂一度傳染。終身免疫。故謂染是疾者。等之種痘可也。然是症治不得法。亦能致命。且流行廣而傳染速。用藥稍差。

則輕者重。重者死矣。茲以個人經驗。參合中西學說。略述之以供研究。

名稱　痲之名稱。因地而異。蘇省謂之痧子。浙省謂之瘄子。譯本西醫書則稱痲疹。

病原　中醫以痲痘同爲先天胎毒。經一度發洩。毒氣卽淨。以後不復感染。西醫以兩病同屬傳染病。病原同爲微菌。凡染某菌。卽發某病。菌之種類不同。故病亦不同。然痲之病原菌。至今未發見。故不能確指爲何種菌。祗混稱之爲一種菌。就二說觀之。中醫云胎毒。是病出臟腑。西醫說微菌。是病由傳染。病出臟腑。是由內之外。病由傳染。是由外之內。然凡病之成立。皆不止單純一種原因。以云胎毒。則此病之流行。原有時間性。與氣候有密切關係。是必有所觸引而後發。以云傳染。則是病流行之時。病者自病。不病者仍自若。患者雖未與病人接觸。亦發同樣之病。不病者日與病人雜處。亦竟不傳染。則又何也。蓋病菌不能單獨逞其毒力。必人體內部有缺點。抵抗力微弱。然後得乘暇抵隙。藉呼吸器循環器表層之間接直接媒介。轉輾入於人體。潛滋暗長。以事繁殖。潛伏至若干時日。培養至若干程度。始引起人體生理之異常而顯著之病狀。凡物類對於菌之感受性。原各不同。有易染某菌者。有絕對不染某菌者。若是者皆謂之內因。是故一病之成立。必備具外因內因之二種條件。是則西醫云內因。卽中醫之胎毒。中醫云因氣候而病發。卽西醫所謂傳染乎。

症狀　痲症初起。發熱咳嗽。多嚏多淚。面目浮腫。腮赤唇燥。多吐多瀉。多痰。多渴。煩躁胸悶咽痛。甚則神昏搐搦。三四日後。皮膚見紅點。大如蘇子成顆。或聯絡成塊。斜目視之。隱隱皮膚之下。以手摸之。磊磊肌肉之間。點出盡則熱退。諸症陸續消散。漸至痊愈。古人謂痲爲太陰陽明兩經病。以吐利爲腸胃病。咳爲肺病也。且此症無有不咳嗽不發熱者。有極微之咳嗽極輕之發熱而出痲者。未有絲毫不咳嗽不發熱而出痲者。熱壯咳更甚。爲痲之最普通症候。壯熱亦陽明病也。西醫於此病之紀載。與中醫同而說理異。蓋以是爲傳染病。病菌混於空氣中。吸入於肺。首受其虐者爲肺。故必咳嗽。發熱雖爲諸般傳染病之共有症。其實是前驅症。非原發症。以發熱時本病固有之病狀尚未顯著。痲之專有症。爲皮膚上發見固有之紅點。初發熱時。紅點尚未發現。點之發現。在發熱三日或四日之間。故以熱爲前驅症。既發熱。體內各器官之粘膜。受毒菌作用。同時或先後發生炎症。爲鼻腔粘膜炎。則分泌多量之涕。噴嚏。甚則衄血。眼結膜炎。則淚液分泌多。目赤羞明。眼胞腫。氣管與喉頭粘膜炎。則喉痛咳嗽痰多。甚則失音。口腔咽頭粘膜炎。則唾液增多。舌胎厚。齦腫咽痛。腸胃粘膜炎。則腹痛嘔吐下利。至於毒力之作用。壯熱之影響。更易起種種腦症。爲頭痛煩躁驚搐神昏等。就以上中西學說觀之。原無大異。不過互有詳略爾。

診斷 痲以皮膚發現固有紅點爲其專有症。紅點未現以前。所根據以診斷是病者。當然在其他各種症候。爲發熱咳嗽。面赤腮腫。多淚多涕。或嘔或利等。然此等症狀。雖痲所固有。實非痲所專有。傷寒天花亦多有此等症狀也。古人以耳後紅筋。耳朶鼻尖冷。指冷足冷。爲天花確據。事實上已不甚驗。至於痲更少言及何種症狀可根據以下眞確之診斷者。西醫以皮膚與粘膜。對此菌毒。抵抗力最薄弱。故最易發生自然反應而起實質變化。病菌先肆其毒於血液中。故體內各器官之粘膜。先受其毒。皮膚尚未發點。然口腔及眼瞼之粘膜。必已先見紅斑。然則根據此粘膜點。即可以診斷是病乎。是亦不然。蓋此粘膜點爲爛痧風疹猩紅熱天花發疹傷寒亦皆有之。非痲所專有。然則如何而後能下眞確之診斷。是亦非根據症狀不可矣。痲除皮膚固有之紅點外。他種症狀。雖他數種傳染病所共有。然輕重則遠不侔。如猩紅熱與天花。其表現之症狀。恆素重於痲。爛痧風疹。則症狀不如痲之甚。且猩紅熱天花發疹傷寒等。更各有固有之症狀。若以尖銳之眼光。本平日之經驗。從種種症狀之先後緩急輕重上以鑑別之。疑似之間。當不難下眞確之診斷也。

順逆　痲以出爲順。不出爲逆。出時雖皮膚。鮮紅爲錦。頭面雖聯塊結成。皆不足懼。蓋能盡出於外。即不留毒於中而生變也。其有屢登而出仍不多。脈平無他症者。則是毒本稀疏。亦不足慮。此症與天花同一機括。當將出未出之時。欲使其內消或不出。實爲不可能之事。故發而不出。或一出即沒。毒氣內攻。即爲大逆。不過天花須顧其起脹行漿灌膿收靨。痲則出盡之後。熱退症消。便無餘事。此其異耳。此症咳與熱有互相關係。熱甚則咳不暢。咳甚則熱愈壯。然咳甚熱壯。三四日間點即陸續透發。發盡則熱退咳減。是點之出。與咳與熱亦有關係。咳與熱非逆症也。然有所當知者。身熱無汗。四末冷。面部鼻旁現青色。是爲毒向裡攻。必苦胸悶嘔吐。此爲逆症之一。咳無論如何劇烈不爲逆。惟咳喘喘。而至於氣急鼻煽。是爲肺炎。即有生命之險。此爲逆症之二。是症微有泄瀉。不爲逆也。若泄瀉不止。津液奔迫下溜。正虛氣陷。環唇現青色。則毒陷不出。必難透發。此爲逆症之三。點甫出已出之際。或感風寒。或觸穢氣。忽然症沒。亦屬逆候。至若平素體虛。不能支持。體力衰沉。必臟痲痺。變生俄頃。尤屬措手不及也。

治法　痲以出爲順。故初宜發散。點必乘熱而出。故禁過用苦寒。咳則病機向外。故禁用酸斂峻降。瀉甚氣機下陷。當川升提兼參利。非確有虛寒之狀。切禁兜濇溫補。大要言之。初宜涼散。繼宜清解。終宜調氣養血。先後緩急。毋失病機。能事畢矣。嘗見有發熱時。誤用辛溫。致汗出熱熾。各症連帶增劇者。有當身熱無汗肢冷面青時。誤服溫補。致熱陷愈深。引起神經系病。如驚搐昏迷煩躁者。有咳時誤用酸斂峻降。致吼喘失音者。此治法之大忌也。西醫於此病。既未發見病原菌。故無根本與特效療法。祇有對症與待期療法。一面維持體力。一面任病毒進行。同時注意起居飲食之衛生。及預防各種併發症之繼起。如此治法。是消極的治法而已。然此病始終約以十二日爲期。中醫就病之形能以爲治。亦無非減輕病者之痛苦。究不能縮短其經過之時日。不過以中法治之而當。可以十愈其十。無併發症與預後不良之險。却勝西法一着。然西醫種種衛生調攝方法。其週密則遠勝中醫。吾儕所當採以爲法者也。

預後　痲症預後良否。基於病時治法之是否適合。與衛生調理之是否妥善而定。普通痲症之熱。至點出齊之後必退。若治法與調理不適當。則點雖出盡。仍不退熱。或更發壯熱。如此在愈期必致延長。且多變幻。至如眼結膜炎。初時不過目赤羞明。多淚胞腫。因失於調治。其機轉不消退而增進。則成翳成膜。甚致臉潰睛爛。腸胃粘膜炎。初日不過輕微之腹痛吐利。若不愼口腹。必引起腸胃病。如疳如痢。甚致營養障礙。影響全體。至痳後咳嗽不止。潮熱盜汗。齒齦腐爛。耳聾鼻漏等。西醫謂爲併發症。其實病時調治不得法使然。非必發之症也。

結論 西醫以痳爲傳染病之一。凡傳染病之病原皆爲菌。故謂痳之病原亦爲菌。痳之病菌至今未發見。則不能確指爲何種菌。凡菌皆可以培養。可以染色。可以撮影。可以試驗者也。獨痳病之未發見。則培養染色撮影試驗諸法。皆無所施其技。是其理論雖極精當。亦無徵而不信已。藉曰。近世醫學程度。尙屬幼稚。故未能發見痳之病菌。他日醫學更進步時。必能發見無疑。然假使他日果能發見。而菌之能否成立。仍屬疑問。卽諸傳染病之菌的問題。亦屬疑問。何以然。夫傳染病固多有時間性者。如夏多消化器病。冬多呼吸器病。傷寒副傷寒流行性感冒發疹傷寒瘧症等。大略皆有一定流行時日。是菌之發生。與氣候之寒熱燥濕有密切關係。卽菌類隨氣候寒熱燥濕而生變化。是氣候爲主。非菌爲主也。霍亂所表現之症皆寒象。赤痢所表現之症皆熱象。西醫不講寒熱。中醫則最講寒熱。故霍亂則治以熱劑。赤痢則治以寒劑。成績優良。使霍亂赤痢之病原皆爲菌。則菌亦必具其特有之性。此特有之性。不能謂與氣候絕無關係。且菌必乘人體抵抗力薄弱時。始得存在而繁殖。否則無所施其毒。而菌之致病。或以毒素激刺。或因原體變化。附寄血液中。破壞臟器組織。引起生理之自然反應。而後能著之病狀。質言之。傳染病所標著之病狀。是人體生理的變態。非菌類直接的表現。人體生理的變態。其機轉或爲進行的。或爲退行的。或爲亢奮的。或爲衰減的。其表現之病狀。必有異徵。所謂異徵。卽寒熱虛實。中醫所根據以爲治者。卽在此寒熱虛實。寒熱虛實旣爲人體生理的變態而失其平均者。中醫根據此寒熱虛實以爲治。卽能使不平均者重歸於平均。生理之不平均者旣歸於平均。雖有病菌。必自歸消滅。否則雖殺盡病菌。而生理機轉未歸於平均。病亦何能得愈。（西醫以金雞納霜治瘧。至血中不見菌。卽謂病愈。其因金雞納霜而起之副作用。如頭暈耳鳴面青時汗胸悶不食等遺留症。則不復措意。猩紅熱痢肺結核用血清療法。奏效甚微。可知徒事殺菌之無濟於事。）故中醫不知有菌。不知治菌。藥亦不能殺菌。而治諸種傳染病之成績。固不在西醫下。甚且過之。如西醫治傷寒。必以三候爲期。七日爲一候。三候是二十一日也。若有併發症。更不止此數。以其於傷寒者特效藥。祇有任病毒之自然進行。以視中醫治傷寒。病在太陽。治之而當。病卽愈於太陽之時。以後種種傳變。可以不作。卽病經傳變。仍有種種方法。足以救濟。故麻黃桂枝葛根柴胡白虎承氣理中四逆等法。病輕時可徒薪曲突。病重時可返危爲安。世有能平心靜氣下良心之裁判者。必不以斯言爲妄狂已。是故西醫知有菌而治法不全。中醫不知有菌而治病實饒有成績。是菌之能否成立。固眞有疑問在也。如是則病之病菌雖將來或有發見之日。亦何補於治療哉。

痧疹證治概要

尹受天

□痧疹之醞釀

凡人苟能慎起居。節飲食。冷煖調和。本無致病之由。非特痧之一端也。夫病有由人造者。亦有由天造者。何以謂之人造。假如飲食不節。起居不時。明知天寒。應當加穿衣服。因懶生惰。不自慎重。如此生病。謂之人造。天造之病。謂之非時之氣。如時令應寒而反熱。應熱而反寒。此乃天時不正。人在氣交之中。口鼻吸受癘疫之氣。由肺傳於內部。若體質素壯者。抵抗力充足。原可幸免。如平日身體衰弱。吸受此非時之氣。加以正氣不足。何能抵禦。任其傳達。散佈經絡臟腑。醞釀成痧。由裏達表。隱於肌肉之間。皮膚之下。此乃痧子醞釀之時期也。

□痧疹順逆之證狀

痧之順者。寒熱二三日。始見皮膚現有紅點。咳嗽口渴。腹部隱痛。脘悶面赤。兩眼終日如含淚狀。繼而發現皮外。色赤。輕者稀疎。自頭面佈及全身。重者成片。每日三潮。早中晚是也。每至潮時。撫之礙手。至五六日始齊。此時他症俱無。惟咳嗽未已。殆至一星期後乃痊。此乃痧子順境之大概也。至於逆症則不然。一發寒熱。即現痧點。或先有痧點。而後發熱。在未見點之先。雖無寒熱。定然煩躁不安。若是小兒。則終日啼哭。當此時。病家不識是何原因。而醫者不可不細心體察。方可預識病勢之不順也。其見點。先由足及腿。從下而上。嘔吐自利。音啞。喉痛而腫。驚癇發厥。氣急鼻煽。譫語狂亂。或昏迷不省。乃邪傳心包。是內陷之症也。若見鼻衄。口舌破爛。唇焦目赤。乃毒火上炎。逼血外出。及心脾之火上衝所致也。此乃症之逆也。

□痧疹辨症須知

痧症初發寒熱時。咳嗽、噴嚏、鼻塞、身重、且流清涕。無異於傷寒之症狀。如當診斷時。辨別是否痧症。惟看眼胞略腫。兩目含淚。面浮腮赤。惡心乾嘔。以此爲異耳。如現以上症狀。必是發痧無疑。務必愼風寒。節飲食。避腥穢。戒葷酒。忌辛熱。用藥表散。使肌膚通暢。腠理開張。或身有微汗。則邪從汗解。而毒則易出耳。熱至三日。痧當出矣。六日間邪盡出。已佈滿週身。及出至足部。頭面將收。收靨之處。其熱卽退。至八九日。痧始收齊。而熱乃退盡。如上下同時齊出。至六日則完全收齊矣。此是痧症自始至終。必須之經過也。

□痧疹之變症

痧疹雖一時之癘氣。輕重各有不同。有因天時之變遷。有因人事之所爲。重者可以使輕。輕者亦可變重。其至輕者。微有寒熱咳嗽。所見之點。稀疎而已。始終勿藥。亦可自愈。其重者。喉痛音啞。嘔吐自利。或因天時驟寒。或因藥物過涼。以致遏伏內陷。當此關頭。醫者宜如何心領神會。鑒貌辨色。體察入微。或因疎之達之。未始不可轉危爲安。變重爲輕也。有輕病。每因忽略視之。不愼於口。飲食重雜。以致胃部消化不良。胸悶氣急。病勢轉劇。變幻莫測。又當如何以施治。最緊要者。先知病變之因。用藥則頭頭是道。消之導之。兼以遂之。亦可挽回狂瀾。而履坦途。總之。此症之危險。竟有令人莫測之變。無論輕重。均宜愼重視之。尚有發不出者。固然危險。亦有旋出而旋收者。則更險矣。

□痧疹預知輕重法

或熱或退。而無他症者輕。出透三日。而後漸收者輕。紅活潤澤。頭面勻淨而多者輕。紅紫慘暗。乾焦不潤者重。移熱大腸變痢者重。黑暗乾枯。一出卽沒者難治。鼻青糞黑者難治。鼻煽口張。目無神光者難治。胸高氣喘。心前煽動者難治。眼白赤色。聲啞唇腫。心煩口渴。腰腹疼痛。口鼻出血。人事不淸。二便俱秘。狂亂不常。舌苔黃黑。口氣腥臭。此名閉症。毒滯於中。而不得出。將作內攻。最危候也。急以淸毒解表湯主之。若痧疹能出則可救。否則不易救矣。方用升麻、防風、荆芥、麻黃、連翹、牛蒡子、桔梗、石膏、知母、黃芩、黃連、蟬蛻、麥冬、甘草。水煎服。鼻出血者毒重。口出血者毒尤重。口鼻出血。不必用法止住。血出則熱毒能解散矣。初起手足心若火熱者。毒亦重。初起失於淸解。則熱蘊於胃。口鼻腥臭。必生牙疳。毒入大腸。則成痢疾。發表太過。元氣損傷。則成疳積。倘若失治於前。是必貽患於後。雖明初發之輕重。亦宜顧及後來之生死。

□痧疹應忌之必要

痧疹一症。無論輕重。應當避忌之處。不可忽略。如葷腥生冷風寒等。夫穀氣通。肉氣滯。凡是葷腥。俱能滯毒。固宜忌也。菓生則難消化。冷物易於冰伏。冰伏不化。毒乃滯留。又當忌也。若風寒閉塞。毛竅不開。則毒氣何由而出。此數端者。俱不能犯也。初發熱之際。虛實之症未形。輕重之勢未見。遽驟以苦寒之藥而峻攻之。焉有不冰伏其毒。毒既不得出。勢必內攻。故善治者。惟達毒而不鬱毒。祇解毒而不冰毒也。痧乃熱症。若復投辛熱之藥。是猶火上復加薪也。以火助火。其毒焉得不愈烈乎。然痧症初起之時。亦有四肢厥冷者。然熱極似寒之故。切不可妄認虛寒。而妄投以熱藥也。即遇天時大寒。亦宜置煖室。切不可因嚴寒而遂投以辛熱之物。以濟腹中之火也。痧症宜乎疏通。最忌補澁。蓋疏通毒得外洩而解。補澁則毒內滯爲殃。但初發之時。症多吐瀉。愚人之見。必要止之。若誤用參朮砂仁補澁辛溫之藥。則關門閉盜。毒滯於中。必作內攻之禍矣。

□痧疹治法

痧爲陽毒。其熱甚烈。若存若沒。早定之於方出之時。故發熱三日。痧當現於皮膚。若腠理緊秘。風寒嚴束。氣滯於中。毒凝於內。不能出現。則毒作內攻。須臾告變。當發熱三日之間。急宜觀形察色。審聲辨症。以爲調治之方。如聲重鼻塞。肌栗惡寒。是爲風寒所束。宜用加味升麻湯。

加味升麻湯

升麻　乾葛　防風　荊芥　牛蒡　連翹　桔梗　木通　赤芍　甘草　柴胡　黃芩　陳皮　蟬蛻　元參

葱白

服前方後。如大熱熏蒸。肌膚乾燥。目赤唇紫。毛髮焦豎。煩渴不安。驚狂譫語。二便秘結。而出不快者。乃熱毒隱蘊故也。宜用

梔仁解毒湯

黑山梔　黃連　知母　連翹　柴胡　赤芍　黃芩　石膏　牛蒡子　升麻　防風　甘草

大便秘加酒炒大黃　煩躁加麥冬　咳嗽甚者加杏仁　桔梗　花粉

急驚或譫語。用抱龍丸。或牛黃丸。無汗腠理祕。加大黃。再用紫蘇煎水。令熱氣熏之。或用酒遍身搽之。然後以被蓋片時。其痧卽出。治風寒閉者亦如是。若有穢氣所觸。而出不快者。則用沉香檀香荆芥燒煙熏之。又有毒氣本盛。元氣又虧。而出不快者。宜用

人參白虎湯

台黨參　生石羔　肥知母　加升麻　防風　牛蒡子　黃芩　水煎服

痧發不起

凡痧發不透。氣喘要死。卽用芝蔴五合。以滚水泡之。乘熱熏頭面卽發。誠起死回生之妙法也。

又方

櫻桃四五斤。入磁瓶內。密封埋土中。過兩三月。俱化爲水。遇此症危急者。取此汁一杯。略温灌下。垂死回生。經驗無比。不可忽視。有志仁人。多預製以濟人。功德不小。

痧疹夾痘之治法

朱仲仙

痧疹與痘。各分一門。按症診治。輕者不難速愈。重者且費躊躇。况痧疹又夾痘症。施治不容稍忽。夫痧疹乃外感非時之氣，偏於風熱。痘乃蘊伏胎毒。發洩於表。治痘宜溫。治疹宜涼。二者合病。臨床治療。失之毫厘。差之千里。當斯時也。理應舍疹托痘為主。然有痧燩紅暈。誤認痘密為不治之症。苟能用化斑湯。則痧毒解。而痘自起也。

（化斑湯） 金線薄荷 水楊柳 荊芥 蒼耳草

右藥清水煎濃。去渣。用頭髮一團。凌湯洗去油垢。醮所煎藥汁。徐徐浴病者之身。

痧疹與白痦證治之比較

李少芝

痧子一症。古無專書。所以名稱各異。有云瘄子。有云赤疹。有云痲症。命名雖異。其症則一。痧為陽症。速於傳染。小兒患此尤多。成人及老年。亦有偶患此症者。蓋小兒抵抗力不足。又兼臟腑嬌嫩。易於傳染也。其初見點時。色以紅潤為佳。紫黯為逆。其治也。初宜解肌。始以辛涼。繼以甘寒。以免燥火傷陰。至於白痦見證及治療。則逈然不同。亦有稱為白疹者。其症由漸而入。潛伏陰分。不似痧症遇感即發。初感稍覺精神不振。胸滿嘔噁。言語懶惰。其聲不揚。似寒似熱。不思飲食。輕者尚可支持。重者日輕夜劇。甚則神昏譫語。瘖現之處。惟胸腹最多。顆粒分明。色白而光亮者順。白而不明亮者逆。白而兼灰。神志模糊者險。其治之之法。初宜芳香之品。醒脾化濁。若因著邪及溫熱傷陰。亦當顧其陰分。以期胸寬表解為佳。切忌寒涼滋膩之品。此乃痧與瘖證治之判然顯見者也。

痲疹西法治療觀

顧鳴盛

痲疹之觸接傳染性。至為强烈。且有特別之熱型。及皮膚發疹、粘膜加答兒之症狀。以小兒發生為最多。此亦非小兒有易感痲疹毒之素質。乃因交通上之關係。人烟稠密。而幼年每易傳染痲疹。故患之者衆多也。傳染之地點。以學校及公共游戲塲為最盛。有流行於一時者。有流行於一處者。有散在而廣佈各地者。其在通都大邑。小兒往往反覆患生。其時期則多在冬春二季。蔓延久者。自四個月至半年不等。有時與痙咳、水痘等流行性小兒病先後發生。或為前驅。頗不一定。痲疹之潛伏期。平均大約十日。在此期內。病兒絕無症狀發現。但亦有全身微覺倦怠者。至潛伏期之末。往往食思缺乏。睡眠不安。喜怒不定。動易啼泣。或則微咳、少熱。既達前驅期。每以反覆惡寒而始。旋即發熱。熱度高至三十九、或四十度。全身倦怠。面色蒼白。食氣不振。頭部疼痛。同時結膜紅腫。眼中焮灼、乾燥、如有異物、羞明、流淚。鼻亦發癢作嚏。鼻涕增加。鼻竅不通。口腔中如懸壅垂、扁桃腺、軟口蓋、及硬口蓋之後部。亦多發生內疹。故此期又謂之內疹期。該疹或圓。或邊緣不正。其色淡紅。又或深赤。大如針頭。孤立融合不等。兩頰粘膜。則發生小水泡。色靑白而有光輝。或則起細小之片屑。其時嚥下作痛。頻發咳嗽。聲音嘶嗄。此內疹期。先後不過三日。熱候暫低至三十七、或三十八度。其後一日。仍復上升。遂移於發疹期。發疹期之初。熱度愈高。四日之內。相持不下。後乃猝然分利下降。復於常温。發疹期之特徵。外皮發現皮疹。卽所謂薔薇疹也。指捺之卽褪色。顆顆似圓非圓。平均大如豌豆。散布於身體之各部分。且顯然分離。亦有互相融合者。因此邊緣之形。種種不整。但此斑疹卽或融合。亦非廣大一片。各融合斑之間。仍有常色之健康皮膚介乎其間。痲疹之發現也。以面部之前頭爲最早。耳後次之。有髮頭部又次之。經二十四至三十六時。乃遍及於軀幹四肢。終蔓延於手掌足蹠。此時病兒之困苦益劇。羞明流淚。噴嚏咳嗽。食思亡失。煩渴特甚。大便祕結。小便減少。全身皮膚。微覺焮灼。又如辛刺。末梢部之淋巴腺。非常腫脹。捺之覺痛。間或有譫語神識朦朧等之腦症狀。但不甚耳。發疹至第三日。已達極度。此期謂之開花期。此後各處斑疹。乃一依發現之次序。陸續褪色。大抵面部最早。四肢最遲。平均約四五日可以褪淨。過此則爲落屑期。皮膚表面發生無數小鱗屑。形如糠粃。此亦面部最早。一星期內。剝落淨盡。故病兒至感染後之第四星期可望治愈。然此時因不復爲熱所累。遂難拘束於病床之上。故亦不易防制也。其經過反乎此者。謂之異常症。異常症有二種。其一爲發疹之變狀。其二爲全身傳染之變狀。所謂發疹之變狀者有五。斑疹作蕾疹狀者。曰蕾疹狀痲疹。呈水泡狀者。曰水泡狀痲疹。偶有融合廣大儼如猩紅熱發斑者。曰融合性痲疹。外皮上不發一斑者。曰無疹性痲疹。無內疹者。曰內疹缺如性痲疹。所謂全身傳染之變狀者有四。熱不甚而發疹著者。曰無熱性痲疹。全身症狀與所發斑疹。並極輕微。前驅期僅一日。發疹期僅二三日。落屑亦少。未幾卽恢復者。曰頓挫性痲疹。全身症狀異常重篤。熱度高而且久。或早有衰弱之徵。致陷於危篤者。曰衰脫性痲疹。發現重篤之神經症狀者。曰窒扶斯性痲疹。有血液崩壞之徵。皮膚粘膜。出血多而不易止者。曰出血性痲疹。至併發症。偶有極危險者。其一、當內疹期、或發疹期間。喉頭粘膜腫脹特甚。致病兒呼吸非常困難。夜間尤劇。其症狀一似假性格魯布。其二、為喉頭格魯布。不過數時卽死。其三、為氣管枝加答兒。其四、為痲疹肺炎。併發於發疹期、或落屑期。體溫仍不下降。或當落屑發間。再行發熱。各種全身症狀。亦皆重篤。其五、心臟、胃、腸。患併發症者固少。然設起下痢。則亦有因之而死者。甚者儼如赤痢。其六、為中耳炎。因之發生重篤之腦病。如腦竇炎、腦膜炎、腦膿瘍等。或續發聾啞症。此外更間有併發痙咳、痘瘡、水痘、耳下腺炎、腸窒扶斯諸急性病者。後發症中之最多者。莫如聽覺亡失、聾啞症。若續發慢性喉頭加答兒。則聲音嘶嗄。呼吸困難。非常劇重。續發氣管枝加答兒。則經久不愈。若於慢性咳嗽。續發乾酪性肺炎、或粟粒性肺結核。則往往致死。他如腺病、慢性皮膚炎、骨炎、關節炎。亦多有之。若夫治法。惟有待期而已。卽如兩眼羞明。病室宜稍黑暗。將頭向窗睡臥。早晚以攝氏三十五度之微溫水洗浴。浴後塗擦石炭酸軟膏。軟膏製法。石炭酸五瓦。羊毛脂、猪油各二十五瓦。調和卽成。皮膚上塗擦此項軟膏。便覺寒冷爽快。皮膚且有消毒之效。是一舉而兩得也。惟洗浴可以聽便。有不宜者。去之亦得。又如便祕。可隨服蓖麻子油、或甘汞、或行灌腸。每次食後。宜用百分之三鹽剝水含漱。欲防炎症蔓延於口、咽、喉腔、並歐氏管等。則宜用牛乳、肉湯等流動性食物。至落屑期。宜常塗橄欖油、肝油等。

風疹

風疹之原因症狀及療法

武志道

原因　風疹之由來。與痲疹同。多侵襲小兒。以春夏爲尤甚。有強烈之接觸傳染性。其傳染毒素。迄今未明。其發生較痲疹爲少。亦有以風疹不爲獨立傳染病而視爲極輕微之痲疹者。然一次感染。常永久免疫。故無再發之虞。

症狀　風疹之潛伏期。平均二星期乃至三星期。其前驅期。則常較短於痲疹。以全身倦怠、顏面蒼白、食慾頓減、睡眠不安始。繼則生鼻炎、結膜炎、輕咳、氣管炎、或咽頭之微痛等。時而徵輕度之發熱。體溫昇至三十八乃至三十九度。旋爲發疹期。發現皮疹。初達於顏面。漸移頸部。更蔓延於軀幹上下肢。其色初呈淡紅。後轉赤色。爲豌豆大類圓形之斑。每個分離。其間皮膚殆無變化。是起因於限局性皮膚充血者。不外薔薇疹。此斑疹僅以一日而達於極點。二三日而已消失。但此斑既現於軀幹。則顏面褪色。疹斑褪色後。皮膚每見輕度剝離。而一二週間。於疹斑部位。貽留蒼白色或帶褐色之小斑。

療法　在輕症者。可不加治療。至發疹期內。可使就蓐。或更與以清涼之劑。

丹毒證治要略

吳大柯

丹毒俗名大頭瘟。概由創傷傳染。至器具空氣亦可爲其媒介。其病原菌爲丹毒連鎖狀球菌。初從皮膚或粘膜混入。後達淋巴管而蔓延全身。因其傳染部位之不同。有皮膚丹毒、粘膜丹毒、及產褥熱丹毒之分。初起時約一至三日之潛伏期。俄然惡寒戰慄。體温達四十度以上。並發頭痛、倦怠、食慾不振、惡心、嘔吐等症。數小時內或一二日後。始現於皮膚。多先生於顏面。皮膚呈鮮紅色而腫脹。灼熱疼痛。且帶光澤。漸成浸潤。邊緣境界判然。前進甚速。往往由鼻而頰、而眼瞼、而耳翼、甚至全顏面。附近淋巴腺腫痛。更進則侵襲髮際。或項。或軀幹。然不常覩。此外咽頭喉頭粘膜亦間有之。患者自覺頭痛、煩渴、不思食、昏睡譫語、或併發他症。促成危險之勢。苟無異常變化。雖在重症。亦不過一二週之經過。即可退炎退熱而全愈。輕症祇需四五日。故其豫後。無續發症者。概屬佳良。然治愈後。每經若干日。又重行再發。時起時愈。反覆不已者。是謂之常習性丹毒。蓋其病原菌之未能澈底盡除耳。其治療法。在西醫近日有連鎖狀球菌血清。及丹毒注射液等。以殺滅其病原菌。發熱之際。使之安臥。內服酸性飲料或瀉劑。心臟障礙時。與以强心劑。局部施以冷罨。或冰罨。或塗敷油膏。在中醫內服以普濟消毒飲。（黃芩、牛蒡子、黃連、元參、甘草、桔梗、板藍根、升麻、柴胡、馬勃、連翹、陳皮、殭蠶、薄荷、）喉部腫痛。吹以冰硼散。綠袍散。面部赤腫處。敷以清涼消毒散。（白芨、乳香、雄黃、天花粉、麝香、烏藥、山慈菇、黃蘗、各等分。研細末。雞子清和蜜水調敷。）待其大便內結熱甚。方以大黃下之。

痘瘡

痘之沿革攷

沈敬文

痘之起源。諸說紛紛。莫衷一是。然考諸各家。證以事實。痘之發現於中原。卒不能過一千五百年以上。且按泰西歷史學家稱疫疹之進入於歐洲。爲基督紀元後六百年。則東西之被侵斯疫。其相差亦無幾也。據英醫拉哥德氏之報告。謂痘入中原。約已二千餘年。又德之名醫黑爾希氏。其論痘發源於東亞。引摩內之說。稱中原當基督紀元前一千二百二十二年建武之世。卽有痘疫。是以非獨年數之距離甚遠。且建武乃年號。非可言世也。而西密氏又有一說。謂痘當漢朝始見於中原。時值基督紀元前二百年至後二百年。按建武紀元最先見於史者。爲東漢世祖年號。正當基督紀元後。似與上說相似。亦有云痘瘡之入中國。實由馬伏波擊南夷時感染攜回。其說雖可信。然無所稽。傳稱馬援擊交趾歸兵士疫死者十之五六。是否爲痘。亦無佐證。由此觀之。漢以前實無痘證也無疑。自永徽四年。從西域東流遍於海內。以建武中於南陽擊虜所得。呼爲虜瘡。恰如痘瘡。痘瘡之得載於方書。實以此爲始。據謂虜瘡亦始於建武。而後世稱痘始於光武之世。或亦以此。然所謂建武年者。乃齊明帝之建武。非漢光武之建武也。自五胡亂華以後。西域中原交通頻數。其時痘瘡。早爲疫於印度。因乘機而東及中原。攷其時代。正西歷紀元後四百年也。其時痧痘一科。在醫經亦全未知名。迨隋巢元方著病源候論。始列於天行病。謂之天行豌豆瘡。千金方外臺祕要皆列之。宋金元之書。猶或泛稱瘡疱。元以後始漸有痘科專書。其辨證始日益精詳。且設有專科焉。然考其醫籍。觀其沿革。唐以前僅有膚瘡豌豆瘡之名。不視爲疫。故醫人對之殊甚淡漠。唐以後於顱顖科皆言痘疹。且有胎毒之論。至云時至即發。至貴極賤。莫不皆然。可知痘證。在爾時傳染始遍於小兒矣。故元時乃有天瘡之名。(見朱丹溪原痘賦)至此痘科與斑疹痲瘄等。始畫然有別。而近世則更視爲可怖之傳染病矣。

痘瘡新篇

李健頤

古人云:「走馬醫風寒。回頭看痘疹。」是治風寒易。而醫痘疹難也。夫治痘瘡者。專在診斷之明。用藥無訛。即可高枕候愈。否則病隨時變。藥用板方。倉卒之間。變證叢生。爲禍之烈。豈不懼哉。鄙人因鑒於茲。潛心研究。乃知診斷痘瘡之法。非爲分門別類。條分縷晰。眞莫能明其底蘊。不揣譾陋。撰述痘瘡新篇。專詳診斷辨證之法。及原因病狀預防。末附藥方歌括。計分九節。切實論列。未雨綢繆。誠爲治痘之寶筏。保赤之善本也。未知當否。望海內諸君。匡予不逮。感何如之。

一　原因

小兒受胎之時。乃母五臟之液所養成形。其母不知禁戒。縱情厚味。好啖辛酸。或食毒物。其氣傳於胞胎之中。遂發爲痘疹。然亦屬天行時氣。市廛村落。互相傳染。輕則俱輕。重則俱重。雖有異於衆。亦僅十之一二而已。又豈可概謂胎毒哉。

二　病狀

初起發熱。煩燥。臉唇紅赤。身寒而痛。乍寒乍熱。噴嚏呵欠。喘嗽吐痰。嘔吐惡食。或竄眼驚搐。或口舌咽喉腹俱痛。或煩燥狂悶昏睡。或自汗。或下利。或發熱。或不發熱。症候多端。大概第一二日。有紫斑。或紅斑狀之邱疹。發於下腹。及大腿內面。爲發熱期。至第三日終。或第四日之始。全身症狀減輕後卽入於出痘期。始有紅色之蕾疹叢生於面部。繼及背部四肢。痘出第三日卽爲水泡。三四日間。周身發赤腫。變成濃泡。爲灌漿期。至十日十一日。膿泡漸次收乾。身發微癢。爲回漿期。至十二三日。膿泡收乾。結爲靨疤。爲收靨期。以後經三十日。或三十六日。痂皮始行脫落。面部遺有圓形之瘢痕。爲脫痂期。然此症有順。有逆。有惡候。有死證。要不外發熱見點出痘灌漿收靨脫痂六者。而終之還元而已。宜於診斷時。細心研究。庶不致誤矣。

三　診斷

(一)望色　小兒體肥者。形盛也。體瘦者。形衰也。目中之神瞭亮精彩者。神强也。目不瞭亮精彩者。神弱也。痘頂凹陷。手摸過。多見軟薄者。氣虛也。痘色淡白。手摸過。隨卽轉白者。血虛也。痘囊板實不活動者。根脚緊束堅硬不鬆者。爲裏實。痘已出復陷入內者。痘正灌漿卽收靨者。痘已灌漿日久不靨者。皆裏虛也。身發壯熱。面唇皆赤。舌上乾燥。煩躁不甯。神昏譫語。吐血衂血。痘色紫黑焦枯者。屬陽熱。身肢不熱。口鼻皆冷。面唇爪甲現青白。四肢厥冷。痘色灰白。根脚無暈紅者。屬陰寒。

（二）聞聲　聲音雄壯。氣實也。聲音微細。氣虛也。痘當灌漿而音啞者。此喉中有痘。礙於氣道。待外痘外靨。而內痘自消。可不施治。未灌漿而音啞者。毒壅肺竅也。

（三）問證　1飲食否？飲食如常。胃實也。不能飲食。胃虛也。2發熱惡寒身痛否？有發熱惡寒身痛者。屬表症。3有汗無汗否？有汗為表虛。表虛者。則痘平不起。塌癢無漿。或潰爛。或膿水浸濕不乾也。無汗為表實。表實則痘閉塞不出。或稠密叢雜灰白紅赤晦暗也。4有大便腹痛否？大便祕腹痛者。為裡實。下利腹不痛者。為裡虛。5小便何色？小便紅色。為實熱。小便青白。為陰寒。6喘否？初發熱至出齊之後。見有噴嚏鼻啼而喘者。為風寒客肺也。痘灌漿至半足。忽倒靨而喘者。中氣大虧。又有食痰積肺上沖作喘。泄瀉後元氣下陷脾氣不足而喘也。7嘔吐否？痘初出嘔吐者。是火邪犯胃。毒氣上騰。自起脹至收靨嘔吐者。是瘡集咽門。吞嚥不利所致。8咳嗽否？初起咳嗽者。是肺中感受風寒。自起脹至成漿而咳嗽者。是喉間有痘。喉管狹窄。痘收自愈。不必服藥。結靨後咳嗽者。乃衛氣虛弱。腠理開張。風寒襲入肺臟。或肺臟有餘毒也。9渴否？初起大渴者。裡熱甚也。痘出稠密色艶作渴者。血熱甚也。成漿口渴者。由於津液外泄。或脾虛內傷津液也。10煩燥否？痘未出而煩燥。為表鬱。痘已出而煩燥。爲血熱。灌漿時頂平淸稀而煩躁。爲氣虛。收靨後而煩燥。爲血虛。11身癢否？痘纔出而身癢者。此毒氣欲出。腠理嚴密。其火毒遊溢往來。故不時作癢。灌漿時痘色淡平場。便溏懶食。漿淸作癢者。脾弱血氣虛也。漿斂而作癢者。膿成毒化。榮衞和暢也。12身痛否？痘初出身痛者。因毒未發透。痘出稠密作痛者。毒甚血熱也。收靨時痛甚悶亂者不治。13寒戰咬牙否？初熱時寒戰咬牙者。因火毒留於經絡之中。邪正相爭。欲出不出也。見點後痘色紫赤。大便祕。小便濇。煩躁口渴者。屬實熱。若胃熱則咬牙。肺熱則寒戰矣。灌漿時膿色淸稀。大便溏。小便長。身冷不渴者。屬氣血虛。若氣虛則寒戰。血虛則咬牙矣。

（四）診脈　痘瘄自發以至起脹。毒從內出。爲陽候。其脈宜浮大而數。不宜沉細而遲。收靨之後。毒從外解爲陰候。脈宜和緩。不宜洪數。但要和平有神。切忌虛大無力。若見浮而無根。皆爲死候。

四　决寒熱虛實例

（一）發熱　表熱則惡寒而無汗。裡熱則有汗。小便短澀。大便燥難。發熱時神昏悶亂妄言。毒伏於心也。喘滿氣急。毒伏於肺也。腹痛。毒伏於脾也。腰痛。毒伏於腎也。不食不眠。毒伏於胃也。驚搐不止。毒伏於肝也。不時乾嘔。失血吐血。尿血。毒火內攻也。

（二）見點　痘已出齊。猶身熱不退。此熱毒甚也。痘已見點。復隱伏不現。此毒陷內攻也。發熱不待三日。其痘一齊湧出。此毒火甚烈也。

(三)起脹　痘當起脹時。平扁不脹。頂陷不起。此毒熱傷發。更有因風寒外束。滯熱內鬱。使毒不得透發而起也。

(四)灌漿　灌漿時板硬乾黃。毒甚凝結血分也。灰白黯滯。毒甚氣滯也。痘色紫黯。毒甚血不化膿也。地界紫色。痘形焦黑。毒灼血液也。根脚暈紅色淺。血不足而虧少也。頂陷不起。灰白無漿。血不充盈也。痘皮薄。漿清。根無暈紅。氣血虛縮也。

(五)收靨　如漿皮嫩難斂者。元氣不足也。潰臭欲赤難斂者。毒甚也。漿浸潰難斂者。濕甚也。靨速寔燥早斂者。火甚也。

(六)結痂　痂乾燥不落者。爲血分熱。圍痂浸淫。爲濕邪甚。半掀半連。爲肌表熱。癜紫黑焦。爲毒未清。若赤而凸起。爲風熱甚。白而凹陷者。氣血虛也。

五　預防

天花之症。最爲獰猛。人人已盡知之。計自古時迄以今日。人類之中。不已將犧牲幾千百萬之生命矣。救之無策。避之不能。每當其流行之時。世界人之心理中。咸感有觸發滅亡之怖。即幸而得生。一則亦必遺醜容。致不完具。成爲畸形。終身沉於苦海之中。遺禍之烈。殆罕有與其匹者。然此宜如何補救之。曰。惟預防爲上。故小兒之先。亟宜種痘苗。及至天花流行時。宜常服三豆飲。或金銀花湯。并戒吃暈腥毒質食物。庶不致蔓延爲害。

六　預後

(一)發熱　發熱時。身無大熱。腰腹脚膝不痛。過三日纔見紅點。又堅硬礙指。此爲吉症。不必服藥。發熱之時。渾身溫熱。不時發驚者。痘自必經出也。爲吉症。然亦有痘前驚而終凶者。未可言吉。發熱之初。腹中大痛。腰如被仗。及至出痘乾燥。而前痛猶不止者。又初發熱一日。遍身現紅點稠密。如蚤種。摸過不礙指者。預後皆不良。初發熱時。頭面一片紅如臙脂者。六日後死。初發熱時●用紅紙醮油點火照胸前。皮肉裏紅如一片臙脂。或遍身皆成紅塊者。八九日後死。

(二)出痘　凡小兒發熱三日之間。熱退身涼。涼而復熱。熱而復涼。然後報點。痘從口角顴骨上兩兩三三成對。至三四五日出齊者。順兆也。其或發熱只一日。或二日。即見紅點。或吐瀉腹痛。或戰慄身溫不食昏臥。三四日痘不起。不光澤而慘暗不明。根窠白色。皆虛寒之候也。可治而愈。苟發熱太甚。煩燥悶亂。喘急不食。熱而復涼。一齊突出。紅紫黑雜色不一。且不光潤。爲表中實熱。預後不良。出痘時。頭面稀少。胸前背上皆無根窠。紅潤頂突礙手。如水珠光澤者吉。不須服藥。出痘時。煩燥不寧。腰腹痛不止。口氣太臭。紫點者死。亦有出青斑如藍靛色者。亦死。出痘時。色白皮薄而光。根窠全無紅色。或根帶一點紅。三五日即長如栗荳大。此痘決不能灌漿。久後成一包清水。擦破即死。不可因其好看。妄與下藥。出痘全不起頂。又頂如湯泡。或如燈草火燒之狀。十日後癢塌而死。痘出時。起紅斑如錦紋者。六日死。遍身如蛇皮者死。出痘時。黑斑如痣狀。肌肉成黑塊者即日死。

(三)起脹　痘瘡放標以後。漸漸起脹。先出者先起。後出者後起。微黃光澤。根窠明潤。面目漸腫。能食無雜症者。又鼻有涕。口有涎。眼有淚者。預後皆良。起脹時。根窠全然不起。頭面皮肉紅腫如匏瓜之狀者。起脹時。遍身痘頂皆黑。其中有眼如針孔紫黑者。起脹時。遍身痘陷伏腹中膨脹不能食。氣促神昏者。六日內。痘尚紅紫。頂滿者。起脹時。腰腹痛遍身紫點如咬蚊。全不起脹者。起脹時。黑陷悶亂。神氣昏暗者。皆預後不良。

(四)灌膿　灌膿時。根窠紅潤。膿漿滿足。如黃蠟色。二便如常。飲食不減者。預後良。灌漿時。純是清水。皮白而薄。與水泡相似。三四日後。抓破而死。灌漿時。痘中乾枯全無活血。此名空痘。不治。灌膿時。吐利不止。或二便下血。乳食不化。痘爛無膿者死(若二便不下血。猶可用止瀉健脾之藥。)。灌膿時二便閉。目閉聲啞。腹中脹滿。肌肉變黑者死。

(五)收靨　結靨時。色轉蒼蠟。一二日。從口唇四邊結靨。由胸腹收至兩腿。然後脚背和額上一齊收靨。預後良。結靨時。遍身發痒。抓破無膿。皮色如豆殼乾者。結靨時。寒戰手足顫掉咬牙噤口者。預後不良。

(六)落痂　落痂後瘢痕雪白。全無血色者。預後不良。急宜補氣血養脾胃。庶可挽回。

七　類證辨別法

眞痘與水痘不同。水痘病狀甚少。發熱第二天便出。出時翌日卽收。一起便有水泡。內無格數。不如眞痘內多間格也。此痘以幼年八爲多。出時每在背後。又與楊梅疔相似。楊梅疔之生。先有硬痛。患時頭髮剝落。口內喉嚨粘膜具有破損。出時全身皆有。其色如黃銅。不覺癢。水痘則無此患也。天花流行時。倘覺發冷。或頭痛腰痛。及嘔吐。此即天花症。又初出時。常與痲相類。但痲每由傷風而起。眼睟發炎。無頭痛腰痛之患。眞痘亦與不同。又初發熱時與傷寒相似。傷寒從表傳裡。只見一經形症。痘瘡從裡出表。而五臟之證皆見。如身寒頭痛。(太陽經)乍寒乍熱。(少陽)噴嚏。(肺經)呵欠。(脾經)腰痛。(腎經)嘔吐。(胃經)此與傷寒所異之點。醫者宜細辨之。

八　治法

治痘之法。惟當察其表裏虛實寒熱六者而已。如外重則活表爲本。內重則治裡爲要。寒者溫之。熱者平之。虛者益之。實者損之。一二日宜托表解毒。使痘易出。亦有氣弱而不能出者。當微補其氣。氣和則出快。初不可用者。恐腠理一密。則痘難出也。四五六日。宜清涼解毒。使痘易長。清涼則無血熱枯腸之患。解毒則無壅滯黑陷之害。六七九日。以貫漿爲主。當溫補氣血。氣血流行而成漿自易也。十與十二日。以收斂爲主。大和氣血。溫脾利水。使痘易牆。此治痘之常法。亦有先期而速。後期而遲者。豈可執一以治之哉。苟痘未盡出而淸涼。則痘得寒而凝滯。熱毒未解而溫補。則毒蓄而不能化漿。痘出輕少。不可過表。恐成斑爛。或乾紅紫色。急宜疎利。不然必成黑陷。三四日內。痘出至足下爲齊。苟未盡出。於解毒之中。宜兼發散。若專用寒涼。則痘遏滯不出。七八日之間。毒未盡解。於溫補之中。又兼解毒。若偏於燥劑。則毒盛不能化漿也。十一二日之間。漿未滿足。必大補氣血。略兼解毒。不然。恐有癰毒疱瘡之患。此變通之妙。要在隨時權衡也。至於靨後不過愼風寒。節飲食而已。治痘者。必於六日之前。而斟酌以用藥。則輕者可以高枕候愈。而重者可以扶危而奏清矣。

藥九 方附歌

(一)發熱期用方

▲十神解毒湯(治發熱煩躁。昏眩。痘密。爲著重。或熱甚者。皆宜此方。)

十神解毒牡丹(皮)紅(花)。桔梗生(地當)歸赤芍(川)芎。大腹(皮連)翹通(草)燈草共。三朝血熱奏奇功。

(加減法)身熱壯盛、加葛根前胡。毒盛綿密、加荊芥牛蒡。渴、加花粉竹葉滑石。小便尿血、加犀角山梔。大便黑、加犀角黃連桃仁。吐血乾嘔、加黃連犀角。發紅斑、加犀角黃芩黃柏山梔元參。小便赤、加山梔。小便短澀、加豬苓澤瀉。小便祕、加滑石瞿麥。大便祕、加枳殼大黃。煩躁、加麥冬花粉。煩渴狂言譫語、加知母石膏麥冬。咽喉痛、加甘草牛蒡荊芥。泄瀉、加豬苓澤瀉防風。嘔、加橘皮半夏。

▲羌活散鬱湯(治表熱壅盛。不得透達者。)

羌活散鬱(白)芷荊(芥川)芎。紫(草)桔(梗連)翹甘(草)地骨同。大腹(皮)鼠(粘)防(風)燈草共。氣粗熱湧顯神通。(加減法)初發身壯熱腮紅面赤皮燥咳嗽喘急、加川貝。煩渴、加花粉干葛。腹脹喘急鼻塞面赤若怒、毛直皮枯、加麻黄。便祕、加當歸枳殼。甚則加大黄。嘔吐、加竹茹茯苓橘皮。禁用生薑丁香木香半夏。泄瀉、加升麻。禁用白朮茯苓。喘嗽惡風、加桑葉紫蘇。失血、加犀角黄連生地。小便赤澀、加滑石山梔生地赤芍。鼻衄、加紫草犀角。驚悸、加木通山梔。搐、加青皮。不思飲食、加山查。傷食、加山查麥芽神麯。見點二三日間、出不快利、加鼠粘蟬蛻、名透肌散。煩紅赤色、加生地紅花丹皮、去白芷防風羌活。

▲滋陰潤燥湯（治初發熱口渴者。由熱毒內蒸。及誤服辛熱之葯。與咽喉腫痛。口舌生瘡。眼赤腫痛。）

滋陰潤燥湯連翹。（赤）芍（生）地（黄）芩（山）梔（當）歸木通。荊（芥）薄（荷）花粉牛蒡子。咽喉腫痛痘瘡消。

▲清金攻毒散（治痘毒壅于脾。聲音不清。喉痛煩渴。壯熱痘不起者。或初起熱甚。便祕煩滿腹痛者。）

清金攻毒（荊）芥前胡。（甘）草（桔）梗（山）豆根枳殼扶。蟬（退）查（僵）蠶（牛）蒡大黄草。脾經壅熱喉痛宜。

▲歸宗湯（治同上）

形實無表毒火方。所以歸宗王大黄。（生）地（赤）芍（山）查青（皮木）通（牛）蒡（荊）芥。壯熱爪紫厥肢涼。

▲清肌透毒湯（治痘瘡已發未發。爲風熱所感。腠理阻塞者。或初見泄瀉腹痛者。）

清肌透毒湯前胡。（桔）梗（荊）芥（山）查蟬（退甘）菊（甘）草扶。再益生薑透肌表。爲風所感阻肌膚。（初發熱見泄瀉腹痛。加茯苓川楝參。）

▲攻毒飲（治初發熱時。發狂煩躁譫語者。是毒盛熱盛所致。）

攻毒飲(石)膏(黃)連木通。紅花犀角丹皮同。牛蒡生地青皮(燈)草。荊芥地丁火毒攻。(如夾斑熱甚者。或兼用化斑湯亦可。)

▲麥門冬湯(治痘未出而煩躁咽痛口舌生瘡者。)

麥門冬地(黃)芍當歸。痘症誤嘗溫燥非。血耗津涸便轉實。勿爲火症誤更衣。

▲大連翹飲(治發熱七日後咬牙者。因陽明胃熱所致。)

大連翹飲(荊)芥防風。赤芍(當)歸柴(胡甘)草木通。蟬(退)滑(石)黃芩梔子共。紫茸加入最有功。

▲四順飲(治同上)

四順清涼草大黃。當歸赤芍共稱良。氣粗熱閉須煎服。熱瀉還須入木香。(小便不通者。加木通燈心。痘疹餘毒壅滯泄瀉不止者。加煨木香、煨大黃、或石膏知母。)

(二)見點期用方

▲消毒快斑湯(治發熱三朝一齊湧出者。此毒太盛。)

消毒快斑(湯黃)耆木通。元參(當)歸(白)芍花粉同。荊(芥連)翹桔梗牛蒡共。再益前胡與防風。

▲冰肌散(治痘一齊湧出。服此復能斂入。)

冰肌散用柴前胡。(山)梔(黃)柏(黃)芩(黃)連犀角扶。地骨丹皮(連)翹澤瀉。痘瘡擁出可轉樞。

▲降癰活命飲。加葛根生地荊芥方。(治過期五六日始出者。此氣血兩虛。)

即當歸黃耆銀花天花粉葛根生地荊芥。

▲保和湯（治如服十神解毒湯後。見點三四日不易長大粗肌者。）

保和湯內（生）地（西洋）參紅（花）。紫（草）桔（梗山）查（川）芎草木通。糯米燈心與（生）薑水。十神服後用催膿。

▲透肌散（治如服散鬱湯後。不肥大不成漿者。）

透肌散與保和同。紫（草）桔（梗山）查（川）芎（甘）草木通。蟬（退）鼠（粘洋）參陳（皮）燈草共。羌防服後助成膿（便澀腹脹。加大腹皮。紫紅不潤。加當歸蟬退。陷塌加黃耆。痛加白芍。不勻加防風。水泡加白朮酒芍。嗽加五味麥門冬。渴加麥門冬。）

▲紫草化毒湯（治痘出時。外感風寒而出不快者。）

紫草化毒（湯）升麻陳（皮）。甘草紫茸葱白珍。痘出不快熱擁盛。小便短赤木通遵。

▲巽攻散（治經泄瀉之後。裡虛不能快出者。）

巽攻散用桂（洋）參（茯）苓。（厚）朴（草）果（當）歸（白）朮木香丁（香）。附（子）半（夏）爲臣薑共棗。頭溫足冷妙如神。

▲鬆肌通聖散（治痘如蚊迹蚤斑蛇皮蠶殼者。）

鬆肌通聖（散）羌（活）荊（芥防）風。紫（草赤）芍蜂房（山）查木通。牛子紅花紫地（丁）草。青皮胡荽蘆筍同。

▲金蓑化毒散（治痘毒內伏。啼號不已。幷治發癰發疔者。宜將此散調蜜服。若搔傷擠簇堆聚黑點臭惡乾焦紫黑板乾等症。悉用此散調入胭脂。內用綿紙做如膏藥樣貼之。）

金蓑化毒散雄黃。川貝花粉沒（藥）乳香。珍珠赤芍牛黃（甘）草。黃連冰片大黃匡。

▲猪尾血膏（治痘倒靨。心神不安。）

猪尾（膏）辰砂與麝香。猪尾滴血爲膏營。痘瘡倒靨不甯證。引下宜與木香湯。（或加冰片一分。）

▲調肝散（治見點一二日眼內紅筋縈纏多生眵淚者。）

調肝散用（甘）草犀（角黃）耆。胆草鉤（陳瓜）蔞桑白皮。麻黃玉竹大黃共。痘疹太盛入眸翳。

▲羚羊角散（治痘後餘毒不解。上攻眼目。生翳羞明。眵淚俱多。紅赤腫痛。）

羚羊角散（芒）硝黃耆。草决（明黃）芩（大）黃（車）前子隨。羚角升（麻）防（風）煎熱服。羞明生翳目紅宜。

▲四順飲（熱甚腹脹煩躁悶亂而出不快者。）▲攻毒散（治痘出揮身瑣稠密者。）

（三）起脹期用方

▲保元湯（治過期不起臟腑虛弱者。）

保養諸湯首保元。（洋）參（黃）耆（肉）桂（甘）草四般存。大人虛損兒科痘。三氣持剛語不煩。（出不快、加升麻。泄瀉加苓朮。便燥加當歸。氣滯加陳皮。痘不斂、加白芍。喘急加杏仁桔梗。若表實則去耆。裏實則去參。中滿則去草。內熱則去桂。又當隨症變化矣。）

▲五毒丹（治痘黑陷倒靨。乾枯不起者。）

黑陷乾枯奪命丹。牛黃梅片蟾酥探。硃砂雄黃猪尾血。每服一丸（薄）荷湯餐。（如痘形扁塌。色枯黑。此毒甚壅遏不能出者。宜化斑湯。加紫草。送此丹一枚。）

▲加味犀角散（治痘已出不勻。心煩壯熱。口舌成瘡。）

加味犀角（散荊）芥防風。桔梗升麻牛子同。甘草麥冬平煩熱。不勻痘勢口瘡攻。（如痘出稠密。是毒太甚。加當歸赤芍生地桃仁紅花。）

▲四聖散（治痘疹出不快。或倒靨。）

四聖散中紫草茸。木通枳殼炙甘（草）勻。痘瘡不快出又沒。倒靨因干風熱侵。

▲四聖丹（治痘瘡先有水漬。忽然乾枯黑陷者。急用針刺破吮血出。再以此丹。或胭脂汁塗四圍。內服獨聖散。人牙散。其色轉紅者吉。）

四聖丹中梅腦希。珍珠豌豆黑餘（灰）依。油脂調塡痘瘡上。膿毒轉成紅活機。

▲獨聖散（治痘陷不發。乾枯黑色。而神欲絕者。服此漸甦。）

用川山甲一味湯洗淨。炙令焦黃色。爲末。每服五分。入麝香少許。煎木香湯調下。或紫草湯加酒少許調服。

▲人牙散（治痘不起。灰白。其色轉紅者吉。）

人牙(好者燒灰存性)研爲末。加麝香少許調下。

▲百祥丸(治痘黑陷大便秘結躁煩悶亂者。)

痘瘡黑陷百祥丸。大戟漿水煮極乾。研末與同原汁滴。芝蔴湯(送)服病可痊。

▲木香散(治泄瀉之後。忽見痘色灰白不起者。是表裡皆虛。)

木香散用桂參(茯)苓。腹(皮訶)勒青(皮)前(胡甘)草半(夏)丁(香)。(生)薑水共煎溫服後。表灰內泄妙通靈。

◎大連翹飲加黃耆。(治痘未至六七日驟然發出者。此毒太盛也。)◎攻毒飲。(治根窠赤而頂豔者、是火盛血熱。)◎消毒快斑湯。(治四圍起脹。而中心似好肉。未得起發者。此陽氣虧衰。)◎保元湯。(治痘色純白者。是血寒氣虛也。)◎普濟消毒飲。(治痘起脹。兼見頸項浮腫。)◎導赤散加西洋參麥冬。(治痘發時。其熱反甚。小便短少者。)◎麥門冬湯。(治起發時。身熱口渴甚者。)

(四)灌漿期用方

▲保嬰百補湯(治痘八九日。殼中出清水者。此氣至而血不隨。八九日後。本方加黃耆二錢官桂少許。并治氣虛不能灌漿。)

保嬰百補四君湯。山藥當歸(酒)芍地黃。八九日來漿足後。調停氣血是良方。

▲補漿散(治痘瘡內含清水。平塌不起者。)

補漿(散洋)參(當)歸(川)芎(炙)草耆。(白)朮(山)査山甲(枸)杞陳皮。木香羊藿筍尖(肉)桂。黃豆粜蒿糯米隨。

▲內托散（治痘當灌漿。經吐瀉之後。脈沉細手足冷者。或毒根在裡。頂陷灰白色不起發根窠不紅。）

內托(散)參(黃)耆桂木香。(白)芷(白)芍(川)芎(當)歸防(風桔)梗裏。痘頂凹陷灰白色。根窠不紅毒爲殃。

▲瀉肝散(治痘當灌漿。肝火太旺而咬牙者。或痘後肝經蘊熱目痛者。)

瀉肝(散白)芍(荆)芥靑防風。木賊蔓(荆當)歸(黃)連(甘)菊同。甘草蒺藜燈草共。肝經蘊熱目昏蒙。

▲益黃散(治誤服生冷。致腹痛泄瀉者。或胃冷嘔吐而瀉者。)

泄瀉還須用益黃(散)。靑(皮)陳(皮)訶勒(甘)草丁香。或加肉蔻木香等 薑棗同煎是神方。

四物湯(治痘內含淸水。不能成膿者。此氣至而血不隨也。)保元湯(治痘內含有淸水平塌不起者。)十全大補湯(治窠囊浮腫。中含淸水如水泡者。)四順飲(治痘成膿之時。反見大熱狂妄煩躁口渴脈數者。)滋陰潤燥湯(治灌漿時。誤服辛熱。致咽喉腫痛者。) 四聖散(治成漿之時。忽然痒者。此風熱浸蝕所致。)木香散(治元氣素弱。又兼吐瀉而皮膚作痒者。)歸脾湯(治成漿後膿血去多。心無神無所依。兼譫語者。)桃仁承氣湯(治痘已成漿。大便猶祕痛不通者。)

(五)收靨期用方

▲回漿散（治氣虛泄瀉。及元氣素弱收靨不齊者。）

回漿散中（白）芍藥（黃）耆。首烏（白）朮（炙）草（洋）參（茯）苓隨。煎加薑水溫時服。漿痂不收功效奇。

參蘇飲（治痘爲風寒鬱遏不能收歛者。）瀉白六一散（治夏月炎暑。暑熱熏蒸不能收靨者。）

黃龍湯加紫草連翹（治裏熱太甚。便祕不靨者。）膽導法（治便祕血不潤腸者。）

攻毒散（治收靨時。忽作大熱煩渴者。此裏有熱也。）保嬰百補湯加黃耆肉桂（治痘破爛不灌。元氣傷殘。不能收靨者。）

（六）結痂期用方

▲人參清神湯（治痘痂黏着皮肉不脫。昏迷沉睡者。）

人參清神湯參耆。（白）朮草（當）歸（黃）連麥陳皮。糯米薏仁（茯）苓粱共。痘痂不落迷沉睡。

▲人參養榮湯（治痘痂黏着皮肉不脫落者。）

（七）痘後雜症用方

▲三豆飲（治痘後蘊有餘毒。及預防痘病。）

三豆飲治蘊熱良。躁煩痘盛均堪嘗。黑豆菉豆赤小豆。甘草添增解毒良。

▲眞人活命飲（治痘後腫毒。）

眞人活命金銀花。（防）風（白）芷（當）歸陳（皮甘）草節加。貝母天花兼乳沒。穿山皂刺水煎嘉。

▲金華散（治痘後肥瘡疳瘡疥癬。）

金華（散）黃柏麝（香）黃丹。大黃輕粉（黃）連（黃）耆探⊙瘡濕乾摻燥油塗。兼治瘡疥用多安。

▲生肌散（治疳蝕不斂。痘後膿血狼籍不收等瘡。）

生肌散用（黃）柏黃連。五倍（子）生甘（草）地骨（皮）先。疳蝕不斂兼膿血⊙乾摻瘡上有靈宣⊙

▲走馬牙疳藥（治痘前後牙疳臭爛。）

走馬牙疳方效良⊙黃連冰片胆礬匡。硼砂中白礬梅共。研爲細粉塗抹長。

▲二花散（治痘疹已出未出⊙隱在皮膚之間⊙拌治熱證。）

二花散用梅（花）絲瓜（絡）。甘草硃砂與桃花⊙痘隱伏間熱又甚。蜜水調服是最佳。

▲奪命五毒丹（治痘黑陷倒靨乾枯不起者。）

黑陷乾枯奪命丹。牛黃片腦蟾酥探。硃砂雄黃猪尾血。每服一丸（薄）荷湯餐。

▲復明散（治痘後目痛紅絲翳膜。）

復明芎地（黃荊）芥防風。蔓子（川）芎歸柴（胡白）芷同。水酒各半煎熱服。紅絲翳膜目痛攻。

▲兎糞丸（治痘後翳膜。）

兎糞丸用甘菊花。蒺藜兎糞生甘（草）加。蜜丸引用細茶服。痘後翳膜此最佳。

以上各方串成歌括。故不能寫出錢數。爲醫者可按症審察⊙應重應輕。隨證加減施治⊙即可奏效神速。

痘症之順險逆及其治療方法之商兌

蔡百星

痘症一科。古來不少明家。宋代以錢仲湯陳文仲爲首屈一指。後世繼起者。如魏氏翟氏聶氏伍氏葉氏萬密齋翁仲仁。皆爲治痘聖手。雖主涼主溫。治法不同。大要不出活血解毒安表和中八字。此朱丹溪折衷錢陳。後世所以多宗之也。查痘之一症。粒圓似荳狀。故名爲痘。其原因由天花細菌。蘊伏於內。乘時行天氣。染受外來之天花細菌而發。故名天花。顆粒如珠。故俗呼爲出珠。王清任之言曰。『痘非胎毒。其原在血。嬰兒降生之後。胞胎內血中濁氣。仍藏榮血之中。遇天行瘟疫。由口鼻而入。從皮膚而出。色似紅花。故名天花。痘之順逆。關於受瘟毒之輕重。』(見醫林改錯)說者曰。痘科各書。俱指天花爲胎毒。清任則謂天花爲胞胎內血中濁氣。觸天行瘟疫濁氣而生。詳略不同。清任所見。似較古醫爲優。百星以新醫學之眼光視之。覺清任所言。俱屬成理。古醫指爲胎毒。亦未嘗全非。何則、蓋古醫於科學未明時代。不知痘爲素蘊之天花細菌所發生。故籠統其詞曰胎毒。清任所言。雖視古醫實更一層。但未詳知細菌學說。故但云胞胎內血中濁氣。觸天行瘟疫之濁氣而生。其實曰胎毒。曰胞胎內血中濁氣。即今日嬰兒體內所伏之天花細菌也。其曰、天行瘟疫之濁氣。即空氣中流行性之天花細菌也。前後新舊。立論雖各不同。其理則一。我國通商各埠以及內地。常有此種症候發生。預種洋痘。以防傳染。所謂上醫治未病。本屬正辦。惟遇此症時。臨床診察。辨別治療。在業醫者。未可視爲畏途。而忽焉不講。爰將平日擊稽所及。臨床治療經過。確有心得。著有成效者。爲同道諸君。一商兌之。

【何謂順痘】 發熱三日。而後見點。出齊三日。而後起脹。蒸長三日。而後膿。貫滿三日。而後收靨。放盤灌漿結痂。始終氣息和平。二便如常。乳食得下。臥睡安甯。痘少脚紅。無大寒熱。自發熱以至脫痂。循序而行。調護將息。無須妄施藥物。所謂順痘不醫而愈者此也。

【何謂險痘】 三日發熱後。或痘悶不見。或一見齊出。或出而灰白晦暗。六七日後。寒戰咬牙。哺乳泄瀉。八九日。半漿水泡。或過虛過實。搔痒乾枯。腹痛腹脹。或夾瘢夾痳夾疥。或發臭毒泄。或漿足聲啞。或尖瘦不肥。或生痘疔痘賊。種種險象。筆難盡述。治之者。審其虛實。和其陰陽。開提補瀉。活血透肌。保元補托。對症下藥。方能化凶爲吉。轉危爲安。所謂險痘非醫不愈者此也。

【何謂逆痘】 痘有十八惡症。在昔袁氏。嘗言之矣。就見標放盤時言之。症有蒙頭、覆釜、鎖口、鎖項、蛟迹、蚤斑、蠶種、蛇皮之異。就其灌膿時言之。症有黑陷、無漿、藍瘢、痒塌、面唇先腫、脚冷過膝、牙疳臭爛、飲食不入、面如胭脂、摸不碍手、之殊。就其收靨時言之。或瘡無膿血。或發痒抓破。或遍身臭爛。或咬牙噤口。翁仲仁云。凡屬逆痘不須醫。縱遇神仙難着力。所謂逆痘雖醫不愈者此也。

夫免治之痘症。與不治之痘症。既已如上所述。稍精小方脈者。當已無不知之。余所注意而不敢苟且者。則在難治之險痘。查險症治療之方藥。錢主清涼。陳主溫補。痘科專書。如準繩痘科。救世心法。痘疹正宗。活幼心法。救偏瑣言。痘科大全。玉髓金鏡錄。管樓保赤所載方藥。俱可採擇。而尤宜以活法參之。

偏涼偏溫。俱屬有害。察症辨點。尤宜小心。初發熱時。以活血、疏肌、涼血、解毒、爲宜。苟或毒盛便閉。涼膈、通聖。四順清涼、皆可採用。其屬虛寒吐瀉。理中可加丁桂。益黃亦屬神方。膚裡皮外。作癢不止。補氣之藥。須加破血。此誠臨床以來。歷驗不爽之左証也。總而言之。三日之內。實熱擁盛者。十神解毒。羌活散鬱。以及歸宗各湯。可以出入加減。六日之內。助痘成漿者。保和透肌。伍氏內托。可以一服見功。九日之內。灰白塌陷。泄瀉腹脹者。異功木香二散。參芪保元一劑。施治靡不咸宜。至於十一十二等日。別無他症。以調氣理血。資養脾胃之劑主之。保嬰百補一湯。隨症加減。厥功可以告成。語有之。走馬視傷寒。回頭看痘疹。寇宗奭云。甯醫十男子。莫醫一婦人。寧醫十婦人。莫醫一小兒。可見兒科難。兒科而至於痘疹則尤難。百星經過所得。概略如茲。業醫者。對於痘科一症。苟有特別見解。而有新學理新發明。尚希教而正之。

出血性痘瘡

張志道

出血性痘瘡。亦係痘瘡異常症之一。其發生殊甚險惡。數日間即可致死。有膿疱性出血性痘瘡。及痘瘡性紫斑病之分。前者經過強劇。以速成出血性爲其特徵。且屢伴內出血、衄血、咯血、吐血、尿血、便血等。患者即速昏曚、譫語、陷於衰弱虛脫而斃。後者多侵襲強壯人體。爲痘瘡內隱有紫斑。但亦有尚未見固有之痘瘡發現。已成急性出血性病習。招最急速之死者。然此兩症。大都不治。若在輕症。或可幸免。其症狀爲初微發熱。越一二日卽出疹，大如玉蜀黍粒。排列甚密。其疹不甚高。呈暗紅色。顆顆泡疹有界限然凸起於皮膚表面。中央陷凹。略隱痘臍。有黑色小點。周圍現紅暈。最顯著爲皮脫出血。多生於下肢。亦周身密佈紅疹者。體溫上昇。呈四十一度之高熱。漸次昏迷衰弱。後帶白色漿液。數日卽殞。其療法當高熱時切勿用表劑。否則促其快死。但斯時若清熱。恐亦不可及。惟有用通經逐瘀之法。爲最妥善。

預防天花之種痘談

樊光裕

△種痘之經歷▽　痘瘡一症。由來久矣。男女老幼。靡不傳染。昔時以此症爲人生不可或免之疾患。一若生理上所必須經過者。然但既經感染。遂有永久免疫之望。故每有於輕症流行時。故意使小兒感染以待他日天花流行時之抵抗者。當此之際。係用鼻苗將輕症患者之痂皮塞於小兒鼻腔。使得其痘氣而致發生。或將膿汁汚染襯衣俾令傳染。雖經感傳可得免疫。但被患者之身體有毒與否。有疫與否。均不顧及。而惹起重篤症狀危及生命者往往有之。然此時土耳其及歐洲諸國。咸亦通行此法。迨至西曆一七七二年英醫占那氏始注意傳染之事實。悉心研究。窮數十年。得著一書。一七九八年乃刊行於英之倫敦。以牝牛乳房上之痘瘡接種於人之皮膚。僅局部發生痘疱。其治愈後卽能免疫。至一八〇二年英之種痘者已達十萬人。而西班牙葡萄牙荷蘭諸國亦相繼播種。清嘉慶十年四月始傳至我國。初南海人邱熹者身先試種。次及家屬親戚。後乃漸及全國，

△痘苗之種類▽　（一）天然牛痘苗——一名原漿。乃將天然發生於牝牛乳房之痘疱。取其漿液而接種於人身。故又稱原牛痘漿。（二）人化牛痘苗——一名人漿。天然牛痘苗接種於人身。由其所發之痘疱苗。採取其痘漿。又名人化痘漿。（三）牛化天痘苗——以天痘之痘漿或痘痂種於牛體。使之發生痘疱而採其漿液。（四）復種牛痘苗——一名歸種漿。即將人化牛痘苗再接種於健康之牛而採得之痘苗也。（五）純粹牛痘苗——一名動物性牛痘苗。或簡稱牛痘苗。由天然牛痘苗接種於犢所生之痘疱中採得之痘苗也。以其不移植人體。故不含有人之液質。現今所用之牛痘苗即係此種。

△牛痘苗之製法▽　近世所用者爲純粹牛痘苗。茲亦就此述之。採生後五週以上完全健康之犢牛。臥位固定。剃去其下腹及上腹皮膚之毛。用石鹼清洗。再用酒精及滅菌水清拭。以滅菌亂切器作皮膚損傷。將人痘或牛痘之痘漿塗擦接種。後生水疱。四五日乃至一週。於創面用石鹼水或滅菌水細密洗滌。然後用大銳匙搔爬其痘疱而採取其內容。混入一定量之甘油。移入於特殊之磨粹器。微細磨碎組織片。斯時得飛狀液。用遠心洗澱器除去粗大之片。乃分配於細管內而封之。或更加入〇．六至〇．八%之石炭酸殺滅毒菌。收藏以供應用。

△種痘之時期及年齡▽　種痘之期多在春秋二季。尤以二三月爲最適宜。因此時天氣溫和。衣服輕便。既便於施術。又不易擦破也。年齡以生後六月至十月間爲最妥。蓋此際智識尙鈍。不感痛苦。且體質健全。抵抗力强。若延至十月以後。則種痘後之兒體顯呈不安狀態。失眠搔癢。使人難於看護。此外亦有主

張生後數日間卽可種痘者。但此說不能奉行。是因小兒之抵抗力弱。甚至足以引起許多病患。致於死亡或篤疾。倘遇特殊情形及天花流行時。雖初生嬰兒。不應慮其穉嫩。而不爲之種痘。除此可暫勿種。

△種痘法及式術▽　種痘法有二種。以種痘針塗以痘苗。而直行刺破皮膚表面者。曰刺種法。以種痘刀切割表皮。面塗痘苗。有一字切十字切亂切星切及波狀切等。就中以一字及十字切法便而較佳。故近世多用此法。種痘時須於清潔光明之處。至切種前之準備。亦有數項。(一)種痘刀須用煮沸消毒。苗盤及吹管用酒精消毒。(二)種痘部以上膊外面三角肌附着部下方爲良。亦有種於上腿內側或外側者。(三)種痘部先以溫石鹼水洗淨。次用無水酒精消毒。(四)痘苗須擇最新鮮者。(五)貯藏痘苗之細管。用酒精棉紗清拭管周。而折其兩端。用吹管將痘苗吹出。而容於痘苗盤中。以上諸準備既完畢後。則種者以左手握受種者之上膊或上腿。右手執種痘刀。刀尖塗以痘苗。爲十字之切開。長約〇・三至〇・四仙迷。僅切破表皮。至潮紅爲度。如是者約三四顆。每一距離約二仙迷。切開後再塗以痘苗。俟乾燥後。用凡士林或硼酸粉撒布。用殺菌紗布及棉花加以綳帶。或用覆網罨之亦妥。

△種痘後之經過▽(甲)局所症狀　共分五期。接種後五日內生紅斑。曰紅斑期。第八日則生膿泡。曰膿泡期。本期可食適量蔬菰冬菇菠菜魚蝦鮮荷等品。第十二日。則爲灌漿期。此時須更清潔乾燥柔軟襯衣。且忌食黃魚芥菜辛酸生冷等刺激品。至第二十一日則結成痂皮。曰結痂期。至第二十八日則痂皮自落。貽留癜痕。曰落痂期。(乙)全身症狀　初無變化。至第六七日因局所化膿。體溫始上昇至三十八至三十九

度。或達四十度。甚至呈不樂之貌。不安不眠。食慾不振。口渴思飲。痙攣。譫語。腋窩淋巴腺腫脹。直至痘瘡乾涸。始漸解熱

△種痘後之注意點▽　凡定型痘疱有二顆以上者。即爲感傳之徵。若接種瘢痕消失。或生不正之膿疱。或變潰瘍。或結痂皮者。均爲不善感之徵。

△種痘後之異常▽　（一）接種後二三日生水泡痘。易於破裂。不遺瘢痕。（二）因搔爬而病菌竄入起混合傳染。成牛痘潰瘍。（三）接種後發生濕疹謂之濕疹痘（四）因創面之不潔於接種後二三日或十日後生危險之種痘丹毒。（五）遇出血性素質者。發生出血痘。（六）接種部壞死而成壞死痘。多見於虛弱之小兒。

△種痘後之處置▽　須注意膿疱之不潔及搔爬。並爲手腕之清潔及行坐浴法等。若接種後發現異常。接種部灼熱焮腫或緊張疼痛者。可用鋅養硼酸軟膏、或硼酸軟膏薄塗於消毒紗布上。而貼於患部。再用繃帶或絆創膏綁札固定之。（但綁札固定不可太緊。）

鋅養硼酸軟膏處方

鋅養粉　一五、〇　硼酸　一〇、〇　凡士林　一〇〇、〇

右調勻塗佈用

硼酸軟膏處方

硼酸　一〇、〇　凡士林　一〇〇、〇

右調勻塗佈用

若痘瘡擦破。膿汁淋漓。疼痛搔癢。則先以昇汞棉花拭淨膿汁。再用雷佛奴耳紗布塡患部。若周圍之炎症劇烈者。再用二%硼酸水醮棉花冷罨包。俟其膿汁已無。炎症消退。再用鋅養硼酸軟膏或硼酸軟膏或沃度仿謨軟膏貼佈。但所用藥膏。須薄塗不宜過多過厚。否則創口之分泌物不能排泄。反有使創口範圍擴大之虞。若膿汁已淨。但創口之分泌物仍多時。可用阿衣羅耳粉 Airol 或沃度仿謨或代馬妥兒 Dermatol 粉撒佈。後蓋以消毒紗布而固定之。又小兒種痘以後。往往體溫稍增。約攝氏三十七度以上至三十八度以下。小兒常因精神之不安而多泣哭乖吵。似此不必憂慮。蓋此等現象。爲身體必具之反應也。又有於種痘時或種痘後。須服淸血解毒之藥者。此蓋誤矣。因種痘卽所以增加身體對於天花之抵抗力。無須再用葯以解毒也。若因痘苗之反應異常劇烈。而體溫在三十八度以上者。則須注意。蓋體溫過高。對於身體頗妨碍。是時可用淸涼劑。解熱劑。强心劑。與之內服。於必要時或須用解熱劑。之注射。但此等皆係對症療法。其目的不過減輕小兒之痛而使疾病得安然經過。以至於痊癒耳。

處方

稀鹽酸　〇.五——〇.八　安知必林(視小兒年齡而定)　單純糖漿　八.〇

水　三〇.〇——六〇.〇

右方一日六次分服

△種痘之禁忌▽　凡患急性傳染病、猩紅熱、麻疹、白喉、百日咳、水痘、軟骨症、腺結核、肺結核

、消瘦症、並呼吸系及消化系症等。均不可施行。他如患皮膚濕疹、膿泡疹、梅毒、耳炎、眼炎等。亦在禁忌之例。因種痘後常有發熱等反應。此等反應。易使上述各病進行。或有惡劣影響故也。

△種痘後之免疫性▽ 因人而異。平均約在七年至十年。其免疫力。即逐漸減小而消滅。

△復種▽ 有謂三年一種者。有謂十二年一種者。最好在十年以內再種一次。其再種後之經過。較初種者爲輕快。種後二三日即生結節及水泡。五六日成熟。七八日則生痂皮。者已有免疫者。則第一日接種部發赤及瘙感。水泡形成後。數日間即可消散。

水痘

水痘之治法

楊正初

水痘亦急性傳染病之一。惟僅發生於兒童。其傳染徑路。概由學校或遊戲場中。與患斯症者直接觸染而起。然空氣亦係媒介之一。共分散在性、流行性、及地方性三種。每與麻疹、猩紅熱、疫咳等同時流行。故不易識別。但一回罹病後。可獲免疫性。不致再患。其潛伏期約二週。病者呈蒼白色。易涕泣。不思食。微發熱。其特徵爲發疹。初現於顏面。繼及軀幹、四肢。持續最久者。約二三週以上。易出易痞。是其特性。發現時先生赤色類圓形之扁平丘疹於皮膚面。達豌豆大。表皮隆起。成水泡。中央陷凹。水泡內容。初爲透明漿液。漸成不透明乳液狀。或稍帶膿性。三五日後。水泡乾燥。成灰色或類褐色之痂皮。又經三至七日。痂皮剝落。而不遺瘢痕。至水泡之數。殊無定規。甚至除皮膚外。粘膜面亦有發現者。就中以舌、口蓋、及咽頭粘膜爲最多。喉頭粘膜、結膜、包皮、陰唇等亦間發生。各個水泡。色白隆起。而繞以紅暈。全身症狀不甚顯著。僅覺皮膚灼熱瘙癢而已。但有於皮疹發現時。來中等度之體溫昇騰。全身症狀隨之顯著者。在小兒每發譫語。呈全身搐搦。他如末梢淋巴腺腫脹。及帶壓痛性。亦往往有之。本病之全經過。蔓延最久者約在四週以上。然均爲良性。危及生命者甚尠。其治療法。可行攝氏三十五度之微溫浴。每朝夕洗浴一次。撰取易消化之食物。即無熱時亦使之靜臥。在發疹時。可用輕劑解之。如左方。

一、麥湯散

地骨皮　滑石　甘草各五分　甜葶藶　麻黃　大黃　知母　羌活　人參各一錢

右剉散　每服二三錢　水一盞　小麥七粒煎至六分　不拘時分溫二服

二、麥煎散

滑石　地骨皮　赤芍藥　石膏　白茯苓　杏仁　知母　甘草　炒葶藶子　人參各五錢　麻黃

（去節）一兩半

右爲末　每服一錢　麥子煎湯調下

若心悶煩燥、發熱、及大小便澀、口舌生疹者。通關散主之。若水痘夾黑水流出。或手足發冷者。前胡、甘草、生地、元參、連翹、茯苓、木通、蟬蛻、麥門冬、川芎、陳皮、當歸、生薑、水煎服。

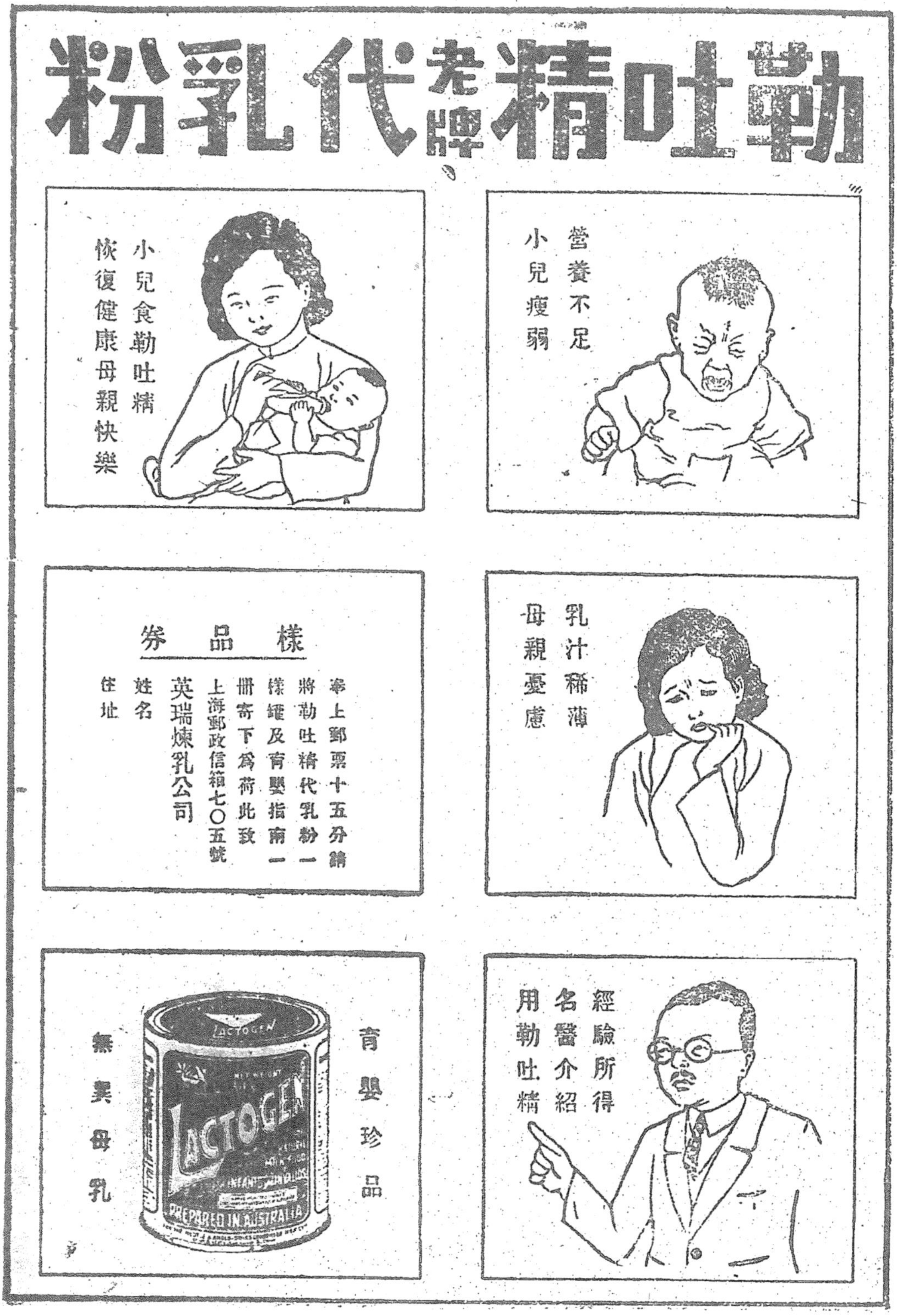
勒吐精
老牌
代乳粉
小兒食勒吐精
恢復健康母親快樂
營養不足
小兒瘦弱
樣品券
奉上郵票十五分請
將勒吐精代乳粉一
樣罐及育嬰指南一
冊寄下爲荷此致
上海郵政信箱七〇五號
英瑞煉乳公司
姓名
住址
乳汁稀薄
母親憂慮
育嬰珍品
無異母乳
LACTOGEN
PREPARED IN AUSTRALIA
經驗所得
名醫介紹
用勒吐精

瘰癧概論

瘰癧一症。分急性慢性兩種。急性者發之暴。易生而易潰。故易治。慢性者。發之緩。既生之後。堅硬難消。故不易治。初起之時。間有作痛。但多數不覺痛苦。而經過時間既久。其形腫大。其數亦增。後或化膿潰爛。或竟變爲危險重症。本品集合中西醫學之結晶。而爲專治瘰癧之特效藥。特詳明其原理如此。

痰癧

(原因)痰涎壅滯。平素濕重多痰。肺胃之氣。不能清肅。或因感受外邪。或精神上受忿怒之戟刺。氣血鬱而不行。致淋巴腺脹大。

(病狀)初起項間。生一小核。或數核。在皮裏膜外。不覺痛癢。皮色亦不變異。日久漸大。終則成膿腐爛。又有謂之失榮者。生於背上。或耳後。初起腫核。日漸腫大。堅硬如石。推之不移。按之不痛。半載一年。方覺隱痛。久亦爛潰。

(治法)痰瘰之病。治之最易。以本品瘰癧金丹。每服二粒至四粒。以仿單所載之服法。按法服之。一星期後。即能全愈。惟失榮之症。最爲難治。但用本品瘰癧金丹治之。亦能防止其脹大。使其日漸軟化。實急救之良法也。

濕癧

(原因)天氣亢熱。感受暑濕之邪。搏結血絡。凝滯於淋巴腺內。發爲瘰癧。

(病狀)此症不紅不腫不硬不痛。推動滑軟。多生頸項肩背。腰股亦有生者。形如梅李。久亦紅腫潰破。

(治法)通治痰癧。宜小胃丹或控涎丹等。但藥位既多。配合非易。反覺煩而無當。不如用瘰癧金丹。最爲效而功速。

氣癧

(原因)憂思恚怒。肝家鬱火。困遏不舒。血液循環上發生障礙。凝結於淋巴腺內。發生結核

(病狀)頸腋之內。初如豆粒。後如梅李。累累如貫珠。推之移動無根。易法。推之不移動。有根。難治。凡男子患此。憎寒壯熱。咽痛項強。面部青筋暴露。潮熱咳嗽。自汗盜汗等症。婦人眼有紅絲。經閉骨蒸。五心煩熱。白帶頻仍。少腹脹痛等症。久則必變瘡勞。而成絕症。

(治法)普通治癧之法。如內消瘰癧丸。瘰癧仙方等類。其用蜈蚣山甲巴豆牽牛者。實屬不知病情。無知妄作。其用消痰化滯。鹹寒清熱。軟堅行血之劑。亦不能收其全功。蓋斯症之發生。必因身中血分碘質之變化。用西法無機碘質。又不能常服。多服則有中毒之虞。用中藥昆布海藻等藥。內雖含有機碘質。惟雜有他質。不經製煉。不克純全。惟本品係中國昆布海藻及其他藥品。經名醫手定。用化學方法。製煉而成。專治一切瘰癧病症。無不投劑立效。功用神奇。不可盡述。

衛生報月刊

自民國二十年四月份起按月出版一冊

▲全年十二冊連郵費大洋三元

中華民國二十年五月出版

衛生報月刊第三期

▲傳染病特刊（上）▼

零售每冊大洋五角

編輯者　丹徒趙公尚

發行者　上海衛生報館　浙江路五馬路口　浙江大戲院隔壁

印刷者　上海印刷所　西門方斜路　三德里十號

狐臭病注意

△確具經驗把握▽

△負責永遠除根▽

狐臭一病。雖不致傷害身體。然臭氣發揮。令人憎惡。市間雖有種種治療狐臭之藥出售。但均毫無效果。徒令病者受其欺騙及虛擲金錢而已。本院有鑒於斯。特備德國最新器械及靈效新藥。專醫男女兩腋狐臭。保無絲毫痛苦。負責永遠除根。曾經治愈多人。確具經驗把握。外埠來院醫治。並可招待膳宿。凡患狐臭而欲根本治療者。幸注意焉。

上海浙江路清和坊對過中一醫院院長趙公尚謹啓

衛生報

傳染病特刊中

月刊第四期

白页

傳染病 中（目錄）

痢疾

流行性腦膜炎

流行性腦脊髓膜炎之病理病狀和療法

張樹勛。

今春以來。氣候涼暖不一。時疫盛行。如春温、喉痧、腦膜炎是也。尤以腦膜炎爲最烈。往往觸之●朝發夕死。夕發朝死。間有延長三五日而斃者。緣我國醫書。向無專籍。散洪各篇。對於治療。無確實方法。以致無良好之結果。不佞再三研究。稍有所得。不敢自勢。茲將病理病狀和療法。質諸同志。一討論之。

流行性腦脊髓膜炎爲西醫之名稱。由於腦脊髓膜炎雙球菌之傳染而起。在國醫稱爲剛痙柔痙。名雖異而病理則一。均感受時疫之氣。從口鼻傳染。更侵入於腦及脊髓腔而起。按頭蓋腔內有大腦小腦及延髓。而脊髓腔則有脊髓神經。大腦分爲左右兩半球。居頭蓋腔內顱頂二部。小腦居大腦後部。延髓則連於大腦小腦之下。脊髓又連接於延髓。受病則頭部疼痛而尤以後頭部爲烈。頸項亦牽引脊柱而發痛。因頭蓋腔與脊髓互相通連。故若細菌病毒感染後。腦膜與脊髓膜皆同時病。故名腦脊髓膜炎。夫腦爲一身最高之機關。神經會合之中心。思想知覺運動。莫不系乎腦神經。神經之寶貴。可想而知。對於病狀治療。當分三期。

（第一期）頭痛項強。胸悶作噁。發熱無汗。脈象浮滑。舌苔白膩。治宜辛涼輕解。粉葛根、（有汗煨葛根）薄荷葉、淡豆豉、菊花、枳殼、橘紅、葱頭。噁甚者、加紫金錠。

（第二期） 頭痛愈甚。神經漸漸麻痺。精神錯亂。狀態異常。舌苔轉黃。脉象弦數。去豆豉、荷葉、葱頭、加黃芩、黃連、胆草、清温敗毒。而安神明。

（第三期） 疫氣化火。內部温度增高。舌苔黃刺。或灰黑。脉象似有若無。腦神經完全麻痺。失其知覺。反不知痛。脊髓神經起痙攣性。角弓反張。瞳孔縮小。牙關緊閉。加羚羊、生地、石斛、凉血生津。以弛緩神經。菖蒲、玉金、竹瀝、開竅祛痰。以清神志。不過挽回於萬一。聊盡人力而已。

腦膜炎之診療管見

曹介夫

腦膜炎一症。自報載迄今。中西醫議論紛紛。各言各理。各用各藥。皆自恃其是。殊少確說。余不才。亦不知醫。茲於理想中。得一管窺之見。特錄之以供博雅研究。余按是症。與白喉。同源異轍。查清季王士雄先生云。治温病須分手太陰肺。足陽明胃。足少陰腎三經。温病初起。首先犯肺。因肺氣通於鼻。四時不正之氣。良由口鼻而入上焦肺。於肺不解。則傳中焦胃。胃土爲温熱薰蒸。則下焦腎水即被暗耗。吳鞠通云。温病羈於中焦。陽明陽土未有不尅少陰癸水。少陰癸水被刼。則必辱心臟。以其相依故也。然入心必由督脈長强穴。一直向上。循脊貫腦。夫腦至嫩且脆。豈耐燥熱薰蒸。故一發即危。頭疼若劈。如經過不發。則下面部。挾舌本。循喉嚨。即成爲白喉。觀養陰清肺湯。用貝母麥冬清肺熱。生地玄參等藥滋腎水。可知腦膜炎與白喉。症形雖殊。而致病之因則一。所謂同源異轍。即此意耳。治之之法。亦宜用生地玄參以滋腎。再加桑菊丁茶青菊葉而清清空。未識是否有當。敬請海內醫學家討論焉。

從腦脊髓膜炎談到中西醫之會通

蔡百星

汕頭市近時有一二腦脊髓膜炎發生。市府為預防了傳染起見。將中央衛生署。預防流行性腦脊髓膜炎的淺說。分佈全市醫生。此種症候。分為惡性、尋常、異常、三型。其病原是由一種腦膜炎重球細菌。傳染後發生的。重球菌侵入的地方。以口鼻及扁桃腺為門戶。治療的方法。以注射腦膜炎球菌血清為第一要點。中醫對於腦之器官。向來無生理專門學。醫籍上所有講的。亦是略略說過。靈樞說。腦主記性。顏湖說。腦是元神之府。金正希說。人之記性。皆在腦中。王清任說。靈機在腦。歷代醫林先賢。亦知腦為全身重要器官。惟解剖上生理上。缺乏常識。所以對於此中病理治療。亦就少所發明了。若是生理上稍加涉獵。耳朵裡聽見腦脊髓膜發炎。他一定欲問明腦脊之膜。是硬膜發炎。是軟膜發炎。抑是蜘蛛膜發炎。還是三膜完全發炎。腦膜單獨發炎。是有的。脊膜單獨發炎。亦是有的。何以通稱為腦脊髓膜炎。因為腦與脊之髓。是息息相通的。腦膜發炎。易惹起脊膜發炎。腦膜炎是原發性。脊膜炎是續發性。故統稱為腦脊髓膜炎。遇着腦劇痛失知覺時。將腰椎涸濁水液。穿刺抽出多少。即時腦部便稍清醒些。可知腦與脊之關係。是很密切了。但是臨床上。欲診斷此等症。無有錯誤。亦非容易的事。因為與流行性腦脊髓膜炎相混的病。尚有幾種。我將此幾種的病名症狀。就所知者。列之如左。

(一)漿液性的腦膜炎(即急驚風)　(二)結核性的腦膜炎(即慢驚風)　(三)化膿性的腦膜炎

漿液性的腦膜炎。是怎樣呢。蓋此症多半發於小兒。因小兒腦部神經稚弱。是受震盪。或驚恐過甚。或火邪衝激。遂發生痙攣。頭目上視。牙關緊閉。背部角弓反張。神昏不醒的症狀。同時發現。這種病由於腦之全部分泌液增加。滲入腦室。成腦部積水異常急性症。蓋小兒腦水。通常三十西西至四十西西。腦血管充血。水的分泌。必倍平時。故腦病發作。中醫呼此種爲急驚風。西醫則謂此種爲漿液性腦膜炎。此病往往易於致死。治以降熱劑。亦有奏效。蓋熱退則血壓逐漸沉降。那腦水亦爲血管所吸收。故能愈呢。

結核性的腦膜炎。是怎樣呢。蓋此症不獨小兒幼年會發生。大人亦是有犯此病的。大概係結核桿菌。侵犯腦膜或脊膜。其病灶在氣管枝淋巴腺。此病分三期。一前驅期。二刺激期。三痲痺期，論經過有延至一月或二月之間。預後良否。算無一定。中醫呼之爲慢驚風。西醫則謂之爲結核性的腦膜炎。

化膿性的腦膜炎。是怎樣呢。此症因一種葡萄狀球菌侵入血液。行至腦部。遂發生此種腦膜炎。其球菌侵入之原因。或因於手術不慎。或因局部性傳染而起。見症之初。忽發高熱。人事不省。數日卽歸泉路。甚難治愈。西醫反復行腰椎穿刺。冰帽戴頭。使腦熱低降。以殺病菌。間亦有效。惟少數耳。大概無根治療法。惟葡萄球菌。遇碘則死。故有主張用碘化鉀。以阻止其細菌之增殖。至腰椎穿刺。雖能止頭痛。低熱度。皆屬對症治標之療法。在中醫上未得相當之病名。西醫則呼此症爲化膿性的腦膜炎。

有以上幾種的腦膜炎。在臨床上的時間、有幾多欲辨別得清清楚楚。並非甚麼一回容易事。在西醫方面。應當提出來研究研究。中醫方面。凡不肯稱新學識者。頭腦上。對於此種病名。必然不甚十分清楚。

說着急驚慢驚。人人腦筋裡。是了解的。若改爲漿液性。結核性。便然不能十分了了。若說流行性腦脊髓膜炎。未嘗去研究。那更不消說了。我將中醫籍翻一翻。覺腦脊髓膜炎。比較上。好似痙症。犯此病的人。頭部向後。頸筋痙攣。角弓反張。手足抽搐。既屬流行性。便可說是一種痙瘟。內經素問云。諸痙項强。皆屬于溼。方中行傷寒條辨。附痙書十八條。吳塘羅列小兒大痙。其間有因寒、因風濕、因温熱、因暑、因濕、因燥、因傷飲食、因客忤之不同。仲景曰。身熱足寒。頭項强急。惡寒時。頭熱面赤。卒口噤。背反張者。此痙症也。喻嘉言闢小兒驚風之說。謂小兒所犯者。剛痙與柔痙耳。但剛痙少。柔痙多。人以小兒犯柔痙。神昏不醒。遂妄名之曰慢驚風症。說文。痙、强急也。集韻。痙、風病也。難經則以痙症爲脊强而厥。統觀上列各家所言。依鄙人眼光視之。無論如何痙症。總是腦部或充血、或鬱血、或積水、或出血。遂現出此種症狀。若腦部組織上不生變化。何至牽動腦神經。致發生大腦、間腦、菱腦。各神經痙攣之種種現象呢。可惜古時生理學識。未經發明。故內難仲景。以及近代名醫。所以未嘗有一人將痙症原發性說到腦上去。甚是一種缺憾的事。那是中國藥物以及經方禁方。對于治療此各種痙症。收效佳良。亦有不可思議之處。大概中醫遇着痙症。多就肝經治療。藥物上行對症療法。用苦寒劑。驅風劑。降痰劑。平肝劑。輕則加入羚羊。重則加入犀角。有時亦有可挽救的。所以我讀到這來。想着中國藥物療法。明明極可寶貴。中國的禁方、祕方、海上方、一切經驗有效的古方今方。亦是極有可研究的價值。不過歷代政府。無奬進。無鼓勵。聽其自生自滅。所以絕學無傳。唯心的理論過多。唯物的學識缺少。中醫流傳至今。若挺生有一位出類拔萃的醫聖。將中國病理學的書。如靈樞素問。治療學的書。如傷寒金匱。藥理學的書。如各種本草。診斷學的書。如難經及各種脈經脉訣。出來整理整理。其生理學解剖學的書。則著述之。以爲補助。果能如此。中醫的醫學。何嘗不是科學呢。何嘗無系統呢。怎奈自黃帝至今數千年。中間僅生有一個王勳臣。能以肉眼查明內臟。改正內經。其餘漢晉唐宋以逮金元明清。名賢不一。著述如林。各是其是。所流傳的醫籍。不下數千種。總超不出內難仲景的範圍。我由學界走入醫界。看了許多醫籍。復參閱了許多西醫書。愈學愈知不足。覺得新舊的醫道。病理、藥物、療法、是學不盡的。識不盡的。眞是無止境了。一個人欲出來營醫業。無論中醫西醫。站在中醫地位。須欲兼曉得西醫的學理。站在西醫地位。須欲兼曉得中醫的學理。若偏重在一方面。以排擊對方。只箇醫字。似未能造到完全。所以我遇醫界同業的人。常常提倡此說。贊同我的說。是有的。非笑我的說。亦是有的。有一般人說。中醫求夠整個。已不易。西醫求夠整個。亦不易。若中不中。西不西。非驢非馬。欲做甚麼東西。我則謂醫界改進會通。合一爐而冶之。所謂中通西。西通中。是主張深造。不主張淺嘗呢。就中醫一方而論。處此潮流趨勢。不求改進。不但不能保存國粹。連立足地亦是站不住了。古人的讀書。須閉門。今人的讀書。何以宜出門呢。古人的醫術。但知遵古。今人的醫術。何可不知師今呢。醫生在社會上。學識比齊民高一點。怎麼可不知潮流。不明趨勢。就西醫一方面而論。同屬黃帝華裔。對于祖國效方藥物。應以大同之眼光視之。研究化鍊。保存而推廣之。取相師相助。禁相傾相軋。勿入主而出奴。勿是西而仇中。能如是。不獨醫界前途之一曙光。亦國家齊民之幸福。世界同業鉅子。有贊同吾說者。盍興乎來。

流行性腦膜炎之預防法

葉長庚

流行性腦膜炎。係腦膜炎雙球菌所引起腦膜與脊髓而發生之膿性炎。故亦稱腦脊髓膜炎。小兒青年人最易傳染。多流行於三四月間。天熱即消滅。病之輕者。可纏綿病榻兩三旬而漸愈。病之重者。則起病不過數日或數小時即斃命。亦有起勢極猛烈危險而三五日後忽然病退全愈甚速者。初起爲極劇烈之頭痛頭暈。腦勾及頸。僵直作痛。體温高昇。神志昏糊。四肢抽搐。唇部或面部發現濕疹。亦有全身發斑疹如麻疹及腥紅熱者。病體消瘦極速。倘幸而病愈。亦往往遺留視覺及聽覺之病患。故當此症發生。宜速設法隔離以免傳染他人。最爲緊要。茲將預防腦膜炎之方法。述之於下。

（一）常用百分之三之雙氧水或他種藥水漱口。或用噴霧器噴射腦膜血清於喉內。或注射血清十西西於皮下。

（二）病人或常近病人者之痰及吐出物。須用石灰水或其他消毒葯水冲之。以殺滅病菌。

（三）病人之食具等宜絕對隔絕。勿與病人同宿共食。且所餘食物。亦不可分給他人。

（四）病人及常近病人者之衣被等。須用蒸氣消毒。

（五）疫病流行時期。勿往病者之家。勿入公共場所。更勿用公共手巾及茶杯。

（六）蒙蓋口罩。勿以手指觸口鼻。並宜時常更換口罩。以防傳染。口罩之製法。以紗布一塊。折疊數

脣。其大小以掩住口及鼻孔爲度。用線帶結連紗布之四周。掛於耳上

（七）此病之病菌不耐乾燥。故居室宜溫暖。透日光。通空氣。

（八）病人死亡。應即埋葬。其遺留之衣服等。宜速蒸煮消毒。

治腦膜炎之經過

朱幼初

丁卯年。春三月。江都五圩。夏姓。年約三十左右。偶患寒熱。腦後作痛。醫以春寒感冒治之。進以參蘇飲。次日人事昏糊。瞳人散大。鼻塞口噤。病家心慌。另延某醫。以犀角地黃石羔等。一派寒藥。幸病者年壯。尚可支持。無大變動。至第三日。邀余往診。臨床診視。病狀如上所述。知爲腦膜炎症。爲某醫用表劑。以致溫部散蔓。致成內陷。復經他醫。進寒劑。所以病勢蘊遏。幸而血氣方壯。或可免救於萬一。處方。先進牛黃淸心丸一粒。繼以天竺黃、僵蠶、全蠍、石決明、鈎籐、川連、涼膈散。煎好。加石菖蒲汁、磨羚羊角三分和服。次日神志較淸。惟口噤難言。仍用前方。去牛黃丸、加紫雪丹、更衣丸。次日自能轉側。惟舌強言蹇。項背强痛未適。原方去菖蒲、羚羊、全蠍。加連翹、風化硝、知母、牛蒡、板藍根、馬勃。次日大解已行。舌本流利。前後三服。病勢即痊。

鼠疫

鼠疫辨症及診斷法

李健頤

鼠疫爲危症。初發可救。稍延卽不治。故辨症宜詳明。在初發時。能預證爲鼠疫。方不誤爲外感。以成大錯。凡傷寒三陽病。卽有三陽之形證。鼠疫身雖發熱。而脉則或沉或伏。或微細。或代止。或模糊不清。或緊急而亂。似陰非陰。似陽非陽。此脉與證不相符。宜用生黃豆嚼之。外感症則腥。鼠疫則甜。且脉之大異者。一日之間。變幻千萬。有時沉重。有時清爽。診脉於沉重時期。敗象畢露。診脉於清爽時期。則脉象又順。如出兩人。凡此者。卽鼠疫也。傷寒傳經。必二三日。至陽明。方有譫語。方有驚搐。及熱深厥亦深。方有昏厥時候。惟鼠疫一得。卽人事昏迷。或沉睡。或夜寤發驚。或譫語如狂。或目珠不順。或面如白紙。必皴如有痰迷者。但人雖昏迷。而清醒時。又極清醒。令人難測。且雜症發熱輕而緩。鼠疫發熱重而急。此可異者。然此症不特辨症之難。卽診斷亦非易也。鄙人經十餘年之試驗。略悉梗概。竭盡綿薄。不揣譾陋。再詳述之。以資研究。

一觀形

身輕自能轉動。爲輕症。身重不能轉側。爲重症。氣急喘促。神識昏瞀。耳聾目朦。直視口開。唇反遺尿。問之不答。或囈語不休。核痛不自知者。爲危症。顏容不變。鼻息和平。眼色淸標。四肢無痺痛者。爲順症。

二察色

面赤唇紅。翕翕惡熱。爲表熱。面熱口渴。濈濈汗出。爲裡熱。目赤。視物朦朧。鼻煽。呼吸短促。鼻帶煙黑。兩顴紅赤。身肢烘熱。額角、天庭、起烏雲罩者。爲重症。面色淡白。兩顴紅潤。額顱明亮。臥蠶淡黃者。爲輕症。

三辨舌

熱毒之輕重。病症之深淺。常現於舌。故辨舌爲第一要點。如苔白而潤。爲表症。白而不潤反燥。爲表熱。白而漸黃。爲濕而化熱。表漸傳裡也。黃苔裡熱也。黃而膩滑。熱夾濕。黃而中剝。是熱甚傷陰。黃苔起刺。是胃熱內結。絳苔。陰虛營熱也。舌絳不燥而潤。虛熱也。絳而光滑。胃陰亡矣。絳而明紅神昏。乃熱入心包矣。絳而且白。氣分之邪未盡。絳而有垢。穢濁之氣未除。黑苔熱甚。火盛也。黑而乾刺。則熱極矣。黑而兼灰。宿食夾熱也。

四聞聲

病人之聲音。最宜研究。然病症之輕重。不離夫聲音。如聲雄壯。言語無訛。爲輕症。聲音短嘶。言語滯澁。爲重症。妄言詈罵。不避親疎。爲胃熱毒甚。睡中囈語不休。精神昏亂。爲心包伏熱。

五驗糞及驗尿

西醫診斷。常驗病者之糞。而知毒熱之輕重。誠有至理。考温病屬陽症。與腸胃大有關係。熱氣內蒸。糞色因之而變化。故驗糞一則。是爲補助診斷所不及也。

如糞色淡黃。無臭味者。表熱也。糞色熱赤。熱氣薰薰。或帶黑色。或如粘膠。或糞氣滚滚。如浮沫之狀。有異臭者。肝胃火甚也。糞薄如粥糜者。脾熱也。色老黃。或沉香色。或赤堅而有惡臭。腑氣實也。赤而溏薄者。腸胃熱也。色黃溏薄如凝乳。或熟蛋然者。腸胃有熱。積糞赤而潤者。瘀也。黑而堅硬者。腸燥也。溏黑柔凝異臭。爲腑熱與瘀毒甚也。如服瀉藥後。瀉出之糞。有血絲混和。是瘀毒由便以出爲吉兆。糞遺青水。着衣不去者。肝氣厥也。難治。

尿是血中廢料。温毒伏於血管。而尿亦隨之變色矣。故驗尿。可以知內病之輕重者也。

尿長而白者。爲表熱。尿短如濃茶陳酒者。爲裏熱。尿色紅熱。溺時刺痛。或癃閉不通。氣味辣臭者。爲熱甚。色白涸如米泔汁者。濕熱與毒氣蘊於脾胃也。尿如血水。或帶菜綠色者。血分熱甚。肝胆受傷。色碧者。爲著熱夾毒。胆氣外泄。難治。

六診脉

吳鞠通云。温病初起。脉不緩不緊而動數。或兩寸獨大。尺膚熱。按鼠疫比温病爲重。其脉大約相同。鼠疫是毒氣在血管。毒與血互相追逐。故脉見動數。兩寸之脉。心肺所主。毒埋二臓。故二脉獨大。毒氣在於經脈表分。則脈管之跳動。見浮洪躁急。毒傳於陽明之裡。則脈動亦沉於肉裡。按之疾數有力。熱傳心包。心瓣無力收縮。故脈見浮濡無力。熱伏於胃。胃之收縮力擴張。脈動由之以沉實急跳。或躁盛彈指。亦有熱鬱氣閉。陽氣不能達於四肢。其脈之動跳疲乏。乃反見細小而實。甚則沉伏。或脈厥體厥。此脈切不可誤為少陰寒症。而用溫藥。倘誤用之。禍即旋踵。可不慎之。毒埋血分。陰液虧耗。行血之機大傷。動脈之跳動。無力而虛大。或連跳二三而止。為結代。或跳動不還而促。或模糊不明而細。甚至脈象。似有似無。若見此脈。皆為危症。

鼠疫之傳染及預防法

金達明

鼠疫一名核子瘟。西名百斯篤。又名黑死病。自古即有發現。惟於耶穌紀元前五百四十二年。歐洲流行最烈。為時五十餘年。而死者達五千萬人。嗣後我國各省。亦時有所聞。但我國所流行者。多鼠疫及肺瘟兩種。以南方為尤甚。茲將由鼠而傳染之經過及預防法約略述之。

鼠疫之細菌。常寄生病鼠之血中。由跳蚤而傳之於人。蓋跳蚤當居鼠身而嚙咬之際。其胃腸中即儲滿該菌。迨至人體。遂將胃中之瘟菌。傾注人之血中。而染斯症。且跳蚤之腸。短而直。往往排泄於人之皮膚汗毛間。發奇癢。因其癢甚而搔之以手。於是將附近排泄之瘟菌。復搓入所嚙之傷痕中。使瘟菌侵襲。凡感染者。突覺頭痛、目眩、發熱、嘔吐。頸部、腋窩、或兩胯之間、起有硬核。腫脹疼痛。未數日而潰爛成瘡。生惡臭。皮下溢血。數日間卽可死亡。

鼠疫旣原於鼠及蚤。然則盡滅鼠蚤。卽可得而預防矣。

（甲）滅鼠　（一）養貓：貓能捕鼠。天職所在。冀絕鼠跡。惟有養貓。但晚間切莫飼飽。使其自動覓食。（二）絕鼠食：無論何種動物。有食則生。無食則死。倘一切食物。均妥藏密貯。勿任意拋棄。則鼠當絕食而餓死。（三）杜鼠洞：鼠喜居洞中。甚畏光線。故屋內不可留洞。且須清潔透光。地板下用石灰杜實。俾無藏身之處。（四）捉鼠：用捕鼠機撲滅。該鼠須置盛有煤油之錫罐內。免跳蚤再侵入體。

（乙）滅蚤　用消毒水洗滌地板。撒滿納他連粉。牆縫杜塞灰硝。更用石灰水刷白。寢具及用器。須不時洗刷。使不能存在。

鼠疫之治療法

許小士

鼠疫一症。固最危險。然未必卽不可治。類皆誤於醫。或因傳染關係。誤於無醫可延耳。此方係石城名醫羅芝閣先生所製。昔年廣留高雷各屬鼠疫盛行。曾以此方治之。活人無算。患此症者。果能放心遵用。及如法加減。决可轉危為安。並希閱者廣為流傳。有厚望焉。茲將原方列後。

桃仁八錢去皮研　紅花五錢後下　連翹三錢　赤芍三錢　生地五錢　柴胡二錢　葛根二錢　歸身錢半　厚樸一錢後下　甘草二錢

原方十味。清水煎服。再加蘇木一兩　生石膏粉一兩更妙。

（服藥法列左）　按症服藥俾人易曉。但病勢沉重。其藥味之重量。非加至四五倍大劑速進。不能救急。當觀病狀之輕重如何可也。切記。

核小。色白。不發熱。爲輕症。立即救治。切不可遲緩。原方單劑。早八點鐘服一次。晚六點鐘服一次。共服藥二劑。

核雖小而紅。頭微痛。身微熱。爲稍重症。原方單劑。早八點服一次。晚四點服一次。夜十二點服一次。共服三劑。

核大紅腫。大熱大渴。頭痛身痛。爲重症。須用雙劑合煎。早八點晚四點夜十二點服三次。共服藥六劑。

核大紅腫。舌黑起刺。循衣摸床。狂言亂語。手足擺舞。無脈可按。身體冰冷。手足抽搐。不省人事。此由感毒太盛所致。傷人至速。爲至重症。急用雙劑合煎。早八點服一次。午十二點服一次。晚四點服一次。夜九點服一次。二點再服一次。共服藥十劑。

照法服藥。方能見功。但服藥後。如熱傳增。舌由白而黃。或水瀉。病勢似加。不知此及病與藥相敵。熱毒暫出。如賊被兵圍。其勢窮蹙。非急進大劑。不克一鼓而殲。而常人當此。往往不肯連進大劑。或改用溫補。是以致敗。吁可痛哉。亦有病根深固。已中要害。如賊先據城。棋輸後着。此則無如何矣。故一見症。必急急服藥。愼勿自誤。服至大熱已退。結核漸消。則仍用原單劑。每日二服。夜一服。必俟結核消盡。方可止藥。因核未消盡。則熱毒未清也。若止藥。則熱毒必復發。悔之晚矣。

（加減法列左）

舌胎白。或黃。或渴或不渴。或嘔逆。均宜加石膏二三兩。或加竹葉五錢。知母四錢。熱甚或手足冷。或有核或無核。均加犀角羚羊紅花各二三錢。痛痺抽搐。重加羚羊五錢。石膏粉二兩。西藏紅花五錢冲服。

水瀉。譫語。加大黃二兩。

臟結。加承氣湯。大黃一兩（後下）。枳實四錢。朴硝六錢冲服。

昏懵及見血。均加犀角羚羊各四錢。紅花四錢。竹葉心麥冬各五錢。

小便不通。加車前木通各二錢。羚羊犀角各錢半。

發癍。加大青五錢。

疔泡。加紫花地丁五錢。生白菊花根葉一兩。或路邊菊二兩。

發疹。加淡竹葉五錢。知母四錢。

痰瘀滯。兼喉痛。加牛蒡五錢。瓜蔞仁四錢。

孕婦減輕桃仁紅花各用二錢。加黃芩一兩。桑寄生二兩。按各症照前加。

老弱幼小。視病之重輕。不必較身體之强弱。及年齡之老幼。病重藥輕。車薪杯水。較量遲疑。後悔無及。

身熱已退。病勢漸愈。頭額有微熱。宜服增液湯以和血。元參麥冬各五錢。生地一兩。（或用乾地）日夜服。足以滋陰退熱。助液補虛。餘熱若未清。仍加羚羊黃芩石膏乃能收功。若熱未退。切不可食粥飯。犯之必翻病。俟熱退清一二日後。乃可進薄粥。漸漸加飯。

治此症。胎前產後。頗費手續。胎前惟重用黃芩八錢桑寄生二兩以護胎。急用桃仁紅花以逐血管之瘀。使熱勿傷胎。自不墜胎也。其或墜胎者。皆由中病已深。正因藥力無及。不足以解其熱毒故墜耳。非藥之咎也。

產後滿月。亦照常人治法。惟新產極難措手。蓋由受病在未產之前。加以薑酒辛温而病。驟發於新產之後。予未治驗。不敢處方。可否見症治症。尚冀一綫之生路。

（敗核藥方）

大浮萍（俗名蒲蒿）（生在池沼間。必要大者方合。若小者不可用。）白菊花葉（以白菊之葉爲佳。）如意花葉（去梗要葉。花園之內及鄉村等處皆有。）以上三味。要鮮者方合。各用八兩。入黃糖少許。共搗爛。再加眞冰片五分。和匀厚敷於核上。每一句鐘換一次。立即清涼止痛。

或用利刀挑破核皮。以蜞乸一條（俗名湖蜞。即水蛭。）入於小竹竿內。將湖蜞之口向正核挑破處。吸盡毒血。一條吸飽。再換一條。總要吸盡毒血乃止。再用生鴉片煙五錢。眞熊膽一錢。入清水兩餘。用磁盂載住。隔水燉化後。入正梅片三五分。頻頻搽核。亦能止痛解毒也。

又按數年前香港嘗患鼠疫一次。蔓延甚速。後經發明熨毒核方二則。效驗異常。余氏增廣驗方中。亦列入。

一用仙人掌一二片。去刺燒熱。(不宜太焦)以正白樹油。注入仙人掌。乘熱熨核。隨熨隨消。

一用萆蔴子搗爛。加正麝香二三釐。敷之即愈。(用法)先將麝香放在核上。後加上萆蔴子便合。

凡患鼠疫初起。倉猝之時。當以刮痧為要。蓋刮痧者。所以疎血管之毒。而使其迴血流通也。刮痧之法。加些生豆油於涼水上。用磁碗醮水兩手覆執順刮之。勿逆刮。(或以大銀圓刮之更妙)先手坳足坳。次背脊。惟刮背最重。蓋五臟繫於背。出毒全在此處。刮痧之後。急宜服藥。庶可克奏膚功也。

鼠疫(百斯篤)淺說

鄭富生

【定義】 本病一名百斯篤。又名黑死病。由其病毒感染部位之不同。其病症隨之而異。大要如下。

(一)侵淋巴腺者曰腺性鼠疫。(二)侵肺臟者曰肺性鼠疫。(三)侵血液者曰敗血性鼠疫。

【病歷】 最初流行於歐洲。凡有此病發現者。其死亡數年以萬計。以後非洲有一處。亦以此為風土病。中國之雲南省亦久有此病。至一千八百九十四始傳至廣州。漸及汕頭、廈門、福州、及台灣等處。自是以後。蔓延南方。幾遍大地。一千九百十年。滿洲盛行斯疫。數月間致死者達數千人。

【原因】　本病病原菌爲一種粗短不運動之桿菌。乃一千八百九十四年 Yerisin及Kitasato 兩氏所發見。此菌多居血器官及痰內。於患此病者之室內地土及灰塵中。可以獲得。故於濕氣及溫度適當處。得以生存。而遇乾燥或日光則死。其傳染徑路。爲皮膚、口腔、鼻腔、肺臟。排泄徑路。爲尿、糞、咯痰、並鼠疫潰瘍之膿。由接觸傳染者甚少。多由患斯病家鼠之跳蚤而傳入。蓋當此跳蚤至人身咬人而反灌所吮之血所致。是以此疫之自此處而傳至彼處。全賴旅客身畔或行李內所帶之跳蚤。以貧苦人及不淸潔者爲尤多。然人類對於此菌。均有感受性。多半流行於夏季。酷寒時間亦有之。

【病理解剖】　腺性鼠疫爲淋巴腺腫脹。四周之組織滲有血或漿液及無數疫菌。較深之腺亦腫大。肝充血。脾大色深。腎腫。內臟、粘膜、及肌等多有出血之斑。或生肺水腫。胸膜腔或有滲液。至肺性及敗血性鼠疫。則其全身淋巴腺僅微腫而紅已耳。但在肺性鼠疫其肺則變硬。

【症候】　(一)腺性鼠疫。或名腺百斯篤。潛伏期約三至七日。係疫類之最多者。殆無前驅症候。偶有全身倦怠、頭痛、眩暈、食慾不進、惡心、嘔吐等。繼則以戰慄開始。呈三十九度至四十一度之高熱。直至第三或第四日傍晚。始降至二十三度。旋復發熱。升至更高度。脾臟腫大。每有壓痛。尿利減少。呈暗褐色。在發熱後一二日間。外表之淋巴腺。其中如股腺、鼠蹊腺、腋窩腺、頸腺等發炎性腫脹。甚痛。尤易被侵者爲股腺及鼠蹊腺。達栗子大。初僅一側。次犯兩側。且波及腺周圍組織及附近皮膚。發炎症之充血潮紅及浮腫。如橫痃或急性結締織炎。淋巴腺不能在皮下移動。或化膿。或消散。但成壞疽者則罕見。若穿刺取液。由鏡檢可見多數鼠疫桿菌。舌乾燥。被黑苔。重症有裂創。齒齦、鼻孔、口唇、沈着汚穢之黑痂。脈初頻數。在重症漸呈心臟衰弱之現象。脈搏不正。微弱。熱度雖升。而四肢厥冷。數日間卽可致命。然在最重症者。往往淋巴腺腫脹尚未發現。經一二日早以心衰而斃矣。亦有因淋巴腺炎增劇。而發譫語昏睡等。約一二星期。心臟麻痺而殞命者。(二)敗血性鼠疫。或名敗血性百斯篤。此患最急。病者不及淋巴腺腫大。不出數日卽死者以爲常。其初發時與腺性鼠疫同。忽然戰慄。熱至三十九度至四十一度。淋巴腺每兼微腫。最著明者爲全身症狀增惡。常有出血。但患者之出血。不僅在於一處。以皮及粘膜爲最多。若胃腸出血者尤劇。甚有吐血及下血者。其血內可覓得本菌。其他脾腫、眩暈、嘔吐、亦同時發作。若陷於虛脫。如敗血膿毒症。不旋踵卽死。故又名電擊性鼠疫。(三)肺性鼠疫。或名肺百斯篤。本病無著明之戰慄。多呈弛張熱。自三十八度五分至三十九度五分之間。但在重症亦有升至四十度以上者。初僅覺胸悶。心窩有壓迫感。病勢漸進。則胸痛。呼吸迫促。時常咳嗽。痰內帶血。呈鮮紅色。痰中可檢得本菌。熱度增高時。精神朦朧。兩肺底部叩之有實響。皮膚早變紺色。脈微而數。脾速增大。在重症於發病後二至三日。遂陷於虛脫而死。但本病稀有。

【診斷】　本病患者。容顏類癡呆無慾。且時帶恐怖。疑惑。苦悶。疼痛之狀。所謂鼠疫容貌是。其他淋巴腺腫痛。皮膚及粘膜出血。咳嗽。痰中帶血。均爲其必有之現象。然以細菌學檢查之爲最確當。

【預後】　概不良。

【預防】　(一)實地預防法　已流行之地。速設防疫隊。與已病者隔離。病者務須及早送至醫院。病室須嚴重消毒。衣服器具。以藥水消毒或焚燬。施以滅鼠及避鼠之方法。已死者速卽埋葬。無疫之地。宜清潔居宅。使鼠無藏身之所。檢查旅客及船舶。(二)接種預防法　用百斯篤免疫接種素。以半西西行靜脈注射。隔八至十日注射一次。惟注射後。針眼處必起紅腫。並發高熱。一二日卽可消退。此種漿苗。若貯藏六個月以上。則失其效力。倘與患斯疫者接近之人。可用百斯篤血清十西西。注入皮下。其預防作用。有十至二十日之久。

【療法】　初起時可服瀉劑及興奮劑。疼痛時與以麻醉劑。心臟衰弱時用强心劑。淋巴腺局所治法。用消炎鎮痛劑塗布。或乘早摘出。發熱時最好用冷水療法。其他均施行對症療法。近世有用抗鼠疫血清注射者。謂能減少腺疫死亡率。然宜早用方有益。更有用百斯篤血清作治療用者。但須以大量。每次用六十至一百西西行肌肉及靜脈注射。且以靜脈注射爲尤易見效。

霍亂

中醫之所謂霍亂與西醫之所謂霍亂

岑冠華

民十五年間。滬地霍亂大行。死者無算。中西醫者。俱有意見。互相攻擊。然中醫治霍亂。固多誤治。西醫治霍亂。亦多枉法。實則霍亂有眞假之分。治法有一定步驟。中醫治以爭奪意見。而生歧法。西醫專以鹽水注射。而誤假症。夫霍亂之起源。我國已見于軒歧。內經有霍亂之論。漢張機著霍亂篇于傷寒論。唐千金宋外臺。俱有霍亂之方。金元明諸大家。始創霍亂之歧說。分乾霍亂、濕霍亂等。及清之中葉。王孟英創熱霍亂。寒霍亂。濕霍亂之說。俟西說東漸。有虎列拉之病。新醫學家以虎列拉症。定爲眞霍亂。其他爲假霍亂與類霍亂。而虎列拉之病。始于西歷一千八百十六年。流行印度半島。五六年間。遍傳于亞非二洲。隔三年。又暴發于歐非美三洲。禍及十二年而止。一千八百四十六年。復發于東亞。西漸及波斯。北轉入俄法英諸國。橫流幾全球者十七年。息未二年。又烈于世者十三年。繼後發現有三四次。及德醫士查得可買之細菌。有鹽水注射之法。于民國年間。吾國西醫悉用爲治霍亂之唯一方法。而其効果適得其反。蓋霍亂之症。爲上吐下瀉。吐瀉之因甚多。霍亂惟其一種。卽屬眞霍亂。在水分未枯之際。當用强心劑以治之。不可泥于鹽水殺可買菌而誤人。此說兪鳳賓論之最詳。謂鹽水唯治水分之內竭。若水分未枯。或經注鹽水已足滿。則即當停止。在四肢寒厥。或吐瀉之時。以樟腦精、丁香油等治之。于假性霍亂則非可買菌之作祟。鹽水注射。絕對不用之。當以香性刺激性之品爲治。如薄荷精、鴉片之類。其辨眞性假性。以身攣汗出。肢冷腹不痛。螺陷目凹爲辨。假性皆無以上各證。然主要之分別。以是否可買菌爲辨。惟中醫無科學之歸納。霍亂病稱。無一定之標準。于是分濕乾寒熱諸霍亂。而其總綱。以內經清氣在陰。濁氣在陽。清濁相干。亂于腸胃數語爲大因。以吐瀉交作者爲濕霍亂。但胸痞腹痛昏厥者爲乾霍亂。乾霍亂有肝氣挾滯。與中暑二種。濕霍亂則有寒中痰濁濕鬱熱鬱四種。食滯阻于腸胃。挾肝氣之橫逆。腹痛乾嘔。治宜疏肝導滯。行于烈日之下。熱蒸而昏。腹中積滯。結熱腹痛。治宜清熱攻裏。痰濁交阻中州。熱越嘔吐。有正元丹之治。濕濁阻于太陰。下利不止。有五苓散之治。肝胃之熱相爭。有左金丸之治。惟寒中霍亂有太陰少陰之分。太陰則上吐下瀉。脈沉腹痛。理中湯主之。少陰則吐瀉清水。四肢寒厥。週身攣痛。脈沉微。汗出膚冷。四逆湯主之。余嘗謂少陰霍亂。即眞霍亂虎列拉也。西醫主微菌。故言可買菌症。中醫但主哲理。則當解爲寒中少陰。陽氣外越。血行不利。以四逆回陽。與西醫謂心房衰弱。用強心劑相等。及水分已枯。回陽不及。中醫則無法治之。惟眞霍亂有傳染之力。中醫無法解釋。且無法防之。西醫有注射霍亂菌以生身體抵抗力之法。而假霍亂屬生理變化者。如寒熱夾食。中熱而成吐瀉等症。西醫治之多誤。由此觀之。治霍亂中西醫皆具特長。當互相採用。不可執偏見而誤人生命也。

霍亂之預防

黃寶忠

時屆夏令。爲霍亂病猖獗時代。其爲症也。往往上吐下瀉。腹痛如絞。冷汗淋漓。甚或四肢冰冷。喪命于頃刻之間。爲人類最大之仇敵。其名稱因病狀而各異。故有絞腸痧、癟螺痧、吊脚痧、乾霍亂、濕霍亂等等不同。而其病源。感寒者十居其九。感熱者十之一二而已。良以夏令天氣炎熱。衣服之蔽體。既不周密。而生冷之食物。尤難禁忌。故寒邪之感受。自較他季爲易。今者殘春老去。夏令已臨。可怕之死神。正將散佈其霍亂之種子。人爲萬物之靈。大敵當前。不得不預籌正當之防禦。

（一）起居　霍亂之起。由于受寒者多。寒者陰邪也。其襲人每在夜深人靜神疲力乏之時。白晝陽盛。精神飽滿。則雖欲加害而末由。早起早眠。即所以養旺盛之精神及健全之體格。庶抵抗力偉大。則百病難生。終宵徵逐。夜冷露深。寒氣砭骨。當風露宿。不啻揖盜開門。起居以時。爲却病之妙法。食涼任性。爲致病之原因。

（二）飲食　霍亂之症。大多腹痛吐瀉。其爲寒濕侵入腸胃。至爲明顯。無形之邪。必附麗於有形之物。如瓜果冷水有形之食物也。恣啖縱食。則寒濕隨之而入腸胃。體弱者。立即發病。暑天爲蟲類孳生之期。舉凡蚊蠅蠓蚋。千百成羣。飛翔空間。爲疾病之媒介。街頭小販。肩挑涼粉冷麵。蒼蠅嘬之。灰塵集之。其不潔可知。不特閱者早當摒棄。更須勸喻同居。告誡子女者也。總之夏令食物。宜擇新鮮。勿食油膩。凡未經煮過之物。勿食爲宜。

(三)淸潔　夏季酷暑。津液之分泌必多。每日宜沐浴一次。衣服宜常洗換。室中洒掃要勤。凡朽汚之物品。槪應除去。蓋身體淸潔。則精神爽快。居室淸潔。則蠅蚋絕迹。而疾病之傳染可免。

(四)治療　不幸而發生霍亂。固宜立卽延醫。詳爲診治。顧此症之發。至爲迅速。往往有不及措手之虞。自當常備藥品。以應急用。救濟一時。然後一面延醫。方克有濟也。

霍亂之病因及診斷與治療

張贊臣

時病中之霍亂。乃急性傳染病之一種。卽西醫所謂虎列拉是也。然其病勢之重者。卽在二三時間。足以致命。病期短促。救治宜速。考其原因。西人則謂一種霍亂菌。發生於汚穢之所。由飛蠅之媒介。附着於飲食。寄生於人身。潛伏數日。菌之發育。散佈遍體。人身細胞。不能抵抗。俄而暴發。吐瀉交作。中宮之陽氣陰液。俱受損傷。卽體內之肌膚油網。莫不乾枯。而血管之水質。亦盡泄於胃腸而出。血輪因之凝滯。不能流動。故症見肢冷螺癟。肉脫筋抽。脈伏沉細。口渴引飲。氣急音啞等症。然西醫之治法。不外內服哥羅顚、十滴水、注射樟腦針、鹽水針而已。一般趨新者。以爲西醫之論症治法。超出中醫。萬無一失。孰知我中醫對於霍亂病因。由於穢物而生者。早已發明。傷寒直解云。霍亂者。不從表入。大都從口鼻而入。直中於內。爲病最急。又云痧者。天地不正之氣。濕熱熏蒸。從口鼻而入。沈明宗金匱注云。中惡之症。卽臭穢惡毒之氣。直從口鼻。入於腸胃臟腑也。以上所謂大邪。所謂不正之氣。所謂臭穢惡毒之氣。皆從口鼻而入。則與西人之所謂霍亂由飲食入身者。暗相吻合。但西醫之治法與診斷。有定而無變。我中醫之治法。有變無定。辨症處方。應變無窮。治得其道。實爲西醫所不及也。總之。診斷霍亂。不離乎寒熱二途之辨。約可別爲四端。曰寒霍亂。曰熱霍亂。曰濕霍亂。曰乾霍亂。然濕寒濕熱。仍寓於寒熱之中。而寒濕熱伏。欲吐不得吐。欲瀉不得瀉。致成乾霍亂。亦無非寒熱爲患也。顧寒熱詎易辨哉。肢冷厥逆者。似寒矣。肢冷而有粘微之汗。且有酸濁之氣。欲揭衣被。起臥不安。此雖外寒而實內熱也。口渴欲飲者。似熱矣。渴而不欲引飲。即引飲而喜熱飲者。此雖外熱而實內寒也。蓋顯見爲寒。顯見爲熱者易辨。似寒非寒。似熱非熱者不易辨。純寒純熱者易辨。裏熱表寒。表熱裡寒者不易辨。昔人云。大熱有寒象。極寒有熱形。苟非洞燭玄微者。曷克辨別無誤乎。然則如之何而始堪無誤乎。曰當先辨之於舌苔。凡舌苔白燥、黃燥、白膩、黃膩、紅赤、灰黑、而不潤者熱。舌色黃潤、白滑、紅赤、灰黑、而滋潤者寒。又當辨之於唇色。凡唇紅而乾燥者熱。唇白而潤澤者寒。又當辨之於眼目。凡白眼有紅絲。及目皆赤者熱。眼白青白而目皆不赤者寒。又當辨之於手指。凡手指如冷水浸透者熱。手指色白甚則帶青藍色紋者寒。又當辨之於胸脘。凡心煩脘悶者熱。若心煩脘不悶者寒。又當辨之於聲音。初起時好言者熱。懶言者寒。言壯者熱。言輕者寒。至吐瀉多次後。凡聲音漸低。如沙聲塞聲者熱。不爲沙聲但沉迷無聲者寒。又當辨之於嘔吐。凡嘔吐穢濁食物。味兼酸苦。氣亦酸穢者熱。嘔吐酸味之物。而無酸穢氣。甚則淸白如水者寒。凡茶水下咽即吐者熱。若茶下咽不即吐者寒。又當辨之於下利。凡肛門有熱如火。瀉下臭穢濁物。或穢腥氣。或如黃水。其瀉甚速者熱。若肛門不熱。下利並無臭穢氣。瀉完略有腥臊氣。甚則瀉下澄澈如水者寒。又當辨之於溲溺。凡小便短赤而熱。甚則涓滴不通者熱。若小便不熱不赤。清淡而長。甚則自遺者寒。又當辨之於腹痛。凡腹痛不喜按者熱。喜按者寒。腹痛乍緊乍緩者熱。綿綿不輟者寒。又當辨之於脈象。凡霍亂脈多沉。惟貴辨其沉數沉緊。沉數者熱。沉緊者寒。總之。其爲熱爲寒。爲假熱眞寒。假寒眞熱。當形證與脈象同參。而分治熱以寒。治寒以熱之治法。其間毫厘千里。臨診時不容忽也。凡霍亂病之治法。寒則溫臟回陽。和中逐穢爲主。輕者藿香正氣散。重者四逆湯。理中湯。或白通湯加人尿猪膽汁湯。熱則清暑滌穢。芳香化濁爲主。如增減瀉心湯。黄連解毒湯。以及竹葉石膏湯。要之治法以通爲主。使邪氣外達。先哲立保亂治安一法。亦主通義。以祛邪和中爲治霍亂病之首務也。各方之功用與主治。分別於下。以備參攷。

(藿香正氣散) 大腹皮 藿香 蘇梗 甘草 桔梗 茯苓 蒼朮 厚朴 半夏 神曲 白芷 姜 棗

凡霍亂病之上吐下瀉。由於中焦不和。濕熱混淆脾胃者。此方最宜。功能化濁保亂。利濕暢中。故濕霍亂亦主之。

(四逆湯) 附子 甘草 乾薑

凡陰慘之氣。深入於裡。外證肢冷目陷。眞陽欲絕者。非此大劑純陽之品。不足以破陰霾。而發陽光。

（理中湯） 人參　白朮　炮姜　甘草

此方專治大陰寒淫。嘔利腹痛。陰寒霾盛者。如利甚肢冷。須加附子。（名附子理中湯）以溫運中宮。而祛陰寒。

（白通湯加人尿猪膽汁湯） 葱白　乾姜　附子　人尿　猪膽汁

此方專治陰寒過甚。厥逆無脈。陽氣爲陰寒隔絕之候。按此證乃霍亂病之最重者。驟進熱藥。勢相衝突。爰加人尿、猪膽汁、以引之。熱因寒用。可引藥至病所。而不致格拒。熱藥冷服。即此意也。

（加減瀉心湯） 半夏　橘紅　川連　枳實　梔子　豆豉　滑石粉　茯苓皮　茵蔯　澤瀉

濕熱內着。中宮阻塞。二便俱閉。作嘔不止之陽霍亂。以此方清化暑熱。流利氣機。中宮氣暢。則乾嘔自止矣。

（竹葉石膏湯） 麥冬　半夏　竹葉　石膏　生姜　甘草　粳米

此方辛寒甘平。能散熱生津。治熱霍亂最爲平善。

（萸連解毒湯） 莫萸　川連　半夏　枳實　黃芩　白芍

凡濕熱過阻。中焦升降不利。發熱胸悶。上吐下瀉者。用此方清熱化濕。以除其中宮之濕遏熱伏也。

（燒鹽方） 燒鹽用熱童便冲服

凡吐瀉不得之乾霍亂。服此越之。以通其氣。西醫治療。每以注射鹽水針者。爲能增水液。以通養脈絡。卽此變象之遺意也。

水霍亂乾霍亂(俗名曰痧)症治概要

張樹勛

光陰似箭。日月如梭。不知不覺。又屆夏令。一般傳染病。正值發生之期。最可怕者。莫如霍亂。又名虎疫。誠不虛也。我們做醫生的。替人民驅除病魔。解除痛苦。對於事前當然有一種防範的方法。病行期當然有一種撲滅的辦法。是我們的責任。豈可容辭。錄之於右。

【預防法】 早睡早起。呼吸新鮮空氣。夜間切勿露宿。日中切勿出行。飲食宜清淡。衣服宜清潔。頭髮宜常沐。身體宜常浴。几桌宜常拂。地板宜常掃。再注射防疫針。那麼桿菌虎疫。無從孳生。自然消滅。就可以高枕無憂。

□水霍亂

【病理】 由於中陽不振。抗毒力薄弱。食未熟之果。飲未沸之水。霍亂桿菌遂藉此傳染於腸胃。由是分裂繁殖。分泌毒素。腸粘膜受其刺戟。遂發炎充血。分泌物增加。全身水分皆由腸粘膜血管滲透於腸。則腸中之水分異常增加。因水性向下。故而瀉泄。同時因腸之運動神經受毒素刺戟。而腸之蠕動亢進。亦起瀉泄。瀉泄且更劇烈。胃中因有胃酸。不惟細菌不能發育。且有殺菌之作用。故胃內不受霍亂菌之侵害。其所以嘔吐者。因腸內毒素刺戟胃之迷走神經。迷走神經為胃之運動神經。既受刺戟。是以嘔吐。因吐瀉嘔吐水分之排泄增加。一則因身體缺乏水分。血液濃稠。而循環障礙。一則因血液濃稠。新陳代謝之物質排泄不完全。而呈酸中毒。本病之危險即緊於此。此外如四肢痙攣冷麻。亦因肌肉之缺乏水分而起。

【病狀】　上吐下瀉。腹不脹痛。糞如米湯。不過一二點鐘。面色如土。目陷神頓。全體厥冷。肌肉消瘦。脈象虛細。舌苔白滑。四肢肌肉和腹部肌肉作痙攣狀。輸尿管麻痺不通。若不速加治療。正氣隨水分泄盡。虛脫而死。

【治療】　急救鹽水針。注射靜脈。或注射腹部皮下。以救濟體內水分缺乏。內服四逆湯。加人參。以益氣助陽。陽盛氣旺。抵抗力充足。桿菌勢力薄弱。不攻自斃。嗣後飲以粥湯。緩緩調理。精神自然恢復如常。

□乾霍亂

【病理】　飲食不節。生冷甜黏挾溼濁互阻。防礙腸胃運納排泄之機能。氣滯血凝。上下閉塞。

【病狀】　胸痞腹痛。坐臥不安。面色板滯。四肢麻木。唇指青冷。脈象沉伏。舌苔白膩。若不速加治療。呼吸循環二器停止工作。氣閉而死。

【治療】　急救陸萬零注射針。以激呼吸。及樟腦注射針。以激循環。或用國醫刺法刮法。再以臥龍丹吹鼻。促氣機活動。內服救中湯。化溼消滯。使腹腔無阻礙。呼吸器循環器。自然工作恢復。調和腸胃。節制飲食。尤爲善後之要務。

【總論】　水霍亂。上吐下瀉。腹不痛。屬虛。乾霍亂。上下閉塞。腹脹痛。屬實。一則宜開。一則宜補。若分別不清。失之毫厘。差以千里。司斯職者。能不注意。

痧藥宜分別藥性施治

朱仲仙

夫夏秋之際。天時每有驟冷驟熱之變。人事亦有貪涼飲冷之偏。以致氣機阻滯。血管閉塞。而成痧症。或因穢氣觸鼻。或由飲食不潔。生冷瓜果雜投。席地嘗風露臥。外寒內滯。中宮為之擾亂。上吐下瀉。腹部絞痛。是為霍亂。痧症與霍亂。皆為清濁不分。內外壅塞。治不宜緩。開關通竅之法。行氣活血之藥。速挽狂瀾將覆之舟。亦有兼暑夾溼。停滯中寒之別。療治之方。雖有丸散之分。性味亦當辨別。不可隨意試嘗。致有生命之險。每逢夏季。嘗有好仁之士。施送丸散。以救危險之疾。意至善也。但於藥品之涼熱。未能分別。每多誤事。所有施送之葯。宜刻仿單。標明所治症狀。庶免誤服之弊。所有應用丸散。分別平性涼性熱性開列于後。

（一）平性藥所治之症狀及用法

普通應用平性之藥。通治暑熱溼穢。霍亂痧脹等症。如病人苔白或黃。灰而滑潤者。均可用。若暴厥悶痧。心腹絞痛。蟾酥痧氣丸。平安散。臥龍丹。太乙紫金片。辟瘟丹。純陽正氣丸。均可服用。若鬱悶成痧。陰陽反錯。或吐瀉肢冷。內閉外脫。急服觀音救苦丹。

▲萬應平安散　治時行瘟疫。山嵐瘴氣。中暑。中惡。痧氣腹痛。頭目昏眩。四肢厥冷。心腹絞痛。人事不省。每服一分或二分。開水和下

▲蟾酥痧氣丸　中暑觸穢。心腹絞痛。四肢厥冷。上吐下瀉。大人每服二十一粒。小兒服三分之一。開水送下。孕婦忌服。

▲臥龍丹　治時疫及各痧。不省人事。開關甚速。以少許吹鼻孔內。得嚏即甦。

▲太乙紫金片　中暑中惡。頭昏脘悶。腹痛吐瀉。四肢厥冷。每服三四分。開水和服。

▲辟瘟丹　治霍亂吐瀉。時行痧疫。腹痛脘悶。人事不省。每以二塊。開水磨服。

▲純陽正氣丸　凡貪涼飲冷。中暑中溼。腹痛肢厥。霍亂吐瀉。脈伏氣閉。每服五分。陰陽水送下。

▲觀音急救丹　凡天時有不正之氣。抑鬱成痧。陰陽反錯。上吐下瀉。絞腸腹痛。用丹半分。納入臍中。蓋以普通膏藥。另以一分。放病人舌上。陰陽水送下。

(二)　涼性藥所治之症狀及用法

凡夏秋行於烈日之中。猝然昏倒。人事不知。苔黃而燥。或舌紅無苔。此乃暑熱內閉。若以尋常痧藥治之。則口鼻流血而死。要知此症非痧。又非霍亂。乃暑毒直犯中宮。治以紅靈丹。紫雪丹。行軍散之類。病機轉後。以七液丹服之。則更善矣。

▲紅靈丹　治霍亂吐瀉。中暑中暍。頭昏脘悶。四肢厥冷。脈伏等狀。用藿香露或開水。調服二分。便可蘇甦。

▲行軍散　此散乃孔明行軍時所用。過有兵士。中暑霍亂。猝然昏倒。不省人事。以此散一分。涼

水灌吸○立時即醒⊙

▲紫雪丹　中熱內閉○人事不知○口燥舌赤○一切熱痧等症○每服五分○陰陽水送下○

▲七液丹　治瘟疫瘧痢、爛喉痧、斑疹、及一切瘡毒○著風卒忤○霍亂吐瀉○諸般著熱○每服一丸○三服全愈○

(二)　熱性藥所治之症狀及用法

夏秋之時○暑熱居多○用熱藥者少○惟貪涼飲冷○釀成寒霍亂○其時必用溫經回陽○方為對症治法○其見症○舌苔白潤○吐瀉清白○小溲清長○腹痛綿綿○脈沉細而微○四肢厥冷○治以至寶回生丹○十滴水及呃囉顛○○以肢溫為度○

▲至寶回生丹　專治吐瀉○手足麻木○筋疼腹痛○及貪涼飲冷○寒霍亂等症○每用二三分○葱汁拌勻○納臍中○以煖臍膏貼之○不可誤服○

▲十滴水　治寒霍亂⊙綿綿腹痛○吐瀉如水○肢冷脈伏○每用十滴○涼開水化服⊙

瘧疾

瘧疾證治述要

張治河

【病原】本症病原。爲寒著與胞蟲。或因寒暑刺激。生理自起變化。或因微蟲侵入。障碍生理工作。

【病灶】本症病灶。多在神經系統。（內經云。邪氣客於風府。循膂而下。）然延久不愈。毒隨血液入脾。則脾亦受累。其因寒著而成之症。理與傷寒溫病彷彿。特其受害之區。則較不同。傷寒初起。病灶偏於皮膚。溫病則兼及肺臟。此症則又偏於神經系統。此症夏秋多而他時少者。雖有蚊蟲吮毒。爲之傳播禍胎。亦因夏令人多裸體。脊部易受寒著刺激故也。

【病狀】本症特徵。爲惡寒戰慄。發熱出汗。有兼頭疼腰痠者。有兼腹痛嘔瀉者。亦有煩躁昏譫之危險狀者。

【病理】惡寒戰慄者。神經沉滯。發生貧血現象故也。發熱出汗者。神經興奮。發生充血現象故也。頭痛腰痠者。顱腦脊腦受刺激也。腹痛嘔瀉者。腸胃迷走神經受影響也。或因食滯內積。刺激腸胃內膜。亦能有此症狀。煩躁昏譫者。熱盛灼腦。知覺錯亂故也。

【治法】本症主方。古人多以小柴湯加減。此藥實有上升激腦橫散發汗之功。惟體溫過高。腦充血者。

則不可用。宜投白虎芩連等藥制其燃燒作用。大便閉者。承氣湯抽其釜底之薪。表解裡和。仍不愈者。則屬神經衰弱精神方面病也。宜用金鷄納霜。或少量之砒劑。既能補腦。又能殺蟲。如病人迷信神鬼爲災。可迎合其心理。而用符咒療法。則無不愈矣。

【調攝】禁食葷腥生冷。避免風寒勞動。更勿胆怯而腦筋中存有此病屆時必發之觀念。

談瘧疾之種類與金鷄納霜之效用

吳仲篪

瘧疾俗稱皮寒。又稱寒熱症。西醫稱爲間歇熱。古書或稱痎瘧。註云。一日一發爲瘧。二日一發爲痎。其在說文解字云。瘧、寒熱休作病。痎、二日一發瘧也。蓋瘧疾一病。在我國發見爲最早。故對於瘧疾種類之分析。散見於各醫籍者亦最多。茲分述之如下。

(一)以時間而分者

日日瘧（每日一發）　間日瘧（間日一發）　三日瘧（三日一發）

(二)以寒熱而分者

寒瘧（先寒後熱有汗）　風瘧（先寒後熱無汗）　溫瘧（先熱後寒）　牝瘧（純寒無熱）　癉瘧（純熱無寒）　勞瘧（熱在骨髓）

(三)以兼症而分者

暑瘧（瘧疾兼暑）　濕瘧（兼濕）　痰瘧（挾痰）　食瘧（挾食）　瘴瘧（挾瘴氣）　虛瘧（病久正虛）　瘧母（瘧久不愈邪陷中焦脇下結塊）

(四)以六經而分者

太陽瘧　陽明瘧　少陽瘧　太陰瘧　少陰瘧　厥陰瘧

（五）以臟腑而分者　肝瘧　心瘧　脾瘧　肺瘧　腎瘧　胃瘧

以上所分瘧症之種類。不外擇其症狀末梢之殊異而別其名稱。至其症狀之根幹。則不離寒熱往來。按時而發。故從實際言之。祗分日日瘧。（亦可稱瘴瘧）間日瘧。三日瘧。（亦可稱間二日瘧。或稱三陰瘧疾）瘧母。（或稱瘧痞）之四種。而於瘧疾之治療。已足運用矣。

金鷄納霜爲治療瘧疾之特效藥。已盡人皆知。然遇間日瘧及三日瘧。有時或不能奏效。且久服有習慣性。或因濫用而發生險惡之黑水病。若孕婦服之。則每有墮胎之虞。德國新藥有撲瘧母星者。爲天德藥廠出品。乃人工治瘧劑。有治療間日瘧三日瘧孕婦瘧疾之效及能解金雞納霜之毒。而於日日瘧一症。則仍非用金鷄納霜不可矣。

惡瘧及瘧疾變爲弛張熱之診斷與治療

孟卜功

瘧蟲種類。有五百餘種之多。其長養發育之時間及生活之狀態。亦以種類而異。至患瘧者之病狀。多屬間歇熱。一爲每七十二小時一發。一爲每四十八小時一發。一爲每二十四小時一發。病狀顯然。雖非醫家。亦易診斷之。惟惡瘧之病狀。始則精神疲倦。不思飲食。繼則倏然昏倒。不省人事。牙關緊閉。兩目上視。或全身痙攣。間或手足亂舞。熱度或達三十八九度。或達四十度。在無經驗之醫生。每易誤診爲腦膜炎、尿毒症、腦出血、急性中毒等病。孰知此實瘧蟲爲祟。當以治瘧之藥如金鷄霜等療之。又如瘧久不愈。或瘧疾發作一二次後。變爲弛張熱。甚或神亂語錯。目竄肢搐。每易誤診爲腸窒扶斯、腦膜炎、流行性感冒。鮮有治以金鷄納者。余自開業以來。遇有此種瘧疾。每易爲其所惑。而世之誤診爲他種疾病至死不悟者。尤常常見之。故醫家必須審愼細密。詳加查驗。以期無誤。則幸事也。茲摘錄惡瘧及瘧病變爲弛張熱與各種類似疾病之鑑別要點。分述於左。

(甲)惡瘧與類似疾病之異點

(一)惡瘧　前驅症覺疲倦無力。精神不奮。頭痛目眩。繼即倏然昏厥。或無前驅症。忽然倒地。或先發間歇熱。忽轉爲惡性瘧疾。其病狀爲不省人事。牙關緊閉。兩目上視。呼吸數增加。頸骨強硬。全身痙攣。熱度自三十八度至四十度。其診斷要點。爲不省人事。驗血有瘧蟲。此外心肺二臟。均無病狀。亦無脾腫。

(二)尿毒症　有腎性水腫、蛋白尿等。

(三)腦膜炎　頭痛不堪。屢屢嘔吐。身熱甚高。脈弱而速。脊弓反張。施腰脊刺術。取脊髓膜液驗之。有腦膜炎雙球菌。

(四)腦出血　屢發於老年及肥胖之人。原因多爲酒精之濫用。或梅毒之胎害。當卒中發作之前。呈頭痛眩暈等前驅症。常有偏癱麻痺言語不利之貽後症。

(五)急性中毒　當病未發作之前。必有跡象可尋。其症狀隨毒物之種類而異。與惡瘧之鑑別殊易。

（乙）瘧疾變爲弛張熱與類似疾病之異點

（一）瘧疾變爲弛張熱　始則多爲間歇熱。其後漸變爲弛張熱。輕者當發病時。不甚惡寒。熱退亦不淨盡。重者發熱高至四十一度。連日不解。儼似腸窒扶斯、流行性感冒等。其診斷要點。在未變弛張熱前。多先爲間歇熱。既成弛張熱。在診斷難明時。須驗其血。必有瘧蟲發現。且有脾腫可憑。

（二）腸窒扶斯　熱之定型。多爲弛張性。脈搏比體溫減少。發脾腫及薔薇疹。起精神症狀。有特異之豌豆樣便。經過時期。雖隨症勢輕重而異。大概多爲三星期乃至四星期。由顯微鏡之檢查及數種培養基之異點。可證明腸窒扶斯桿菌。且檢查白血球之數目。必見減少。非若其他傳染病。常呈白血球增加之現象也。

（三）流行性感冒　初起時。突覺寒戰肌痛。時或嘔吐。咳嗽頭疼。力甚耗竭。熱度略高。或甚高。在小兒亦有致驚厥者。既無脾腫。更無瘧蟲發現。

既知惡瘧及瘧變弛張熱。不可誤診爲腦膜炎、腦出血、腸窒扶斯等。則療法自有把握。考瘧蟲之勁敵惟金鷄納足殲滅之。今檢驗惡瘧及瘧變弛張熱患者。既發現瘧蟲。亦惟金鷄納爲特效藥而已。奈因惡瘧患者。昏迷不醒。牙關緊閉。雖有良藥。無從內服。即勉强服食。徒以吸收太緩。全無效驗。故必須在二十四小時內。用金鷄納溶液。注射靜脈。始有藥到病除之效。俟清醒後。再內服金鷄納粉末。以期瘧蟲永無反抗之力。曩者余治惡瘧所用之注射藥。係購自寶威藥房之雙綠金雞納溶液。屢呈奇效。其注射量隨年齡而異。自〇•二——〇•四——〇•六——一•二瓦不等。注射時須將金鷄霜溶液和於一〇瓦汽水內。漸次注射之。又日本新藥有希宜佐爾者。係鹽酸鷄那霜百分之二溶液。奏效亦甚確實。

至於瘧變弛張熱之治法。在熱度過高者。宜先服退熱劑。有食阻者。宜先服下劑。亦可施用冷罨法。俟熱勢稍退•即當猛進金鷄霜。惟金鷄霜味苦難服。（雖有包服之法。究有難於嚥下之弊。）在婦女小兒。尤嫌惡之。如改服金雞霜丸。雖可免却苦味。奈因金雞霜之性質。遇酸則化。遇鹼則澱。製爲丸劑。終覺膠結堅硬。胃難消化。一入小腸。遂致沈澱無效。終不若注射金雞霜溶液之爲穩妥。既能直達病所。以奏特效。又免味苦難服之虞。况瘧變弛張熱。連日不解。瘧蟲孳生血內。其抵抗力甚大。非重用直達病所之金雞霜溶液注射之。安能奏效。至癒後尙須驗血。如尙發現瘧蟲。仍須繼續注射。直至瘧蟲消滅無遺。始可停止。

再歸熱與瘧疾（間歇熱）證治之比較

張一羣

（原因）瘧疾的原因。是瘧疾胞子蟲寄生在人的血球內。發育繁殖。蔓延而成。這種有機物體。不是細菌。而屬於原蟲類。再歸熱則反是。其病原素是一種螺旋菌。叫做再歸熱螺旋菌。兩者均可在發熱時的患者血液中檢得。

（傳染）兩者除空氣媒介外。再歸熱多因交通或日用物品所感傳。瘧疾則以染有該病原素的蚊類介入人體爲主要。

（症候）他們的症候。都有一定的熱型。通例以戰慄開始。繼則灼熱。末了因多量的發汗而分利。體溫急降至平溫或其以下。雖然熱型都是一樣。但是他們的經過。却各各不同。例如瘧疾是以一定時期反覆發作的。每發約需八點至十四點鐘。他的潛伏期有自數小時至數月間的差別。有經過二十四小時一發。（每日熱）或四十八小時一發。（三日熱）或七十二小時一發。（四日熱）這個絲毫不得紊亂的。再歸熱則與之懸殊。約有五至八日的潛伏期。也是先寒後熱。可是在灼熱的時候。必須有五六日的稽留。方纔發汗而分利。所以他初次的熱型。須經一週之久。次經五至七日的免熱期。後再發熱如初。復退熱二日或五日。其次經一日或三日。更作第三次發熱。若時期漸短。偶有第四次的發熱。至於其他在發病時的頭痛、眩暈、口渴增進、食思缺乏、脾肝臟肥大及壓痛、顏面變色、無慾狀態、及脈搏頻數等。這也是大家所必有的現象。不過再歸熱一回經過時。殆可常得永久的免疫性。

（診斷）當熱發作時。行血液檢查。可得最確實的判別。餘則觀其熱型的經過以爲定。

（預後）概良。但在再歸熱併發他症時。或嗜酒的人。及患惡性瘧疾的。則較不良。

（療法）兩者的治法。大約也差不多。在熱發作的時候。均可以金雞納霜或其製劑用之。得奏效果。惟再歸熱可注射新洒爾佛散（即新六〇六或九一四）。二三時後熱即下降。且可不發。其他一般症狀。則以對症療法。

黑熱病與瘧疾之辨別

蔣方全

瘧疾是一種很古而且很普遍的傳染病。俗名叫做打擺子。這是無論什麼人都知道的。本症的原生蟲專寄生在蚊蟲身上。但是這種瘧蚊。往往倒立的。可以一望而知。其所以得傳人體。全由該蚊之螫刺而媒介。當牠螫刺刺入人體微細血管而吸人血液的時候。牠那含有瘧蟲幼子的唾液。也隨之而混入血中。因此侵入赤血球。更破壞而蕃殖。初起劇烈之戰慄。身體倦怠。顏面蒼白。雖體內溫度增加。但皮膚却是惡寒。大約持續一至二時間。繼則寒冷消失。代以灼熱。顏面變成紅色。體溫昇至攝氏三十九乃至四十度。脈搏增至百乃至百二十至。並伴以頭痛、眩暈、煩渴、及食慾缺乏等症。同時脾肝兩臟著明肥大。屢顯過敏性。及帶壓痛性。謂之瘧母。口唇生匐行疹。頸椎及胸椎上部疼痛。發熱常延至四或六時間的持續。終則發汗而退熱。約二至四時間以內即恢復常溫。如此經過。其發作時間有每日隔日一回。或隔三日或四日一回。至於五日六日七日八日一回的。大都很少。這種症象。既然明瞭。那麼用治瘧特效的金雞納霜來治療。是沒有不見效的。可是在這種症象發現的時候。必須考察清楚。因爲有一種黑熱症最易相混。倘若弄錯。治療不獨無效。而且要發生意外影響。所以不可不加意注視。現在把他寫在下面。黑熱病也是由原生蟲寄生血液中所引起的熱病。其經過或急或慢。最後多衰弱而死。所以比較的劇烈。凡感染這種病原蟲後。約經三星期乃至數月的潛伏。始現病症。寒熱殊不規則。大概第一週間熱勢急激。時高時低。一日中熱度兩次昇降。或低熱持續不退。同時胃腸肺等也起炎症。脾肝開始腫大。約二至七週。熱乃盡退。經若干時。又復發作。且脾肝日漸腫大。腹部凸隆。當此時際。若誤認瘧母。其治療不合。可以致命。此外皮膚呈汚黃色。身體大部每現紅點結節。或大塊皮下溢血。致釀成潰瘍。而變為壞疽。初僅鼻及齒出血。後漸胃腸出血。所以有瀉血吐血的現象。以上諸症。雖然與瘧疾殊異。但及至發覺。則對於治療已遲。恐不能生效。至於這兩種病症的確實診斷。最好唯有檢查血液。可得判別。

治瘧母效方

陳智

瘧疾日久不愈。則脾臟腫大。脇下結為癥瘕。此名瘧母。金匱鼈甲煎丸。實為治療此症之無上良方。方中藥品共二十三味。性多猛烈。其破癥瘕之功。有非他方所及也。

△鼈甲煎丸方　炙鼈甲一兩二錢　黃芩　海藻各三分　熬蜣蜋　柴胡各六分　乾薑　大黃　桂枝　石韋(去毛)　厚朴　紫葳　半夏　阿膠　芍藥　牡丹皮　熬䗪蟲各五分　炒葶藶　人參　大戟各一分　燒烏扇　瞿麥　炙蜂窠各四分　桃仁二分

右葯研為末。取煅竈下灰一斗。清酒一斛五升。浸灰。俟酒盡一半。著鼈甲於中。煑令泛濫如膠漆。絞取汁。納諸藥煎為丸。如梧桐大。每服七丸。空腹時開水送下。一日三次。忌食生冷鷄子豆麥等物。

少陽病與瘧疾之研究及小柴胡湯用法之標準

黃祖裳

我國醫學對於實驗治療。確有獨到之處。惟對於病理之陳述。則甚含糊。此其原因。由於無科學器械之助。而其模糊恍惚者。尤莫如少陽病之與瘧疾二病之辨別。爲從來醫家之一大疑團。至今尚未打破。鄙人才疏學淺。敢云當此大任。而解決此千古未破之疑謎。不過聊抒一得之愚。以資討論而已。

竊謂少陽病與瘧疾之病理。欲究其異同。當分開研究討論。茲先述瘧疾。

西醫謂瘧疾有瘧原蟲。名麻拉利亞。由有斑紋之瘧蚊爲媒介。瘧原蟲入體後。破壞紅血球一次。即發寒熱一次。此種理論甚爲不愜我懷。茲姑不論。其發病之經過大約四小時至八小時。其中經過可分三級。(一)寒戰期。(二)灼熱期。(三)發汗期(又名退熱期)。凡發此病時。脾臟均腫大。夫發熱之病。脾臟均腫大。不必瘧疾也。其原因大概因脾臟製造紅血球。凡熱性病均關係血行。脾臟既因血行之關係腫大。則瘧疾之脾臟腫大。不過血行上之故耳。無關宏旨。

今試進而討論此症之病理。西醫以此病爲麻拉利亞細菌破壞紅血球所致。鄙人非細菌學專家。則瘧原蟲破壞紅血球。所以發熱。非我所知。然就病狀上推致。亦不難得其要領。茲略述鄙見如下。

夫人身之體溫有一定之常度。太過不及皆爲病。然外界之氣候變化不定。冬夏溫度相差至數十度。欲適應外界氣能而保持常溫。則專賴人身之調節機能。然調節機能亦有一定之限度。至若何程度調節機能即冷爲無用。人之發瘧疾也。大多發於夏秋之間。夏秋之際。天時氣候不定。時熱時冷。瞬息轉變。如炎熱之際。皮膚汗孔開泄。陡然一冷。調節機能不卽應付。於是不隨意神經起反射作用。表層之血管極力收縮。血量減少。而內部之體温因未稍感覺寒冷而提高。然體温之去路。須借血液輸達於表層。由汗線蒸發。今表層血管因驟遇寒冷而收縮。則體温無從外達。然體温因不得放散而愈積愈熱。而與皮膚寒冷感覺相差愈甚。表層皮膚汗線愈收縮。故感覺寒冷亦愈甚。所以瘧疾第一部爲寒戰也。然物極必反。內部鬱積之體温至於極點。必思有以放散。而皮膚感覺寒冷時期已久。不隨意神經不復緊張。皮膚汗腺弛緩。而末稍血管放大。於是積鬱之體温與血液極力向表層奔洄。若決江河。要知人體之温度。有一定限度。其温度升至若何程度。則須放散若干。今以久鬱不放之高温。驟然奔至表層。故身體灼熱。然汗腺既開。血管既張。表層皮膚。又不能容如許體温及血液。於是漸漸由汗腺排泄。內部之高温。因奔至表層而降至常度。表層之高温。亦漸由汗腺排泄。故斯時卽汗出熱退而身和也。然瘧疾之發作。有一定時間。何歟。此蓋不隨意神經之作用也。夫不隨意神經。占人身最大部分。其作用爲不藉意識之指揮。外界有若何之刺激。卽發生若何之拒抗。前因一熱一冷。時間不短。而刺戟亦復不淺。於是不隨意神經。至同等時間。似皮膚觸覺寒冷。卽成習慣性而反抗也。然凡發寒熱病者。必懸懸然曰。此瘧疾也。明日或三日當復來。心理作用。亦爲促成不隨意神經愈起習慣性之一種原因。觀夫瘧疾有一二次或三四次不葯而愈者卽可知矣。然又有間日、三日、四日、兩頭瘧等之分別。則在於人體之強弱。神經反射。及風寒刺激之深淺。故本篇未竟。同學丁君問曰。然常有間日瘧。轉變爲三日瘧等者。又何故歟。鄙人自愧閱書無多。竟不知瘧疾能轉變。思之思之。其複雜感染之故歟。後當別以記之。以上蓋論平常最多之瘧疾耳。尚有惡性瘧等。以後當別爲文以論。如此繫解。海內高明。以爲何如。

瘧疾之病理。已詳述明白。今當討論少陽病矣。近世上工大師多以寒熱往來爲少陽主證。鄙意少陽之主證在胸脅苦滿。而非寒熱往來也。胸脅何以苦滿。蓋胸脅之間。淋巴腺最多。其苦滿之因。當爲淋巴腺腫脹無疑。關於此點。日本湯本氏會言之。茲錄之如下 。「小柴胡以胸脅苦滿爲主證。令病人仰臥。醫以指實自肋骨弓下沿前胸骨裡面向胸腔按壓之際。觸知一種抵抗物。同時病人覺壓痛。是即小柴胡湯之腹證。然則胸脅苦滿當是肝脾膵三臟之腫脹鞭結。然肝脾膵三臟並無異然。而肋骨弓下仍有抵抗物觸知者。臨牀上所見甚多。是必有他種關係。其主要原因。無非該部之淋巴腺腫脹鞭結……云云。今進而研究淋巴腺何故腫脹。則不得不先研究淋巴腺之功用。淋巴腺爲吸收體內之滲出物。兼與白血球同功。由此推想可知矣。少陽病均在太陽病之後。最少須患太陽病後五六日。蓋亦太陽病不獲愈而變少陽也。凡患太陽病者。其經過歷程中。血行異常。其滲出物必多。淋巴腺當負吸收作用。又凡患少陽病者。其肋膜胸膜及胸腹二部之臟器組織均有發炎症狀。然凡發炎之部位均有炎性滲出物。淋巴腺則又負吸收作用。淋巴腺當因吸收太多而腫脹。則淋巴腺之腫脹可知矣。且少陽病病毒。集中於胸腹二腔間之臟器組織。淋巴腺既與白血球同功。則當負包圍病毒之責。淋巴腺之腫脹。又一原因也。於此知淋巴腺之腫大。爲二原因。一爲滲出物太多。二爲病毒集中於胸腹部位之故。然淋巴腺遍於全身。且鼠蹊之淋巴腺亦多。何故不腫大。蓋因病毒集於上。大動脈等。亦在胸腔之故。此可不必多贅。閱者想無甚模糊不清之處矣。今再當研究少陽。何故亦有寒熱往來。少陽之寒熱往來。異於瘧疾者。瘧疾有定時。而少陽無定時。少陽之發寒熱。常一日二三度發。其來也不能預料。其原因當是血管之收縮不定。因得太陽病時。血管之收縮已待病毒集中胸腹。而表證悉解。血管當然弛張。然收縮已久。表面之感覺似已成爲習慣。時收時縮。故一日二三度發也。然則少陽之寒熱往來。亦是不隨意神經之作用。與瘧疾同。於此則瘧疾之有胸脅苦滿者。可稱爲少陽病也。少陽病之無胸脅苦滿者。可致爲瘧疾也。近世醫工。不知少陽病瘧疾相同在寒熱往來。其異在胸脅苦滿。所以云少陽病瘧疾相同者。蓋不知主證如何也。

今總以上所述。瘧疾與少陽病之分別。不外以下二種。(一)少陽以胸脅苦滿爲主證。瘧疾以寒熱往來發作有時爲主證。(二)瘧疾爲血行病。脾臟之腫大。蓋血球缺少之故。少陽病則因病毒集中胸腹二部而淋巴腺腫脹鞭結。閱者至此。以少陽病及瘧疾。病理上之分別。解剖上之分別。病證上之分別。必了然胸中矣。不必再多贅空言。今最後爲討論小柴胡用法之標準。

少陽病之主證胸脅苦滿。小柴胡爲治少陽病之主方。則小柴胡卽治胸脅苦滿。當無疑義。然亦不得以空言爲準也。今考小柴胡湯之藥效。小柴胡湯方。乃柴胡、黃芩、人參、半夏、甘草、生姜、大棗、七味。內以柴胡人參黃芩爲主藥。藥徵云。柴胡主治胸脅苦滿也。其他治往來寒熱。或腹中痛。或嘔吐。或小便不利。此一方之主治。而非一味之主治也。傷寒症中寒熱腹痛嘔吐小便不利。而不用小柴胡者多矣。胸脅苦滿而有前證。則柴胡主焉。此可以見柴胡之所主治也。本草綱目柴胡部中。往往以往來寒熱爲其主治。夫世所謂瘧疾。其往來寒熱也劇矣。而有用小柴胡湯而治也者。亦有不治也者。於是質之仲景氏之書。其用小柴胡也。無不有胸脅苦滿之證。今乃施諸胸脅苦滿而寒熱往來者。其應猶響之於聲。非祇瘧也。百疾皆然。無胸肋苦滿證者。則用之無效焉。然則柴胡之所主治。不在彼而在此。又云。黃芩主治心下痞。旁治胸脅滿嘔吐下利。又云。人參主治心下痞堅痞鞕支結。旁治不食嘔吐喜唾心痛腹痛煩悸。以上吉益氏所考證。於此可以知小柴胡湯之所以治胸脅苦滿也。蓋三位主葯之所主治耳。章太炎先生云。柴胡能刺激淋巴腺。促進水液分泌之作用。陸淵雷先生云。黃芩主治之心下痞。因充血或炎性換轉而起。人參主治之心下痞堅痞鞕支結。則因胃陽虛弱新陳代謝衰減而起。於此可知小柴胡之所以治少陽病者。蓋柴胡能刺激淋巴腺。促進淋巴之流行而不致停留脹硬。黃芩能消去肋膜胸膜等之炎性症狀。而人參能幫助自然療能故也。至此以知小柴胡之所以治少陽病之故矣。今結而記之。則小柴胡之主治在胸脅苦滿。故亦不問爲少陽病。爲瘧疾病。及其他之病。凡有胸脅苦滿者。即可投之。若謂小柴胡主治寒熱往來。則誤矣。

痢疾

赤痢淺說

沈仲圭

【病原及症狀】赤痢古名腸澼。又名滯下。俗稱刮積。乃夏秋常見之傳染病也。其致病原因。係植物性之赤痢菌。與動物性之阿米巴原蟲。竄入大腸。腸膜發炎。紅腫腐爛。遂呈裏急後重。欲便不暢。腹中疼痛。排泄少量之粘液或膠狀血液。一日十數次至數十次。其由赤痢菌所致者。除上述症狀外。幷有壯熱口渴。頭痛煩躁。胃祕嘔吐之象。劇者二三日卽至不救。老幼患此。尤爲棘手。所幸此種赤痢。臨床上尚不多見。否則。人類生命之危險。殊堪驚駭也。由阿米巴原蟲所致者。病勢雖無如是之凶。然治不得法。輒經年不已。延成慢性。體羸神疲。面黃唇白。若更不知調養。能將壯健之勇士。變爲怯弱之病夫焉。

【治療與藥理】治療之法。初宜木香檳榔丸攻逐腸中之原蟲。原蟲既淨。乃用血炭粉護腸止痢。痢止元虛。又當服强壯劑以調補之。

木香檳榔丸載於衛生寶鑑。爲木香、檳榔、枳殼、青皮、陳皮、蓬莪茂、黃連、各一兩。黃柏、香附、大黃、各三兩。黑牽牛四兩。朴硝泡水爲丸。此方不惟用大黃朴硝牽牛掃除原蟲。並有檳榔（檳榔不但調氣。且能殺蟲）枳殼以調氣。氣調則後重除。莪茂青皮以行血。血行則便膿愈。二香（木香香附）以止腹痛。二黃（黃柏黃連）以消腸炎。陳皮以健胃藏。面面周到之複方。固與單純之下劑有別也。民十二秋。余主筆政於上海大亞報社。偶以飲食不慎。為阿米巴所侵襲。余一方斷食。一方吞服此丸。旋即霍然。客夏在上海新聞路為裘吉生老友勷理診務。渠家傭媼之子。病痢甚重。因僻居鄉下。未能親來診察。請為處方。余書木香檳榔丸與之。並囑病中只宜米仁湯以止渴。藕粉羹以充飢。切勿濫食堅硬難化之物。亦數日而瘳。觀此二例。可見本方對於赤痢初起。確有偉效。不僅理論圓滿而已。

血炭粉係用動物之血。焙製而成。有殺菌止血之功。施於下劑之後。殊勝其他瀉葯萬萬也。

病後服強壯劑。所以彌氣血之消耗。促體力之恢復。其適用於本病者。一為兩儀膏。方用黨參健胃。地黃補血。且屬流膏。吸收尤易。一為山藥粥。以生山藥去皮切塊。和米煮成稠粥。或鹹或甜。各從所好。山藥富含蛋白質。為食補上品。惟病後胃力薄弱。宜守多噸少食之訓耳。以上所述。概阿米巴痢而言。若夫細菌性赤痢。莫妙於張仲景之白頭翁湯。（白頭翁秦皮各三錢黃柏一錢黃連五分）以清熱涼血也。

【攝生和預防】俗謂「餓不煞傷寒。吃不煞痢疾。」世人恪守此語。對於本病。素不忌口。肥醲生冷。健啖如常。不知傷寒痢疾。同為腸病。腸病則消化力微。食物難於吸收。徒為病菌之培養料耳。故斷食節飲。為本病最要之攝生。他如糞便之消毒。空氣之流通。衣被之清潔。身心之安靜。（病人排便。宜床上行之。）為看護者。亦宜十分注意也。

病菌之得入人體而肆虐者。不外口鼻二途。痢為腸胃病。其傳染之路徑。端賴飲食為媒介。吾人平時苟能保持胃腸之健全。注意食物之淸潔。凡肥醲炙煿之不易消化者。宿食生水之附帶病菌者。一概勿令入口。而又避身心之過勞。防腹背之受寒。則病魔雖張牙舞爪以向人。固不能犯我絲毫也。

痢疾之症狀及治法

濮德齋

昔賢以痢疾症狀之不同。別爲噤口、休息、水穀、五色、風、濕、寒、熱等痢。玆分述之。

(一)噤口痢　腸胃灼熱。舌無津液。下痢不能進食。

(二)休息痢　面色痿黃。脈象濡滑。下痢時發時止。經年不愈。

(三)水穀痢　腹痛腸鳴。食少肢倦。脈來細緩無力。糟粕膿血。相雜而下。

(四)五色痢　發熱煩渴。臍下急痛。痢下五色。膿血稠黏。

(五)風痢　先泄後痢。脈沉小而弦。腹微痛而有後重。似腸風而下清血。

(六)濕痢　腹脹身重。胸悶少食。痢下赤黯混濁。或如黑豆汁。

(七)寒痢(白痢)　腹痛後重。脈遲苔白。痢下白如凍膠鼻涕。或如魚腦。

(八)熱痢(赤痢)　腹痛煩渴。脈沉而弦。痢下赤色。形如蟲蛇。

常人治痢。往往用罌粟殼、石榴皮、訶子、肉豆蔻等以止濇之。殊不知痢疾。多因飲食停滯於腸胃所致。倘不先以巴豆等通利之葯。推其積滯。逐其邪穢。鮮有不致精神危困。久而羸弱者。故此症必須先滌腸胃。次正其本。然後辨其風濕寒熱而爲治法。如傷風而下清血者祛逐之。傷濕而赤黯泥濁者分利之。傷寒而白者溫之。傷熱而赤者清之。各就其所因施治。此古今治痢不易之法也。

赤白痢之簡易療法

張友琴

今之所謂痢疾者。卽內經之所謂腸澼也。其病源由於飲食不節。起居不愼等。斯疾發於秋天者最多。因盛夏氣候炎熇。人身調節機能之戒備懈弛。肌腠疏鬆。汗流不絕。血運弛緩。新陳代謝懈怠。全身機能衰弱。皆所以抑體溫之生成。而促其消散也。卒遇六淫侵害。或多食瓜菓等寒涼物。則內臟官能障礙矣。故秋涼外襲。多虛寒泄瀉也。是以知痢疾之原因。大都由於臟腑官能薄弱。而加六淫之侵害與飲食之不愼。以致腸胃分泌不清。古謂傷於氣則白。傷於血則紅。未免太空。然西醫之所謂官能薄弱者。卽中醫之所謂傷氣也。故凡痢疾初起傷氣。其次傷血。（因傷及微絲血管。故有血而謂之赤痢。）至其療法。西醫唯知殺菌。初起卽瀉。中醫之治法甚多。自來論斯疾者殊夥。茲不贅。質言之。若受外邪傷及營衛者。必有寒熱。治當先顧其表。痢疾初起。可用蒼朮（或茅朮）羌活杏仁生熟川軍等。腹痛者。用炒烏頭殊效。（烏頭當麵包煨）表重者羌活重用。表輕者輕用。此方痢疾初起。用之甚靈。屢驗不爽。更有用血炭粉治痢疾者。此法簡而且效。藥房內有出售。若腹痛下痢者。用炒烏頭研末合血炭粉服之神效。按此法簡便非常。而其效如神。不妨試服。痢疾屬大腸迴腸者。治療較易。屬小腸者難治。茲錄小腸痢治驗一則。以供閱者。

本埠唐姓。病痢四十餘日。每食粥一盃。食後不二小時。必大痛不可忍。隨痢少許。延中西醫診治罔效。後請國醫學院教授祝味菊先生診治。察其痢屬小腸。泄時痛甚而不甚後重。其病月餘。正氣大傷。乃用薑汁炒黃連末白蠟人參血餘灰。更用羊脂熬油。和粥食之。初食後二小時。仍有小痛。連服四日而愈。按上方製丸。又可治休息痢。若痢久津虛。口乾舌燥者。用生龍骨煎湯代飲甚效。以上各方。均是古法。而後人用之者甚鮮。坐觀驗方之淪沒不用。特爲之介紹如上。閱者可以採用也。

烟後痢治療法

丁良甫

素吸洋烟之人。偶患痢疾。俗皆謂之烟後痢。方書從無治法。醫家視爲畏途。致使素有烟癮之人。一患痢疾。卽成死症。此皆不明比例變通斟酌緩急之弊也。愚謹謬創一說。略申治法。以質高明。夫洋烟一物。其燥烈之毒。甚於砒錯。有肌肉消瘦者。有大便十數日一行者。有咽乾如火燎者。有口渴思涼者。此皆洋烟耗陰鑠精之明證。至於大腸之血液脂膏。早已煎熬殆盡。所存者。儘烟滯審勳耳。大腸既無脂膏遮護滋潤。一旦染患痢疾。求其載毒以出。勢不可得也。於是裏急後重奔迫下墜。其苦甚於正痢十倍。此時若以檳榔木香枳殼之類。疎氣通滯。則腸愈薄而痢愈急。若以粟殼白礬烏梅之屬。兜澁酸收。則邪愈塞而後愈墜。然則將若之何。曰。治法大要。當其初得之時。察其屬寒屬熱屬虛屬實。若屬虛寒。則卽照虛寒例以治之。須多加煖腸胃。養血固脫之藥。（如肉果粟殼歸身石脂阿膠之屬。）若屬表邪。卽以人參敗毒散。十神湯。藿香正氣之類。但諸方中。須將一切寬腸利氣之藥減去。蓋因腸質既薄。不宜尅削也。若屬熱症實症。即以芍藥湯。加酒炒大黃郁李仁桃仁麻仁白蜜阿膠之屬。合入白頭翁湯內。即有積滯。亦不可用檳榔枳殼木香。一切香燥破氣之藥。只以神麯麥芽之類消導宣發足矣。蓋積熱不去。則痢無止期。今藉酒軍潤而不燥之力。滌蕩其邪。又有芍藥阿膠之屬以養其陰。邪不羈留。腸胃廓清。則痢不治而自愈矣。或陰液既耗。腸質既薄。豈可復用大黃。曰。大黃潤而不燥。走而不守。此等處用之。正顯其救陰之功。况有白蜜甘草阿膠之屬以輔之。於胃氣毫無傷損。若羈遲不用。三五日後。即成壞症。

設遇烟後痢症。初起之時。治未得法。或表邪內陷。或裏熱痢清。或誤服利氣寬腸之藥。或兜澁太早。以致纏綿日久。下痢不休。腹痛裏急。純見黑水。或如屋漏。或如魚腦。此則臟氣已傷。陰陽兩敗。朝不保夕之候。與其坐以待斃。莫若含藥而亡。今擬一湯。名曰奪命湯丸。或可挽救萬一。

奪命湯丸　治烟後痢疾。先用白蜜一兩五錢。慢火熬。入貢阿膠一兩。待膠化開。再入川白蠟五錢。赤石脂一兩。淨羊脂一兩。（搗爛如泥）肉蔻豆一錢。石脂豆蔻俱研細。連羊脂共兌入膠蜜蠟內。絞勻候冷。挫條捻丸如菉豆大。用頭澁烟灰五錢。挂衣聽用。人參二錢。熟地。何首烏。粟殼各四錢。杜仲。當歸。訶子肉。炙甘各三錢。黃連一錢。酒芍二錢。麻仁三錢。郁李仁三錢。枳實一錢。大棗五枚。水煎去滓。送前丸三錢。

血痢治療法

李健頤

血痢是由熱毒伏於大腸。腸管發炎。腸之粘膜破爛。血液溢入肛門而出於大便。又因肺氣不固。無力收縮。以致屢欲登圊而下無多。腹中刺痛。口渴舌燥。身體倦怠。此症爲痢之最重而最惡者。苟治不得法。變症叢生。豈可不愼哉。血痢既屬血分有毒。肺氣不收。故宜涼血解毒。兼固肺氣。若血熱已退。肺氣清肅。則諸症皆可立愈矣。鄙人用生地赤白芍檳榔藕片知母桃仁。涼血退熱。佐大黃山查。直入大腸。滌除腸垢。加杏仁桔梗。升提肺氣。氣升。則淸陽上升。濁陰下降。其大便卽可通順矣。又增木香川楝。行氣止痛。此方歷治多人。皆著奇效。謹將原方列後。并附加減等法。

（治血痢驗方） 生地五錢 赤白芍各三錢 桃仁二錢 檳榔子三錢 知母二錢 山查肉二錢 大黃四錢 杏仁三錢 桔梗三錢 木香一錢 川楝三錢 蜜水各一碗 煎八分 食前溫服

如無裏急後重者。去大黃。加秦皮白頭翁各二錢。熱甚口渴者。加石膏一兩。川連二錢。口渴液乾者。加阿膠女貞子各三錢。身熱氣喘者。去桔梗。加石膏一兩。更宜臨症權衡加減。切不可板方悞事。至爲叮嚀。

痢疾用藥四大忌說

蘇連科

古今治痢皆曰熱則清之。寒則溫之。初起熱盛則下之。有表症則汗之。小便赤濇則分利之。此五者舉信用。如規矩準繩之不可易。予謂五者惟清熱一法無忌。餘則犯四大忌。不可用也。今詳於後。

(一)忌溫補　痢之爲病。由於濕熱蘊結。積於腸胃而發。宜清邪熱。導滯氣。行瘀血。其病則去。若用參朮溫補之藥。則熱愈盛。氣愈滯。而血亦凝。久之正氣虛邪。氣盛不可療矣。此投溫補之禍也。

(二)忌發汗　痢有頭痛目眩。身發寒熱者。此非外感。乃內毒薰蒸。自內達外。雖有表症。實非表邪也。若發汗。則正氣既耗。卽邪氣益肆。且風劑燥熱。愈助熱邪。表虛於外。邪熾於內。鮮不斃矣。

(三)忌大下　痢因邪熱膠滯腸胃而成。與溝渠壅塞相似。惟用磨刮疏通則愈。若用承氣湯大下之。譬如欲清壅塞之渠。而注狂瀾之水。壅塞必不可去。無不岸崩堤塌矣。治痢若大下之。膠滯未必可去。徒傷胃氣。損元氣而已。正氣傷損。邪又不可除。壯者猶可。弱者危矣。

(四)忌分利　利小便者。治水瀉之良法也。以之治痢。則大乖。痢因邪熱膠滯津液枯濇而成。如用五苓等分利其水。則津液愈枯。滯濇愈甚。遂至纏綿不已。則此分利之爲害也。若清邪熱。導滯氣。其痢自愈。而小便亦自清。又安用分利爲哉。痢證每起於暑天之鬱熱。而又感於水濕雨露之氣。紅白相間而血而膿。甚者而屋漏水。而魚凍冰。裡急後重。崩逐瘀痛。欲下而不能。欲不下而不得。一日夜數十次。甚至百餘次。氣息奄奄。坐而待斃。此痢之概也。若驟止其邪。則死生頃刻。不止其邪。則危絕如絲。欲補氣。則邪氣轉加。欲清火。則下行更甚。此時惟有因勢利導之方可行。或疑人已氣血虛敗。更加利導。恐其難堪。不知邪熱一刻不去。則正氣一刻不安。古人治痢無止法。信不誣也。

湯藥　導滯湯中芍藥歸。枳殼檳榔甘草隨。更用車前蘿蔔子。腸胃膠結此方推。

衛生報月刊

自民國二十年四月份起按月出版一册

▲全年十二册連郵費大洋三元

中華民國二十年七月出版

衛生報月刊第四期
▲急性傳染病特刊（中）▲

零售每册大洋五角

編輯者　丹徒趙公尙

發行者　上海衛生報館　浙江路五馬路口　浙江大戲院隔壁

印刷者　上海印刷所　西門方斜路　三德里十號

白页

衛生報

傳染病特刊下

（期五第刊月）

白页

傳染病 下（目錄）

傷寒

白喉

猩紅熱

破傷風

痄腮

狂犬病

傷寒

傷寒白話淺說

洪藹人

【傷寒】傷寒這個病名。在中醫有廣義和狹義的分別。依狹義的講起來。傷寒的病症。與春天的溫病和夏天的熱病不同。溫病熱病的見症。發熱與傷寒一樣。頭痛與傷寒一樣。傷寒兼怕冷。溫熱病不怕冷。且口裡發渴。當傷寒初起。病邪在太陽膀胱經的時候。就頭痛項强怕冷發熱。這病症有虛邪和實邪的分別。如按脈來得緩。有汗怕風的。這是虛邪。宜用

桂枝湯

桂枝　芍藥各一錢五分　炙甘草二錢　生姜三片　大棗三個

這方子。用桂枝和營氣。芍藥斂陰氣。甘草大棗補中氣。生姜散寒氣。吃了葯。把他出點微微的汗。

按脈來得緊。無汗怕冷的。這是實邪。當用

麻黃湯

麻黃四錢去節　桂枝二錢去皮　炙甘草一錢　杏仁十二個去皮尖

這方子。麻黃是辛溫氣薄的藥。能開腠理。散寒氣。桂枝。能引營分的邪。從肌肉中出。杏仁能散寒

降氣。甘草和中。能緩麻黃杏仁發散的太過。吃了。亦要微微的出點汗。

吃了前藥不好。傳到陽明經。就眼痛。鼻孔乾。嘴唇焦。這當用

葛根湯

葛根四錢　麻黃(去節)　生姜各三錢　桂枝　炙甘草　芍葯各二錢　大棗四個

這方子。就是桂枝湯。加上葛根和麻黃兩味。麻黃開太陽。汗從皮毛透出。葛根達陽明。汗從肌肉中透出。桂枝是有汗能止。無汗能發的葯。恐怕麻黃過于發表。故加在桂枝湯內。

倘若傳到少陽經。就眼睛發眩。耳聾。胸內滿。脅下痛。口中苦。寒熱往來。頭上出汗。脈來得弦。當用

小柴胡湯

柴胡二錢　半夏一錢　炙甘草八分　黃芩一錢五分　黨參一錢　生姜三片　大棗三個

這方子。是醫少陽病的主方。因少陽經。在半表半裡。汗吐下三法。都用不得。仲景云。少陽中風的病。耳聾目赤胸滿。並且心煩。不可吐下。吐下就要心內悸。心內驚。因邪在半表半裡。若用吐的法子除他的煩。吐了就要傷氣。氣傷。心就要跳。若用下的法子除他的滿。下了就要亡陰傷血。血虛。心就要驚。又說傷寒。脈弦細。頭痛脾熱的病。亦是少陽經的症。不可汗。汗了就要說糊話。因汗要傷津液。少陽的邪。就乘着這個虛隙。走到胃裏去。故說糊話。只有這個和解的法子。把他營衛一和

中国近现代中医药期刊续编·第一辑

。邪就漸漸的化了。柴胡味苦微寒。是少陽的主葯。并可升陽氣。達表氣。黃芩苦寒。可以養陰退熱。半夏辛温。能健脾和胃。散逆氣。止嘔吐。黨參甘草。補正氣。調和中宮。阻住邪氣。不得再走到裡去面。

這是三陽傳經的表症。這時候不去醫治。或醫治不合法。那病邪就要走到三陰去了。

走到太陰經。就要肚裡脹、痛、瀉、脈沉。當用

大柴胡湯

柴胡　枳實　黃芩各一錢五分　半夏　芍藥各一錢　大黃二錢　生姜三片　大棗三個

這方用柴胡。是解表裡的葯。肚裡有積。就要脹要瀉。大黃枳實。是攻裏的藥。陰陽不和就要痛。芍藥是安脾斂陰的藥。黃芩是退熱解渴的藥。半夏和胃止嘔。姜棗調和營衞。

倘若走到少陰經。就要口裡燥。咽中乾痛。下瀉清水。眼睛看不明白。這個病勢險得很。當用

大承氣湯

大黃三錢　芒硝二錢　厚朴一錢五分　枳實一錢

小承氣湯

大黃三錢　厚朴　枳實各一錢

這兩個方子。都是急用下法。留津液的意思。病輕的用小承氣。重的用大承氣。

倘若邪氣走入厥陰經。就要小肚裡滿脹。舌捲。腎囊縮上去。厥逆。這個病。用大承氣湯。亦有能治好的。

又有不傳三陰。傳入太陽小腸腑的。就見口渴。小便赤的症象。當用

五苓散

茯苓　猪苓各二錢　白朮一錢五分　澤瀉八分　官桂一錢

這方子。用澤瀉瀉熱。助以二苓利水。白朮健脾。官桂通陽。是治水熱小便不利的主方。

若這病傳入陽明胃腑。就見說糊話、狂亂、口中燥、多汗、不能睡着。當用

白虎湯

石膏五錢　知母　生甘草各二錢　粳米一撮

這方是用甘寒瀉熱的法子。恐怕過寒傷胃氣。故又用粳米。安胃的氣。或是用

調胃承氣湯。

大黃三錢　芒硝二錢　甘草五分

這方子。雖是下藥。用大黃苦寒除熱。蕩去實積。芒硝鹹寒。潤燥輭堅。這兩樣藥。下行最快。故用甘草在內。使前藥行得遲緩些。不會傷胃氣。

這都是傳經的傷寒。因寒化做火的治法。又有那初起的時候。寒邪不從三陽經。就直到三陰經的。這

個症。就見肚裏冷痛。吐清水。瀉清穀。手脚踡攏來睡。四肢冷。腎囊縮入。吐蛔蟲。舌苔雖黑。上是面滋潤的。按脉沈中兼細。這個是寒症。不叫做傷。叫做中。中太陰脾經。當用

理中湯

黨參　乾姜　炙甘草各五錢　白朮一兩

這方子。用黨參扶胃。白朮健脾。甘草和中。乾姜煖胃散寒。都是溫健脾胃的藥。

若中少陰腎經。當用

四逆湯

附子(泡)　乾姜各五錢　炙甘草二錢

這方子。用姜附。是升發陽氣。表散寒邪的。用甘草。是補中散寒的。又恐怕姜附性太猛烈。且能緩他的藥性的意思。

前面所講的。是說明狹義傷寒的經過層次和醫治的方法。倘若從廣義的講起來。如傷風感冒。冬溫春溫。濕溫風溫等。都是屬於傷寒一類的。現在再把這等病症說在後面。

【傷風】正傷寒的病狀。是發熱怕冷。頭連脰頸痛。腰背脊作强。身體痛。脈按着浮中帶緊。又沒有汗。須照前面的方子醫治。若按着脈。是浮中帶緩。或者又微微的有汗。這乃是傷風。初起時。可用桂枝湯。或用

加味香蘇散

蘇葉　陳皮　荆芥　秦艽　防風各一錢五分　蔓荆子一錢五分　香附二錢　川芎一錢　甘草一錢　生姜三片

這方子。用蘇防荆蔓秦艽。疎表氣。散外面的寒。川芎行血散寒。香附陳皮。行裡氣。消內面的壅滯。甘草和中。生姜散寒。

若發熱。頭疼得利害的。加羌活葱白。再助各藥的力量。因這藥同川芎。都是太陽本經頭痛的藥。葱白透表。　常要出汗怕風的。加桂枝。這藥是無汗能發。有汗能止的。加白芍。是歛陰的。　兼停食。胸膈裡痞悶。加山查、麥芽、萊菔子、這幾味。都是消化食物的。　太陽經的病症。沒有好淨。又兼口中渴。尿少的。這是膀胱的腑症。加茯苓。木通。利小便。　喘嗽。加桔梗、前胡、杏仁、利肺氣。　鼻內出血。或口中吐血。就把這方內生姜去掉。加赤芍、生地、丹皮、丹參、涼血養血。　咽喉腫痛。加桔梗、牛蒡子、薄荷、散火。利氣。疏風。　大便不通。加萊菔子、枳壳、通臟氣。　兼四肢厥冷。口鼻氣冷的。這個是兼中寒。加乾姜。肉桂煖中。　乾嘔發熱咳嗽的。是表分有水氣。加半夏、茯苓、利肺行水。　婦人有了前面的病症。又當他經水來的時候。加當歸、丹參、養血調經。　產後受了風寒。加黑姜、當歸、煖中。去瘀活血。再將這個方子內的表散藥。須減去一大半。　若體質極虛的人。不能用發散藥的。可用補中兼表的法子。

夏秋時候。天氣忽然作冷。人受了就病的。這個是時行寒疫。又有那乘凉受了風寒。就頭痛發熱的。叫做感冒。外面見症。同傷寒一樣。不過比傷寒輕些。亦可用

香蘇散

炒香附　紫蘇各二錢　陳皮一錢　甘草五分。

這方子。是用香附陳皮。調內面的氣。紫蘇達表。甘草和中。

【冬温】冬令的天氣。當冷不冷。反更温暖。因天氣暖。被蓋得薄些。衣穿得少些。受了寒得的病。叫做冬温。冬温的病。外冷內熱。可用香蘇散。加清凉的藥醫治。

【春温】冬天受了寒冷。鬱積在肌肉裡。直到春天。因天氣暖和的氣。觸動了。才發出來的。叫做春温。(又有那春天亦不發。直到夏天。因熱氣觸動了。發出來的。叫做熱病。)這個病。頭痛發熱。同正傷寒一樣。不過不怕冷。口內渴不同。當用

柴胡解肌湯

柴胡　葛根　黄芩　丹皮各一錢五分　炙甘草五分　赤芍　知母　貝母各一錢　生地三錢

這方子。用柴胡解少陽的邪。葛根散陽明的邪。又內裏伏藏的寒邪。將要化熱。故用黄芩、知母、丹皮、生地、赤芍、凉血清熱。貝母理氣。甘草解毒和中。

【濕温】病人頭痛。身上發熱。同傷寒一樣。身體沈重。不要說話。只要困覺。鼻息打鼾。話說不清楚。

四肢不能自己作主。叫做溼温。這個病⊙不可發汗。當用

加減萎蕤湯

萎蕤五錢　石膏三錢　白薇　羌活　川芎各一錢五分　乾葛二錢　杏仁（去皮尖）　防風　靑木香各一錢五分　炙甘草七分

這病症⊙是表邪閉住了內面的熱。故用這方。化裡面閉住的熱邪。疏散外面的表邪。

【風温】發熱怕冷。同傷寒一樣。按脈象是細的。身體轉動不便。當頭上出汗。叫做風温。當用

蒼桂五苓散

豬苓　茯苓各三錢　白朮二錢　澤瀉　蒼朮各一錢五分　桂枝一錢

這方是五苓散內。加上蒼朮燥溼利水。桂枝去風散寒⊙

中西醫之傷寒症辨

余鳳智

中醫有傷寒症。西醫亦有傷寒（Tybhoid Fever）。其症名同。其症狀不同。不同之中⊙又有近於相同者⊙不可以不知也。蓋中醫之傷寒。有六經之分。見症各異。治法亦異。西醫之傷寒。見症則一。治法亦一。故中醫之傷寒。有病於表。有病於裡。有病於陽。有病於陰。有病於寒。有病於熱。有病於臟⊙有病於腑。有表裡俱病⊙有陰陽俱病。有寒熱兼病⊙有臟腑兼病⊙有表寒裡熱。有表熱裡寒。有上熱下寒。

有上寒下熱。有病從虛化。有病從實化。有病從熱化。有病從寒化。其爲病。有傳經。有直中。其治法。有汗吐和下。有温瀉兼用。大抵病在太陽宜汗或吐。病在陽明宜下。病在少陽宜和。病在三陰。宜温補或補瀉兼用。其病狀變化百出。其治法亦變化百出。是以古人有傷寒總百病而言之説。然其病多指冬傷於寒者而言。非泛指四時之病而言。若西醫之傷寒。見其症。則發熱頭痛惡寒。大渴引飲。舌唇乾燥。汗出便祕。神昏譫語。發斑疹。其治法。外用多以冷水浴。冷濕布裹。冰袋覆。以減其熱。內服多以退熱劑與下劑。如甘汞(Calomel)。阿市匹林(Asperin)。撒魯爾(Salol)。蓖麻油(Oleume Ricim)等藥以袪其熱。或以興奮劑。如樟腦(Comphora)。麻醉劑如嗎啡(Morphinal)等葯。以安神甯睡。大約此病多指腸胃實熱而言。初起或兼有未罷之表邪。其症無專指一定時候而言。四時皆有。此則中西醫傷寒病之不同也。然西醫之傷寒。按其症狀無異於中醫傷寒陽明病。但陽明病仲景雖未明言及發斑疹。而其甚者。在失治時。亦常有發斑疹。其用退熱劑與下劑。無異於中醫之用白虎調胃大小承氣等湯。其用直腸注射以通便閉亦無異於中醫之用蜜煎導法。此則中西醫傷寒症不同中之近於相同也。惟各西醫之治傷寒。其用冷水浴。冷濕布裹。冰袋覆等情。難免引邪入裡。其用樟腦嗎啡等藥。亦祇是鎮靜一時。究屬揚湯止沸之計。非釜底抽薪之法。實不如中醫之用大小承氣湯直攻其邪。乃爲根本之治較爲得計。此實中醫之治傷寒勝於西醫之治傷寒也。吾見中西醫皆有傷寒症。症名則同。症狀則不同。不同之中。又有近於相同者。恐醫者容易悞會。故作論辨之。

夾陰傷寒與普通傷寒證治之異同

沈濟蒼

普通人遇到夾陰傷寒。習慣上以爲是個極重的證候。總是大驚小怪的。做醫生的猜透了病家的心理。往往大加危詞。詐僞百出。把病家嚇得手忙脚亂。這也是不對的。其實所謂夾陰傷寒者。何嘗不與普通的傷寒相同。不過這種病的成因。是起於房事後感冒風寒所以郎顯的病證。好像是下部重一些罷了。至於治法也是與治普通傷寒一樣的。在那一種的便用那一種藥。審證論治。絲毫無二。講到夾陰傷寒的必見證。是少腹疼痛。除照常用內服藥外。祗須用陽和膏。加肉桂麝香等藥。貼在少腹上面。那痛就會漸漸減去。這少腹疼痛。因下部感寒。也是應有的證象。不足深怪。切不可因爲夾陰傷寒的命名以爲夾陰就是虛寒。遽服溫裡塡補的藥。便與其身體上自然療能的趨勢相反。那就壞事了。

漏底傷寒之原因及治法

尹受天

醫者治病。非難事也。所難者。辨症是也。失之毫釐。差之千里。病者之生存。在此辨症須臾之間。若非明如觀火。鮮有不僨事者。即如傷寒。又增漏底之名者。大有眞寒假熱眞熱假寒之殊。辨別一誤。禍不旋踵。所謂漏底傷寒者。卽傷寒症。兼有下利淸水之謂也。眞寒假熱之現證。初病卽惡寒厥冷。肢體踡縮。喜向壁臥。一時兼有煩躁口渴現象。非若熱症之口渴求飲。常有不安之狀。乃氣機爲邪所阻。津液不得上升。得飲卽止。顯係非眞熱也。眞熱假寒者。傷寒傳至七八日。煩躁漸至厥冷。亦有下利淸水。此乃熱邪化火。壅遏於裏。裏熱甚。則外反現假寒之象。加以熱邪蒙蔽清竅。則神識不清。乃陽邪傳入胃腑。而爲實症。此時若失於攻下。則陽邪刼奪陰液。而腸胃之液下奪爲利。而成清水。水愈利而糞愈結。若名之曰。漏底傷寒。投以溫補。未有不脣焦舌皺。腸枯胃腐而死者。然則漏底傷寒之原因安在。既傷於天時之寒。復傷於飲食之滯。或瓜果生冷之物。以致脾陽被遏。氣虛不化。而成自利。此時若誤用消導攻下之劑。致利不止。遂成不治之症。當以溫化爲主。如乾薑、附子、肉桂、陳皮、白朮之類。服後肢體轉溫。即有回生之象。總之辨症不清。不可輕舉妄動。欲知底蘊。宜在仲景書中求之可也。

傷寒與瘟疫

默然

初學國醫者對於傷寒溫熱瘟疫等名詞。常茫然得不着一定的界說。對於三者的證狀。亦苦於不能辨別。編者既是黑路中的過來人。特不避抄書之嫌。將古今中外醫書上關於傷寒瘟疫之界說。與夫症狀之差異。對比述之。以貢獻於摸黑路之在我後者。

按傷寒與瘟疫。均有廣狹二義之解釋。廣義的傷寒。如仲師名著傷寒論之傷寒。難經五十八難傷寒有五之傷寒。一則爲雜病之對稱。一則爲多數急性熱病之總稱。詳言之。傷寒論與金匱要略並列。金匱要略則專論雜病者也。內經只有熱病。評熱病論。而無中風傷寒濕溫等條。細參其內容。凡經脈傳變之病——即今所稱急性傳染病。皆包括於熱病之內也。又傷寒之名。若出於內經冬傷於寒。春必病溫。至夏爲熱病條○則温與熱不過就發生季節言者病證也○傷寒則病因也○三而二○二而一者也○此皆傷寒之廣義的解釋也○狹義的傷寒○爲傷寒論太陽病條下之名爲「傷寒」○難經傷寒有五○下面列舉之「傷寒」○乃今日之腸熱症也○

廣義的瘟疫○辭源註○傳染病之流行廣者皆曰疫○瘟疫乃急性傳染病之總稱○抱朴子云○經瘟疫（古疫役通）則不畏○又牲畜所生之傳染病○俗皆謂之瘟○叫做發瘟○狹義的瘟疫○實今日之發疹腸熱症○茲略舉從前各大名醫之言論證之○

吳又可云○天地別有一種厲（或作戾）氣○人感之○其邪連膜原○舍於夾脊之間○附近於胃○出表入裏○傳變不一○汪祺序瘟疫明辨云○吳又可温（或作瘟）疫論○其症與温熱病大概彷彿○而實有不同○蓋傷寒不常有○而温熱常有○温熱常有○而瘟疫則不常有也○温熱病無之○歲無之○若瘟疫則數年一見○或數年不一見焉○何以定其爲瘟疫○當天災流行之時○沿門闔境○老少相似○不難辨也○

陳修園謂温病究與瘟疫之症不同○瘟疫之病○皆新由乖戾之氣而發○寄瓢子辨瘟疫與濕温之所由分○謂瘟疫感天地之厲氣○必挾時毒○故攻逐宜早○失下則有腐腸潰胃之虞○

張子培云○吳又可所謂之温疫○是天地之厲氣○刀兵饑饉之餘○人從口鼻而受者○老子所謂大兵之後必有凶年是也○

何廉臣分温熱爲五種○所舉温毒而兼移毒者○想必指瘟疫而言○

惲鐵樵之温濕明理○將温濕大分爲二系○一、傷寒系之温病○二、非傷寒系之温病○後一系大概就是瘟疫。

我國以前各大名醫。從傷寒中析出温病。又從温病中析出瘟疫。其議論大概如此。再以西醫學說合之。西醫內科全書載有發疹腸熱症。病原未明。感染最易。病毒鬱處。數旬不滅。軍隊、監獄、航海、戰場以及浮浪游民。最易發生。故有餓饉傷寒。囚獄傷寒。船舶傷寒。戰爭傷寒。病院傷寒。並浮浪熱之稱。

由此看來。就廣義說。傷寒即瘟疫。瘟疫即傷寒。就狹義說。傷寒即今之腸熱症。瘟疫即今之發疹腸熱症。病名的解釋既定。現在再將中西醫書——廣温熱論、內科全書上載二種瘟疫之區別。對照表出。藉爲辨證施治之一助焉。

風寒與温熱瘟疫對照表——錄自廣温熱論。

辨證　病名	風寒	温熱
辨氣	氣從外收斂入內。初起無蒸氣（臭氣——腐氣）觸人。	氣從內蒸達於外。一病即有蒸氣（臭氣——屍氣）觸人。
辨色	面色多繃急而光潔。	面色多鬆緩而垢晦。（或如油膩。或如烟薰。）
辨舌	舌多無苔。即有白苔亦薄而滑。漸傳入裡。方由白而黃。由燥而黑。	初起即有白苔。且厚而不滑。或色兼淡黃。或粗如積粉。或兼二三色。與風寒宜辨於在表時。
辨神	初起神自清。知所苦。傳裡始神昏譫語。	初起便令人神情異常。大概煩躁者居多。或如癡如醉。擾亂驚悸。不知所苦。

腸熱症與發疹腸熱症證狀對照表——錄自西醫內科全書

病名／證別	辨脈	辨氣之異	辨受之異	
腸熱症	一二日脈多浮。或兼緩兼洪。迨傳入裏。始不見浮脈。至數清楚而不模糊。	氣冷而不熱。其中人也。鬱而不宣。初受在表。均宜温散。	從表入裡。自皮毛而肌肉而筋脈而胸膈而腸胃。一層深一層。不能越此而入彼。故汗不厭早。下不厭遲。爲和爲解。淺深毫不可紊。	從太陽而陽明而少陽而入胃。在表時不必兼見裏證。入裡後表多自解。一經專見一經證者屬風寒。初起雜見二三經證者屬温熱。日久漸轉屬者屬風寒。一日驟傳一二經或二三經者屬温熱。
發疹腸熱症	一二日脈多沉。迨自裏出表。脈始不沉而數。或兼弦兼大而皆不浮。至數則模糊而不清晰。	氣熱而不冷。其中人也。立蒸而腐敗。初起即宜涼解。	濕温從膜原而發。温熱從血絡而發。先踞膜絡之中。必內潰而後變九傳。其傳自裏出表。雖出表而裡未必全無邪留。經過之半表裏。未必全無邪干。故下不厭早。汗不厭遲。爲和爲解。淺深不必拘。	邪從中道而或表或裏。惟視人何經本氣之强弱爲傳變。吳氏九傳：1先表後裏。2先裏後表。3但裏不表。4表而再表。5裏而再裏。6表裏偏勝。7表裏分傳。8表裏分傳而再分傳。9表裏三焦齊發。

流行季節	八九十三個月爲最盛。自春徂夏。衰勢漸殺。	春冬二季爲較多。
感染者	五歲至二十五歲之男子居多。五十以上之老人不多見。小兒死亡數較少。	多爲十五至四十歲之中年人。(或云不論年齡)。年齒愈長。則死亡數愈多。
潛伏期	九日乃至二十一日。	八日乃至十二日。
體溫	第一週列級上昇。第二週高熱不退。第三週熱甚弛張。常高至四十一度。	第一日高達四十度。普通稽留七日。發疹後則稍弛。繼再昇騰。解熱甚緩。
脈搏	第二週增速。不隨體溫之上昇並增。最速不過僅達百數。	應熱共增。常多至百二十數。
薔薇疹	常至第二週發生。現於胸腹兩部。其色類赤。大如豌豆。指壓則褪。	約在第五日發生。始自下腹。繼及肩背。蔓延胸部四肢。以達手足之背。全身被覆。色淡紅。帽針頭大。屬充血斑。壓則退色。其後變出血斑。帶汚紅色。加壓不退色。甚或出血。約需三四日消散。
神經症狀	病勢以漸而進。第二週始發現嗜眠譫語。比發疹腸熱症神經症狀較弱。	突然全身障礙。意識早混。初起即嗜眠囈語。至第二週病勢甚劇。精神錯亂。喧狂舞蹈。四肢震顫。

此外腸熱症多下腹證狀。發疹腸熱症則多頭面症狀。腸熱症白球血減少。發疹腸熱症白血球反增多。後者之傳染力更强而更危險。至於治療。腸熱症多用解熱劑與與奮劑。發疹腸熱症不宜用解熱劑。多投鎮

靜藥。凡此皆二症之區別也。

上列二表。一以辨別傷寒與瘟疫之不同。一以證明傷寒卽腸熱症。瘟疫卽發疹腸熱症之不誣。讀者苟細心領會。常能看出中西學說吻合之處多。而參差之處少。診斷既確。治療斯易。施治得宜。則此二大傳染症下之冤鬼。庶可稍減也。

辨傷寒與溫病及治法

沈德培

越人五十八難曰。傷寒有五。有中風、有傷寒、有溫病、有濕溫、有熱病。其所苦不同。仲景撰用八十一難素問九卷作傷寒論。以是知傷寒之方治。悉載論中。溫病之方治。亦載在論中。善讀者、玩索有得。應用無窮。自葉氏倡溫先犯肺之說。鞠通輩從而和之。似傷寒另是一症。溫病又是一症。而傷寒論之旨反晦。余也學本膚淺。未能識其萬一。茲因著假之暇。謹按傷寒六經。將傷寒溫病之區別方治。而略辨焉。

太陽爲一身之藩籬。外邪干之。在冬令則曰傷寒。在他時則曰溫病。其不同之點。祗惡寒與不惡寒。渴與不渴。症既各殊。治法自異。本論於傷寒條下立方。溫病於條下未立方者。蓋謂傷寒之脈有定。故主麻黃湯。或主桂枝湯。或主麻黃二桂枝一湯。溫病之脈無定。故不立主方。隱示人於篇中之麻杏石甘湯。與梔豉湯。白虎湯。及大青龍湯。葛根黃芩黃連湯。擇而用之。以一宜辛散。一宜清解也。

[illegible] 陽明爲成溫之藪。仲景以胃家實爲提綱。凡外感之邪。一入胃府。必發潮熱、譫語、不大便。均宜酌

用三承氣湯。惟未入胃府以前。狀似傷寒。仍當以麻桂等味汗之。形同溫病。仍當以梔豉白虎等湯清之。蓋陽明有在經入府之別也。

少陽主樞。界居半表半裡。三陽由此出入。三陰亦由此出入。當邪出表則惡寒。及邪入裡則惡熱。汗吐下皆在禁例。無論傷寒溫病。均以小柴胡湯和解之。惟偏於寒者。倍生薑半夏。偏於熱者。倍黃芩、或加芒硝。殆舍此無他法也。

太陰乃陰中之至陰。以濕氣為本。以燥氣為兼見。若從燥化。固屬陽明之溫。何以言之。蓋內經所謂中陰四逆溜府也。治以白虎承氣等湯。惟從本化。脈浮者可發汗。主桂枝湯。如自利不渴。當溫之。宜服四逆輩。即因誤下。腹滿實痛。或大實痛。只用桂枝加芍藥湯。桂枝加大黃湯。且戒人宜從誠也。意謂太陰多寒少熱耳。

少陰本熱標寒。標本不同。有從標化者。有從本化者。惟其從標化也。症屬傷寒。論曰。當始得之。主麻黃附子細辛湯。得之二三日。主麻黃附子甘草湯。按法溫之。其寒自除。設延至吐利躁煩。或息高。或頭眩。時時自冒。雖有妙劑。亦徒勞耳。豈真證不治哉。實為粗工所誤焉。惟其從本化也。即為溫病。論曰。下利咽痛。胸滿心煩。或猪膚湯。心中煩不得臥。主黃連阿膠湯。按法清之。其熱自解。若遲至口燥咽乾。或腹滿不大便。或自利清水。心痛口乾燥。雖有神方。亦無益耳。豈真藥不效哉。乃治者失其真機焉。此少陰之方治不可忽也。

一厥陰本陰之初盡。陽之始生。因有寒厥熱厥。何謂寒厥。蓋厥多熱少。一厥不回之寒症。論曰。諸四逆厥者。不可下之。若下利清穀。汗出而厥者。用通脈四逆湯。手足厥。脈細絕有寒者。用當歸四逆加吳茱萸生姜湯。其病未有不愈者。乃不出此。偏至下利至甚。厥不止。或下利厥逆。躁不能臥。或手足厥煩躁。灸之不還。始議四逆湯。未免太晚也。何謂熱厥。蓋先熱後厥。厥深熱深。厥微熱微之熱症也。論曰。厥應下之。殆指此耳。當下利譫語。內有燥屎。與小承氣湯。噦而腹滿。視其何部不利。或與猪苓湯。或與大承氣湯。其病未有不退者。設不出此。待至熱氣有餘。發癰膿。或又發汗。口傷爛赤。或厥而嘔。胸腹煩滿便血。方用白虎等湯。殆亡羊補牢耳。況寒熱往復。本無一定。所以烏梅丸。麻黃升麻湯。皆寒熱互用。別具進退屈升之妙。此厥陰之方治。尤當致意焉。

傷寒六經中之區別如此。顧可不詳加剖辨哉。雖然。傷寒溫病。同屬外感。固一而二。二而一也。當在三陽。判若霄壤。不可混治。若在三陰。只辨其寒熱而已。傷寒不出範圍之外。溫病亦在範圍之中。甚矣。仲景之傷寒論。何其包括無遺歟。

濕溫芻言

徐邦朝

溫邪上受。首先犯肺。蓋肺爲華蓋而居上。主一身之氣化。外合皮毛。下應膀胱。吳鞠通曰。溫病由口鼻而入。自上而下。夫鼻爲肺竅。肺者。皮毛之合也。經云。皮應天。爲萬物之大表。天屬金。人之肺亦屬金。溫者火之氣。風者火之母。火未有不剋金者。故溫熱之病。肺先受焉。凡治一切外來之邪。必以宣通肺氣爲主。而於濕溫一症爲尤要焉。良以濕熱痼瘟之氣。充斥三焦。淸氣盡窒。不易宣泄。必得頻投淸化之劑。以宣通肺氣。俟其淸肅之令已行。氣已漸展。則熱由汗泄。而白痦可退。濕從溺走。而淸氣得升。使其濕開熱退。漸從火化而淸之。漸從燥化而滋之。自易速愈。倘治濕溫。而過表。則濕蒙淸竅。每致神昏耳聾。且汗出過多。亡陽堪虞。亦不可過攻。過攻則脾陽受傷。易致泄瀉。此汗下之宜愼也。若過於溫燥。則唇焦齒裂。而邪勢有內陷之憂。過於滋潤。則養癰貽患。而濕邪愈增。纏綿難痊。此淸燥之宜愼也。惟宜其胃氣。通其上焦。輕淸靈濟。乃治此症無上之妙訣。非變端驟起。病勢危險。萬不能輕求速效。而小題大做也。今將治濕溫起始之時。及已化火化燥之治療方法。錄其梗概如左。

一、濕溫尙未化燥火以前。其狀寒熱、耳聾、咳嗽、口乾不飮、泄瀉、溲短而黃、舌苔膩白或膩黃、此濁邪干淸陽。肺化無權也。宜以淸化宣通肺氣爲主。如晩蠶砂、六一散、薄荷葉、冬桑葉、木通、通草、萊菔子、蘇子、冬瓜、杏仁、苡仁、枳殼、銀花、黑山梔、象貝、蘆根、枇杷葉等。但濕爲粘膩之邪。復與熱邪互結。斷非一二劑所能化者。宜隨症加減。連服弗懈。以濕邪化盡爲度。

二、濕猶未盡而已化火者。此必其人肝火素旺。鬱極而犯胃。則見譫語狂亂。嘔吐不止。口渴自汗。脈象弦洪而數。舌赤而苔黃。或全舌深絳。宜用芩連白虎湯。以淸肝胃之火。

三、濕邪已去。盡從燥化。更見唇焦齒燥。白痦隱隱。舌絳苔脫。或無津。或起芒刺者。此水虧火旺。熱邪干犯心包。必大劑甘寒濡胃。以助正托邪。如西洋參、元參、沙參、鮮生地、鮮石斛等味。甚者加犀角、羚羊。如此大劑猛進。方得邪退正旺。可保無虞焉。

腸窒扶斯經驗譚

吳芳秋

腸窒扶斯之病狀。先發頭重身倦。不思食物。睡眠不安等前驅症。由是惡寒發熱。其熱逐日增高。顏面潮紅。大渴索飲。尿量減少。唇皮乾燥。骨痛脾腫。胸腹部發薔薇疹。盲腸部雷鳴。或便祕。或下痢。不眠不食。兩耳重聽。意識昏懵。時發譫語。或撮空摸牀。或狀態發狂。脈數與熱度之比例較為減少。病之經過。約須四週之內。虛脫而死。或在四週之末以迄五週。漸次復元。其在第一週時。則舌被厚苔。第二週時。則舌乾燥而震顫。被煤灰色之苔。第三週時。則舌苔脫落而成紅色。腸窒扶斯雖無特效藥。而爲待期療法。然發熱甚時。可服退熱劑。又以酒精屢揩其身體以退其熱。此外飲酸性飲料。多飲流動體滋養品。看護法亦最重要。病人每不死於病而死於饑餓之虛脫。亦有死於食物不慎者。凡患腸窒扶斯者。在三星期以內。其病勢大抵不能輕減。故患者必歸咎於屢次所聘之醫生。蓋初病時即延醫。治之無效。換醫治之。亦無效。連換數醫。均無效。患者與醫生均不知此病之經過。約須四週。故患者望愈之心與責備醫生之心益切。而醫生亦不能說明此病之經過甚緩。貿然用藥以冀徼幸於萬一。迨屢治無效。患者又屢次換醫。若新換一醫適在三週以後。服藥後其病日益減輕以至復元。則患者對於末次所延之醫生必獨具青眼。以爲某醫果有生死肉骨之手段也。而末次所來之醫生亦俯視一切。歷詆此症爲前次所延之各醫生所誤。竭力攻擊。其措詞亦甚動聽。即該醫生亦自以爲眞能治傷寒矣。第一日用某方即大效。第二日換某方更有效。以後逐日換方。皆有奇效。他日當將此數方祕諸枕中。可以爲獨得之經驗方。或編爲醫案刊布醫林。亦可名垂不朽。自以爲天下無窮之傷寒症。皆可以此數方治之矣。而不知此症延及三週以後。即有天然自愈之能力。非醫藥之功效。實亦待期療法之一也。

流行性感冒之原因症狀及治法

柯重生

流行性感冒。我國俗稱重傷風。謂由冒寒、冒濕、體溫不調、或垢污積蓄所致。其實本病之感染有固定之病原菌在。該菌纖長細小。兩端鈍圓。或一個孤立。或兩個連結。不運動。名費氏桿菌。常存於人之鼻涕、痰沫、呼氣間。春秋季流行最廣。尋常之人。每視本病爲微小之疾患。無足介意。雖然。其危害也。不若鼠疫、白喉、霍亂、傷寒等之劇烈。但一次感染後。非無免疫性。且足以增進一般疾病感素之原因。其死於此者。雖屬甚鮮。苟繼發他症。如肺炎也。肺癆也。腦膜炎也。腎臟炎也。因而傷命者甚夥。可輕視哉。

按流行性感冒。亦爲急性之傳染病。最易流行於多人聚集之處。如學校、工廠、軍隊等。而家庭中倘有一人感染。則家人亦必遞次延傳。是所常視。且感染此病者。於治癒後數星期間。其痰沫等尙含有病原菌。故播傳之媒介。更覺可畏。潛伏期約二三日。初覺頭眩、疲倦、食慾不振。繼則突發惡寒灼熱。體温遂三十八度以上、或四十度間。體温與脉搏不一、呼吸促迫、頭痛如裂、四肢及薦骨等處亦訴劇痛。然神志清明、脾臟略腫、眼及咽喉充血、咳痰稀呈薄白色、顏面潮紅、舌苔、便祕、口苦、煩渴、夜不安眠。如此經過二三日。熱則分利下降至平温。疼痛漸減。約二星期即可完全恢復。若經過中併發肺炎、腦膜炎等症。則多不倖免。而虛弱衰老。原有心肺神經病者。則豫後不良。本病之症狀。細述之更可別爲三種。侵襲氣道者。曰氣管枝炎性流行性感冒。即鼻、喉、氣管、及氣管枝均發炎症。鼻部刺癢、灼熱、噴嚏、分泌增加、頭痛、耳鳴、胸背後部發癢、咳嗽聲音粗糙、嘶嗄、甚至併發肺炎、肋膜炎、或貽肺結核後患。侵襲胃腸者。曰胃腸性流行性感冒。兼發嘔吐、下痢、口臭、舌苔污白、食慾消失、嘈雜、腸疝痛、以及盲腸炎、耳下腺炎、黃疸、脾腫等。此外發神經症狀者、曰神經性流行性感冒。患者頭痛、背痛、四肢關節痛、神經痛、以及不眠、精神亢奮、眩暈、失神等。易續發神經炎、腦膜炎、精神病等。

凡患本病者。務須隔離他人。宜飲清淡液體。嚴禁隨意吐痰。遇有高熱時。使之安臥。或用退熱劑。促進發汗。若服藥即吐。致不能退熱者。用注射劑。則分利而下降。頭痛以冷水濕毛巾包罨。對於背、四肢等處疼痛。可與鎮痛劑。咳嗽用鎮咳劑。咯痰用祛痰劑。胃腹有微疝痛。可以熱毛巾外罨。嘔吐、下利則用下劑。心力衰弱可用強心劑。若諸症消退。宜與以流動易消化滋補之營養料。如牛乳、雞蛋、米粥等類。更助以強壯健胃之藥品。

重傷風淺說

盧登科

出賣重傷風。一見就成功。此二語於街頭巷尾。時或見之。或謂其無道德心。予謂實無醫學衛生常識故也。蓋重傷風一症。為感受風邪所致。蔓延極遠。四季皆能流行。陰雨時尤甚。風邪之侵襲入體。以鼻管及氣管為最易。故重傷風之症狀。為鼻塞多涕。時作噴嚏。音啞喉癢。及欬嗽咯痰。當其初起之時。起居飲食如常。人每視為微疾而忽之。此實大誤。此病不特易於傳染。且為各種重症如耳聾喉腫肺癆等之導火線。幼童及老者患此。尤屬可危。故此病既能損人資財。更能促人壽命。健者患此。精力為之大減。弱之犯之。遂留軀體之禍根。惹舊病之復發。而由此病轉成之病症尤夥。如腎臟病、其一也。蔓延最廣之肺結核病。亦多有因重傷風遷延而誘起者。俗云。傷風不治變成癆。斯言誠不誣也。故此病既發生後。卽當從速治療。不可視為無足輕重。致貽後悔。治療之法。則以發散為主。如淡豆豉、霜桑葉、杭菊花、蟬退、殭蠶、杏仁、葱白等。每多奏效。餘如防風、荊芥、薄荷、連翹、桔梗、羌活、前胡、川貝、白芷、枳殼、葛根之屬。均可隨證加減。此外則宜避風寒刺激。戒食生冷葷腥等物。

熱傷風自療法

丁濟華

傷風而有寒熱之分。可異也。冬令嚴寒之時。人身體溫不能抵抗外寒。因而感冒寒邪以致傷風鼻塞頭痛咳嗽。則此時所見。當此著令。天之氣下降。地之氣上升。人受時氣之蒸遏。皮毛開發。體溫盡量放散何由而得傷風。於理論上言之。熱傷風之病症無有也。然於事實上察之。不獨有之。且數見不鮮。其最初之現象。頭眩。咯痰不爽。繼見鼻塞鼻乾。醫者之治此症也。皆不能速愈。故除熱傷風之名外。又名之爲眞傷風。眞傷風云者。亦是表明熱傷風較寒傷風難治。豈有眞假之分也。蓋冬令之傷風。由於外寒之侵襲。服一二劑疎散葯。卽可告愈。熱傷風則不因於外而因於內。天氣悶熱之時。人身之體溫。受外熱之蒸遏不能盡量放散。以致體內之造溫機能亢盛。體溫旣不能盡量排泄於外。勢必上衝。熏蒸津液成爲痰涕。上阻於鼻腔。頭痛鼻塞。鼻流黃膿涕。相繼而至矣。其治法。一切祛風葯。皆不能取效。必以清解裏熱之法。清解裡熱之特效藥。以蘆根爲最佳。蘆根之爲物。其味甘。其性涼。其中空。不但能去肺胃中之熱。抑且能透熱於肌表。誠涼而不滯之妙品。我友黃君患熱傷風。時時鼻流膿涕。且有腥味。乃求治於某西醫。某醫云。是病因於鼻橫骨有膿。當剖去其膿。方可得愈。我友不願。乃轉求余治。余卽以一味蘆根使彼時時服之。不三日卽愈。世不乏患熱傷風者。盍一試之。方知余言之不謬也。

白喉

白喉之原因症狀預防及其血清注射療法

周又新

【原因】白喉又叫做喉風。西名實扶的里。是因爲一種桿狀細菌寄生在咽部而起的。這種細菌。兩端肥厚。呈根棒狀。是Loffler氏於西曆一八八三年所發見的。十歲上下的小兒。最容易患這種病。過了十四歲。就慢慢的減少。

【症狀】白喉初起的時候。全身發熱頭痛。咽部腫脹。嚥下困難。同時咽腔兩側的扁桃腺上發生白膜。這種白膜和平常喉破現白點的不同。其色灰白帶腐。牽動了容易出血。以後白膜漸漸蔓延。咽腔漸漸腫脹而狹窄或閉塞。呼吸就很困難。往往因此窒息而死。並且白喉細菌。有猛烈的毒素。倘若菌毒入血。就能使全身中毒。脈搏細數而亂。常因心臟麻痺死亡。也有聲帶麻痺不能發聲的。這種病不必有很高的熱度。又不發現紅疹。這是白喉和喉痧不同的地方。

【預防法】預防白喉的方法。就是不可和患白喉的病人接觸或談話。免得把病菌吸到咽腔。常用食鹽水或硼砂水洗漱口腔咽部。或用白喉血清行預防注射。注射于皮下或肌肉內。

【血清注射療法】治療白喉最有特效的方法。是用白喉血清施行注射。注射血清的部位。以背上或大腿外面的肌肉內爲最宜。若是萬分急迫。可注入靜脈內。注射血清的分量。當看病人的年齡和疾病的輕重而不同。但總以注射多量爲妙。一次可注射二三千免疫單位。倘若症勢頑固不退。隔天還可繼續注射。施行血清注射之外。同時咽部也要注意清潔。可用五%食鹽水。二%硼砂水。三%氯酸鉀水等漱口。或用噴霧器將血清噴成細霧吹入喉中。或用紗布飽醮血清塞於患處亦可。

白喉通論

張景森

白喉之起因

白喉一症。爲陰虧而外感火旺燥熱。外邪傷及肺胃而發。其症北方患者居多。因氣候乾燥故也。江南等處。地氣潮潤。患者較稀。此症多發在冬春二季。且此病有毒菌侵害血液。故傳染極速。凡人冬不藏精。眞氣未病先虧。一交春令。陽氣觸發。感此燥熱淫邪。易致疾病。肺主皮毛。外達肌表。發爲痧疹。或猩紅熱。（猩紅熱亦能傳染。惟患此症。先由肺胃感受轉入心肝二經血分。血爲淫熱先傷。上焰咽喉色現猩紅。皮膚隱隱亦作猩紅色。察視胸部尤顯。因色如猩紅血故名。治法與白喉亦同。惟因淫邪先熱損血分。施治照白喉法。宜多加清血，涼血、養血、等藥爲要）。喉乃肺係淫熱上焰。即成喉症。熱邪不清。轉而波及腎陰心營。此喉症中之最危者也。愼之愼之。

白喉之症狀

喉之初起狀。肌膚發熱。煩躁不甯。兩目白睛色紅。喉間乾燥。有微覺硬痛或不痛者。有先發寒熱。亦有不發寒熱者。或有微覺畏寒。舌苔膠膩。飲食無味。病進則燥熱不清。

咽喉及小舌卽起白點。散如細沙。或多或少。或延長如細絲。多則絲密若蛛網然。或成白塊如米粒大小。其色有白有微黃。舌苔無液。而多乾紅或乾黃。（舌苔乾者。精液已耗。紅者熱勢正盛。黃者兼有濕濁故也）。若按之派象又多洪緊。（派洪者其象極大而數。按之滿指。如羣波之湧。來盛去衰。緊者。其象來時勁急。按之長若牽繩轉索之狀） 凡似此症狀。皆爲肺液先耗現象。其初起卽不宜宣表。至要至要。

白喉之治法

總之患染白喉症者。其人必未病陰氣先虧。忽感受燥熱淫邪。灼傷肺氣所致。蓋腸寒則胃蒸。下焦凝滯。胃氣不能下達。上灼于肺。淫熱爍津。肺液遂爲所耗。現於咽喉者。乃虛形之明證也。因而治法不可宣表。初起之時。卽宜清潤爲穩妥。若誤投宣表劑。愈表則肺陰愈耗。（汗生於津）。 肺燥更急。氣促痰稠上壅。勢必釀成音啞鼻塞。液乾肺閉。遂致不救。或過用辛熱之藥。往往現咳血鼻血。亦不可早用澀濇性酸之品。使邪熱不能清洩。猶之栽培花草。遭遇亢旱。視若枯萎將死。倘誤扇以風。燥必更烈。性宜置於陰處。減其燥熱之勢。灌之以水。使其得潤和養。自能轉枯萎爲滋潤。可期抽芽葉綠。其理一也。故見有上述初起症狀。認明確是白喉。其始卽宜用清潤化邪之法治之。可保無變病之危險。是以白喉一症。須作內症觀。不可以作外科治也。故善治者先使其大小便通利。可掃去其中宮之毒痰。除去其膀胱之濕熱。再以清解之藥退其邪熱。潤燥之藥涼其血液。養陰清肺治之。萬無一失。表散之藥。切忌之。

【清潤化邪藥方】京元參四錢。細生地四錢。粉葛根錢半。象貝母三錢。生山梔錢半。硃連翹錢半。硃茯苓三錢。廣橘白錢半。方通草一錢。西赤芍三錢。絲瓜囊三錢。鮮竹葉三十片。（此方起初煎服。每日一劑。重者一日連進二劑。）如患者大便閉結。可加入郁李仁三錢。或大麻仁三錢。如大便數日不通者。再加入生軍片三錢。

小便短少者。可加入車前子三錢。知母三錢。或用大木通一錢。澤瀉三錢。（患者倘二便均不爽者。均可擇用。）上方服後。痛勢減輕。可免至危險。倘寒熱不退。熱勢增高。神志不清。譫語發痙。宜減去粉葛根一味。加入犀角尖四分用水磨冲。此改定之方。服後熱減神清。當察其病情。對症用藥。調理施治。庶無差誤

倘患者咽喉白點增多。延化腐爛。（或痛或不痛。）熱盛不退。舌苔無液。氣急聲啞。而喉間痰聲漉漉者。則症已危險。宜養陰化毒治之。症重者每日宜服下方二劑至三劑爲要。

【養陰清肺藥方】潤元參五錢。鮮生地五錢。生甘草五分。廣橘皮錢半。廣鬱金錢半。西赤芍三錢。硃連翹三錢。淨銀花三錢。湖丹皮二錢。川貝母三錢。赤茯苓三錢。生山梔錢半。另加鮮竹瀝一兩冲服。

上方服後。病勢見輕。舌苔稍潤。白點漸化者。當減去淨銀花。湖丹皮二味。加入大麥冬三錢。茅柴根五錢去心。再行接服。

依上原定之方。倘服後而熱勢仍然不退。腐點延化不定。則熱邪勢盛。宜減去湖丹皮。生甘草二味。加入羚羊片一錢先煎。生石膏五錢。板藍根三錢。甘中黃三錢。服後如仍無效。則難救矣。

白喉之善後法

凡白喉至熱勢已清。白點盡化。可望無礙。然陰分已傷。血液已耗。此後善後調理。須以滋陰養血爲主。

【滋陰養血藥方】西洋參一錢。細生地四錢。杭白芍錢半。阿膠珠錢半。大麥冬三錢。金石斛三錢。廣橘白錢半。珠茯神三錢。眞珠母四錢。香穀芽三錢。淡竹葉錢半。此後察病擇用。留意調養。則險少順多。自可全愈。

白喉變病時之挽救法

凡患白喉至危險時。而傷及肺絡。咳時必兩筋作痛。甚則呼吸引刺。當依上述原定之清潤化邪藥方中。減去廣橘白、方通草、鮮竹葉、硃連翹、粉葛根五味。加入橘絡錢半。絲瓜絡二寸。羚角片一錢（先煎）。如咳嗆而見血。或鼻血。此係肺絡血分已傷。照改定之方宜再加入新絳屑四分。生珠母五錢。如再至氣促上壅。更再加入川鬱金錢半。生石決一兩。碁子鉛三錢。如至聲嘶音啞鼻塞。則肺臟已乾。惟有救肺液一法。依上清潤化邪原定之方中。減去象貝母、生山梔、西赤芍、粉葛根、硃連翹、廣橘白、鮮竹葉、方通草八味。加入西洋參二錢。楓石斛三錢。川貝母三錢。另煎冲服。白木耳五分。白芨片錢半。大天冬三錢。白燕屑錢半。川鬱金錢半。阿膠珠錢半。

上述危險病症。得能轉機。須欲見症變化用藥。務宜審愼。以圖挽救於萬一。否則至死無救也。

白喉之應用藥物

白喉症狀治法。既如上述。茲將應用藥品分列於下。審察病情。臨診變化。在能對病擇用。或初起。或病危。或病後調理。若神而明之。可起應用矣。

（清血退熱之品）犀角尖　羚羊角　生石膏　肥知母　生珠母　生山梔　淨連翹　川黃蘗　白蘆根
茅柴根　大青葉　鮮竹茹　湖丹皮　鮮生地　二原地　地骨皮

（解毒散鬱之品）生甘草　淨銀花　板藍根　象貝母　粉葛根　沙蔞皮　川鬱金　廣鬱金　炒陳皮
廣橘白　西赤芍

（消導通利之品）炒澤瀉　赤茯苓　粉豬苓　車前子　萊菔子　滑石粉　硃燈心　郁李仁　大麻仁
生軍片　製川樸　焦枳殼　炒神麴　炒麥芽　焦查肉　青寧丸

（通絡之品）絲瓜絡　粉橘絡　忍冬藤　首烏藤　新絳屑

（滋陰潤肺之品）白燕屑　白木耳　西洋參　北沙參　潤元參　大天冬　大麥冬　川貝母　炙龜板
炙鱉甲　楓石斛　金石斛　鮮石斛　川石斛　白蓮子

（養血之品）阿膠珠　當歸身　東白芍　大丹參　紫草茸　藏紅花

白喉之禁忌藥物

治白喉之藥。不可用辛熱宣表。其理已見上說。故於下列藥物。不可妄用。及至服後危生。則追悔莫及矣。戒之慎之。

麻黃　升麻　桂枝　細辛　浮萍　馬勃　防風　柴胡　前胡　蘇葉　蟬衣　荊芥　桔梗　羌活　殭蠶
紫荊皮　牛蒡子　白射干　大豆卷

白喉喉痧辨

秦丙乙

白喉與喉痧。同屬喉證中之至危劇者。然二症分道揚鑣。爲病亙殊。風馬牛不相及。烏可一概論哉。

【原因】白喉與喉痧。其原因雖皆不外天時關係。然喉痧純由時邪。而白喉則否。蓋喉痧之發生。時邪由口鼻吸入。肺胃首當其衝。肺胃主皮毛肌肉。邪本外向。故病起多發熱惡寒。丹痧隱約。但來勢太驟。則一壅而上。直逼咽喉之間。不能四散分播。此喉痧之病因也。至於白喉。其人本體陰虧。腎經虛弱。偶感風燥之邪。疫毒之氣。腎肝火熾。肺胃熱灼。上薄咽喉。此白喉之原因也。

【病象】喉痧初起。每多發熱惡寒。煩悶口乾。隨卽喉間紅腫疼痛。或肌膚上紅疹隱隱。痧點滿佈。甚則壯熱不退。煩躁不安。飲食不下。腫痛爲烈。神昏痙厥。腫爛喉閉。下利氣急。舌卷囊縮。此皆危候。九死一生。白喉則初起亦煩躁。惟喉關及小舌起白點。多少不定。亦有病發二三日始見者。旣而白腐滿佈。口氣臭穢。甚而壯熱神昏。喉關腐爛。氣急聲啞。飮水卽吐。此其危劇。較喉痧爲尤甚。又喉痧之起。率由疫癘之邪。沿門闔閭。比比皆然。故亦稱疫喉。

【脈舌】白喉之脈。初起浮緊。喉痧之脈。初起浮濡。白喉勢甚。卽變洪數。喉痧入後。脈象見弦數。喉痧舌苔。白而帶滑黃膩。白喉則苔白必燥。或黃或絳。此其別也。

【治法】治喉痧辛涼爲急。清泄疎化。通利大小便足矣。白喉則初起治以清散。大忌溫表。（亦有實證白喉非表不可者）。逮邪去勢平。淸肺養陰繼之。若有變證。按症施治。通利大小便。亦屬切要之圖。良以肺與大腸相表裡。澈其下正所以治其上也。

猩紅熱證治淺述

趙海周

病原

猩紅熱由於天氣乾燥。寒煖不一。疫邪一經傳入。甚易傳染。危險堪虞。發現時。肌膚隱紅。斑如錦紋。與赤痧似同實異。蓋痧乎皮外有形。乃時邪也。治宜辛涼化解。猩紅熱隱於皮內。皮外無形。乃濕毒也。治宜清血敗毒。

形症

猩紅熱見時。蒂丁兩旁先紅。上腭亦赤。喉中或腐爛。或紅赤。身或寒熱。或有汗。或無汗。或吐瀉。或胸悶。或身疼。或鼻衄。或譫語。或昏糊。最忌氣喘。喘至則閉。閉至即死。

苔脈

苔色或青白。或黃膩。或邊紫。或尖紅。一經化熱。邪入血分。舌上諸苔。漸次退清。舌上乾紅。形同精肉。脈來或沉細。或細滑。或滑數。或洪數。

治法

猩紅熱舌強咽痛。喉內腐爛。心中煩熱。宜用甘蔗汁、蘆根汁、竹葉汁、銀花露、和勻服之。則咽中之乾痛。心中之煩熱稍安。稍間火毒又熾。再服再平。可見温毒內迫。五志化火。清淡之涼品。不足以殺其勢。經所謂救火即是救水也。當以犀角地黃銀翹增液清血等解毒之藥。益施以泄心胞之熱而平五志之火。涼劑服後。舌紅轉白。即為病退之徵。最忌荊防豆葛升柴羌活赤檉柳等升散內託之品。

服之立致危險。肢冷氣喘而死矣。可不戒哉。

喉痧概論

鄭富生

【定義】乃內喉腫潰爛至腐蝕而成壞疽。且外高寒熱發紅痧。故名喉痧。古人多名之爲痏痧。卽疫痧。亦名爛喉痏痧。或名爛喉痧。或名喉疹。又以其所發之痧。赤如紅紙。隱約成片。其色鮮如猩猩血。加之高熱。故亦有猩紅熱之稱。

【原因】本病之病原。尚未確定。然傳染力甚强。且本病毒對外來之抵抗力亦甚大。非獨無隙不可傳染。卽消毒而稍不完全者。仍能進襲。多發於二歲至七歲之小兒。四十歲以上者稀有感受。以秋冬二季流行較烈。其侵入徑路。大概由咽頭之扁桃腺。

【經歷】淸初始由西方傳至小呂宋。淸乾嘉間遂傳至中國。屢釀大疫。近今已成盡人皆知之險症矣。

【症候】潛伏期一日至五日。初則惡寒嘔吐。次則體溫遽至四十度以上。同時發疹。初爲鼻針頭大之赤斑。立卽融合。呈猩紅片狀。最甚者。爲頸背及四肢伸側。顏面及頭部則較少。惟頰部潮紅而口圍蒼白。發疹部若以鈍物描劃。則血管收縮。久留白線。扁桃腺及腭紅腫。或於扁桃腺起壞疽而顯白膜。頸淋巴腺常稍腫脹。呼吸數殆常增加。脉搏頻數而軟。心衰弱時。往往不整。舌呈著明紅腫。尿爲熱尿。略有頭痛。每發譫語及神識異常。至極期則體溫稽留於四十度至四十一度。自第四日至第七日。體溫以渙散而下降。其間須三日至七日。故發熱之持續。總計爲七日至十四日。本病之重症。往往有在發病之初。皮膚尙未發疹。而循環已衰弱致死者。其最輕者。僅現扁桃腺炎等。而無皮膚之發疹。此等症狀不全者。名曰無疹喉痧。若發疹强烈。間作痛癢。發赤部起透明之水泡者。曰粟粒性喉痧。或不呈彌漫。分若弓狀。類似圖紋者。曰斑紋性喉痧。若病勢沉重。發點狀或斑狀之出血者。曰出血性喉痧。

【診斷】本病之標識。爲疾病之急發。發疹、舌腫、扁桃腺炎、淋巴腺腫脹、及喉風白膜等。但有類似各症。茲鑑別之。如敗血膿毒症及血淸注射後之發疹。亦爲彌漫性之紅斑。惟缺扁桃腺腫脹及舌症狀等。且本病之發疹。殆有一定之位置。由無數之小斑連合而成。雖其他部位潮紅。然口圍仍呈蒼白。如是則不難下斷。又痲疹亦與之相似。惟其疹先發於面。且熱型亦異。時與呼吸器病併發或續發。

【預防】已病者務須隔離。雖至親好友亦不可探病。即病愈後亦不可早離醫院。蓋離院後。往往有因食物不愼復患腎炎致死者。且患者脫下之皮。散布空氣中。苟人吸之。即能傳染。至患者病室之用具。均有傳染力。最好付之一炬。否則亦當嚴密消毒。總之此病既經發現。咸以遠避爲是。

【治療】近今有用喉痧鏈球菌血淸。能奏效果者。然對於一般療法。仍須注意。病室宜選寬廠。使空氣流通。食物宜取流動。俾易於消化。口腔與以含漱劑。每日宜行三十五度之微温浴兩次。發疹部用油膏塗布。心臟衰弱時可用强心劑内服或注射。對於高熱。可行冷濕布纏絡。或用下劑。

破傷風

破傷風之原因症狀及療法

宋一葦

一 原因

中醫謂此症原因有三。一由卒然損傷皮膚。風邪驟襲而發。一由瘡口不合。貼膏留孔。風邪漸入而發。一由積熱在內。遍身白痂。瘡口閉塞。氣難通泄。鬱成內風。傳播經絡而發。雖其原因不同。然皆由血衰不能養筋所致。故風邪得而乘之。

西醫謂此證由破傷風桿菌侵入人身而發。因其傳染之機會不同。乃分爲四種。(一)由竹木棘刺受傷。或因外科手術而起者。曰外傷性破傷風。(二)流產及分娩時。由陰部侵入者。曰產褥性破傷風。(三)初生兒由臍帶創傷處侵入者。曰初生兒破傷風。卽俗稱之臍風。(四)侵入之部位不明。或繼發於鼻炎之後者。曰性破傷風。其發生也。溫帶多而寒帶少。男子多而女子少。有色人種多而白種人少 然每因戰爭時不衛生。而大流行。

二 症狀

中醫謂此症之起。多見寒熱間作。其身熱足寒。脈浮無力。項强頭搖口噤。背反張而搐者。屬太陽經。頭低下視。脈長有力。手足牽引。肘膝相搖。而身前搐者。屬陽明經。脈浮而弦。或左右一目視。或左右一手一足搐搦者。屬少陽經。若脈見虛細微濇。及頭目黑色。口燥咽乾。腹滿自利。舌卷囊縮。額上汗珠不流。身上汗出如油。眼小目瞪。肢體痛劇而不在傷處者。均屬危證。

西醫謂此症之潛伏期。自四日乃至四星期。然因毒素強烈。亦有數時間內即作者。多無前驅症。間亦有先現精神不安、不眠、創傷或瘢痕處之異常感覺等。其發作時。初覺咬筋牽掣緊強。艱於啓口。繼即牙關緊閉。項部向後強直。軀幹向背部反張。腹筋痙攣。堅硬如板。由外觀之呈舟底狀。其後顏面筋亦起強直性痙攣。口裂橫張。齒露唇外。狀類微笑。故名之曰苦笑。鼻翼上掣。眉間皺蹙。眼裂縮小。顏面呈悲慘恐怖狀。是謂破傷風容貌。迨呼吸筋起強直性痙攣。則發呼吸困難。上下肢筋起痙攣。則伸展。咽頭筋起痙攣。則嚥下困難。同時並作者。爲發汗、渴燥、流涎等。以上諸筋起痙攣後。患者即覺劇烈之疼痛。心窩苦悶。呻吟不已。反射亢進。體溫昇騰。臨死以前。熱可高至四十二度。死後猶見一二度上昇。

三 療法

中醫治療此症之法。與傷寒症無異。太陽在表者汗之。陽明在裏者下之。少陽在表裡之半者和解之。(其但言三陽而不及三陰者。意謂風邪在三陽之經。便當按法早治。若待傳入三陰。則其證已危矣。)惟金瘡跌撲治法。與潰瘍迥殊。金瘡跌撲受傷。則寒熱頭痛。面目浮腫。胸膈痞悶。六脈浮弦。或模糊不清。其傳經與傷寒無異。其熱則較傷寒爲尤劇。故可用疎表之法。然亦不可峻用風藥。以其經中之血。先已受傷。所謂奪血者無汗是也。若潰瘍破傷。則患處忽復腫脹。按之不知疼痛。周身肌肉不仁。緩急引痛。胸膈痞滿。神思不清。六脈弦細。或虛大模糊。雖風引毒氣攻注周身。愼不可用攻表藥汗之。誤用則肉瞤筋惕。甚則發痙。所謂瘡家不可發汗。發汗必致痙也。玆錄治破傷風應用各方於下。

屬太陽者　無汗則急汗之。宜防風湯。羌活防風湯。小續命湯。九味羌活湯之屬。本有汗或汗過多者。宜止之。用白朮湯。白朮防風湯之屬。

屬陽明者　急下之。宜左龍丸。小芎黃湯。大芎黃湯。江鰾丸。小羌活湯之屬。

屬少陽者　急和解之。宜羌麻湯。防風通聖散。羌活湯。地榆防風散。小柴胡湯之屬。

西醫治療此症。以注射破傷風血清爲最有功效。普通治療所用者。爲一百免疫單位之液體血清。其注射之方法。在發病第一二日。可注射一百單位於肌肉內。能就感染部或其近傍行之更妙。若產褥性破傷風。則可以二十免疫單位。加十倍量之〇．四%石炭酸水。灌注於陰道內。有餘量。則注射於他處皮下。注射後經十二小時。稍感輕快。則再照樣反覆注射。或至翌日。仍注射照常之破傷風治療血清一百單位者兩次亦可。若症狀有加無已。則在第三第四日。更注射一百單位。如此反覆注射。其量可增至二千單位。亦無妨碍。若在已病之第三日。始行注射者。卽可用一百單位注射兩次。其翌日。再照原量行之。如此逐日注射。病退卽止。此外於創傷部。宜嚴重消毒。或用紗布浸透破傷風血清裹之。

流行性耳下腺炎(痄腮)證治概要

張渭川

流行性耳下腺炎。又名流行性腮腺炎。俗名痄腮。亦稱頰腫風。或稱撑耳風。當春寒秋冷之候。最易流行。病之初起。常有惡寒及輕度之體温昇騰。其部位大抵僅生一側。亦有經一日後。侵襲他側之耳下腺者。其症狀。為耳下腺緊張。作牽引之疼痛。部位腫脹。大如手拳。觸之則硬固。咀嚼感困難。甚則頭頸之運動亦被障礙。在成年之男子。每兼發睪丸腫脹。名耳下腺炎性睪丸炎。亦多止生於一側。有時睪丸炎發生。則耳下腺之腫脹減退。而睪丸炎治癒之後。耳下腺有再見增進者。倘兩側之睪丸俱被侵犯時。則往往誘起男子之生殖不能。在婦人。每兼發乳腺或卵巢之腫脹及疼痛。亦有於陰唇見血瘤形狀者。治療耳下腺炎之方法。在有熱期間。使安臥。患部施行冷罨法或冰罨法以消炎。外塗橄欖油以減其皮膚之緊張。並常宜清潔口腔。如併發睪丸炎時。則提舉睪丸。並於陰囊部施行冷罨法。人體對於本病。大抵一次感染而免疫。

最流行之痄腮

佚名

痄腮發於兩頰。漫腫頗速。寒熱疼痛。開口談話及嚥下等均感不便。初起急治。易於消散。宜清疎消散之法。用薄荷、牛蒡、蟬衣、荊芥、防風、銀花、連喬、殭蠶、馬勃、赤芍、大貝、甘草之屬。身熱高者去荊芥加黃芩黃連。大便結者加大黃芒硝。有痰者加竹瀝竹茹。血熱者加犀角丹皮。陰虛者加花粉蘆根。外用大黃、白芨、五倍子、共爲末。薑汁調敷。或用金黃散紅茶露白蜜調敷亦可。

痄腮之原因症狀及治法

張灝

【原因】痄腮一症。往往流行一時。其原因多由胃熱所致。亦有於其他熱性病後續發者。

【症狀】腮之一側。肌肉腫脹焮痛。皮膚蒼白。呈水腫狀。倘更漫延他側。則兩腮膨隆。面容變異。而呈啓純之狀。大抵經過七日至十四之後。腫脹漸次退減。其續發於熱性病後者。則化膿破潰。易侵皮膚。

【治法】初起腫脹焮痛。宜柴胡葛根湯表之。方用柴胡、葛根、煨石膏各二錢。生甘草五分。牛蒡子（炒研）、連翹（去心）、桔梗各一錢。升麻三分。清水煎服。外用豬膽汁三個。生薑、米醋、各半酒杯。和勻。磨京墨敷之。腫痛不退。欲化膿者。宜托裏消毒散托之。方用黃耆、黨參、當歸、白朮、茯苓，白芍、金銀花各一錢。白芷、炙草、連翹、桔梗、皂角刺各五分。研爲散。每服四五分。清水煎服。待膿熟。則鍼之。或以手術割開以排膿。令其膿盡收口。

狂犬病

談瘋狗咬傷所發之病狀及療法

蘇元峯

瘋狗噬人。其毒至厲。既被咬傷。約潛伏半月至兩月間。後乃發病。亦有潛伏半年至數年之久者。傳播之時期。以炎暑爲最多。天氣寒冷。從而減少。其所發之病狀。可分憂鬱、恐水、及麻痺之三期。

(一)憂鬱期　咬傷部發痛。分泌旺盛。倘已結疤者。仍有再破之虞。患者精神抑鬱。繼則興奮不安。如是忽而憂鬱倦怠。忽而起坐不安。交作不止。

(二)恐水期　時發呼吸痙攣。嚥下困難。常流痰涎。且呈躁狂之狀。睹水尤甚。故本病西人又稱爲恐水病。脈搏增數。體溫昇騰。約在三十八九度之間。

(三)麻痺期　呼吸嚥下及諸般刺戟症狀。漸次緩解。乃起顏面舌眼等之麻痺。繼則全身麻痺。呈衰弱虛脫而死。

【療法】　既被瘋狗咬傷。須立即割除咬傷部。或以烙鐵燒灼之。並用狂犬毒素行預防之接種。近上海衛生局及工部局衛生處均設有施種之處。惟此狂犬毒素。不能儲存多日。若在未有設立施種及交通不便之所。可用錦大黃四錢。桃仁三錢。土鼈七只。斑蝥蟲二十只(去足翼燒灰存性)。蜈蚣二條(去頭足)。先將大黃桃仁七錢三味用水二碗煎滚。再將斑蝥蜈蚣二味。以糯米一撮。和勻炒黃。研爲細末和入。以匙調服。連渣於空腹時食下。不拘貼數。以大小便無纖毛惡物下出爲止。倘此病既發。則斑蝥等毒藥切不可服。以免悶亂而死。又外治之法。用當門麝二釐。眞腰面雄黃一錢五分。梅冰片六釐。煆透月石五分。提淨牙硝三分。共研細末。點左右兩眼角。閉目片時。亦能瀉毒云云。

治狂犬病之經驗良方

林燮元

狂犬之毒。甚於蛇蝎。但經一撲。雖未沾身。苟沾衣亦皆有毒。被咬傷痕。且易收口。毒內攻也。打狂犬不可用木棒。須用竹竿。竹有節。毒不能過節也。是方屢試屢驗。萬無一失。蓋此方妙在可試驗其有無受毒。但須候咬後五日服藥。方見。若咬後即服藥。毒尚未入內。雖服藥亦不見也。此藥係以毒攻毒。惟近攻耗。病後須有滋補。方不礙體。百日內忌食蝦蟹鯉鴨韭菜。以及甘甜之味。並忌聞鑼鼓喧鬧之聲。

試驗方　木通三錢　車前二錢　淡竹三錢　滑石三錢　樟腦七分　山查一錢　斑蝥大七頭去翅足同秫米粳米炒至米黃去米存性用

服試驗方。倘有腹痛。大小便急而不通。知內無受毒。須預浸川連水以待。服之即解。

解毒方　木通三錢　車前三錢　淡竹三錢　斑蝥七頭（製法同前）　樟腦五分　山查一錢　白麵半粒　大黃二錢　朴硝一錢　麥芽一錢　眞麝香一分　滑石三錢

服試驗方。若無腹痛大小便急而不通。急服此方二劑。其毒自從大小便而解。倘若未醫治。日久腹內毒蟲業已成形。不服藥。將坐而待斃。服之或尚有生機。須將後方煎好。俟病人悶擾舞動定後。相其毒蟲在內。以口承血時服之。冀藥爲蟲受。或可挽回於萬一焉。

馬前子一粒　人涎二分　蟚蜞菊一錢　馬鞭草一錢

『按』狂犬病係一種傳染病。其病原當爲某種原生動物。尚未確定。然係極小之單細胞動物。肉眼所不能見。可斷言也。今謂「毒蟲業已成形」。及「毒蟲在內以口承血」云云。皆舊說之謬誤。然其藥方。却有奇效。讀者勿以其理論不確而忽之。

瘋狗咬之急救法

朱年堯

一　瘋狗咬傷後。急于無風處。以冷水洗淨。即服韭菜汁一碗。隔七日再服一碗。四十九日共服七碗。外用胆礬末敷患處。

二　癩蝦蟆。破開肚。連腸雜敷傷口。一日一換。換過即埋土內。並另取癩蝦蟆煮食。甚效。

三　紫銅錢一枚。木鼈子一個。明雄黃、黑丑、白丑、各一錢。大黃三錢。共爲細末。水煎服。服後即睡。取汗。毒從大便下。重者再進一二劑。俟血筋瀉盡即愈。傷處用苦杏仁搗爛。口涎調塗。

四　萬年青連根搗爛。絞汁灌之。約二三小時。寒熱交作。次日毒由大便而出。

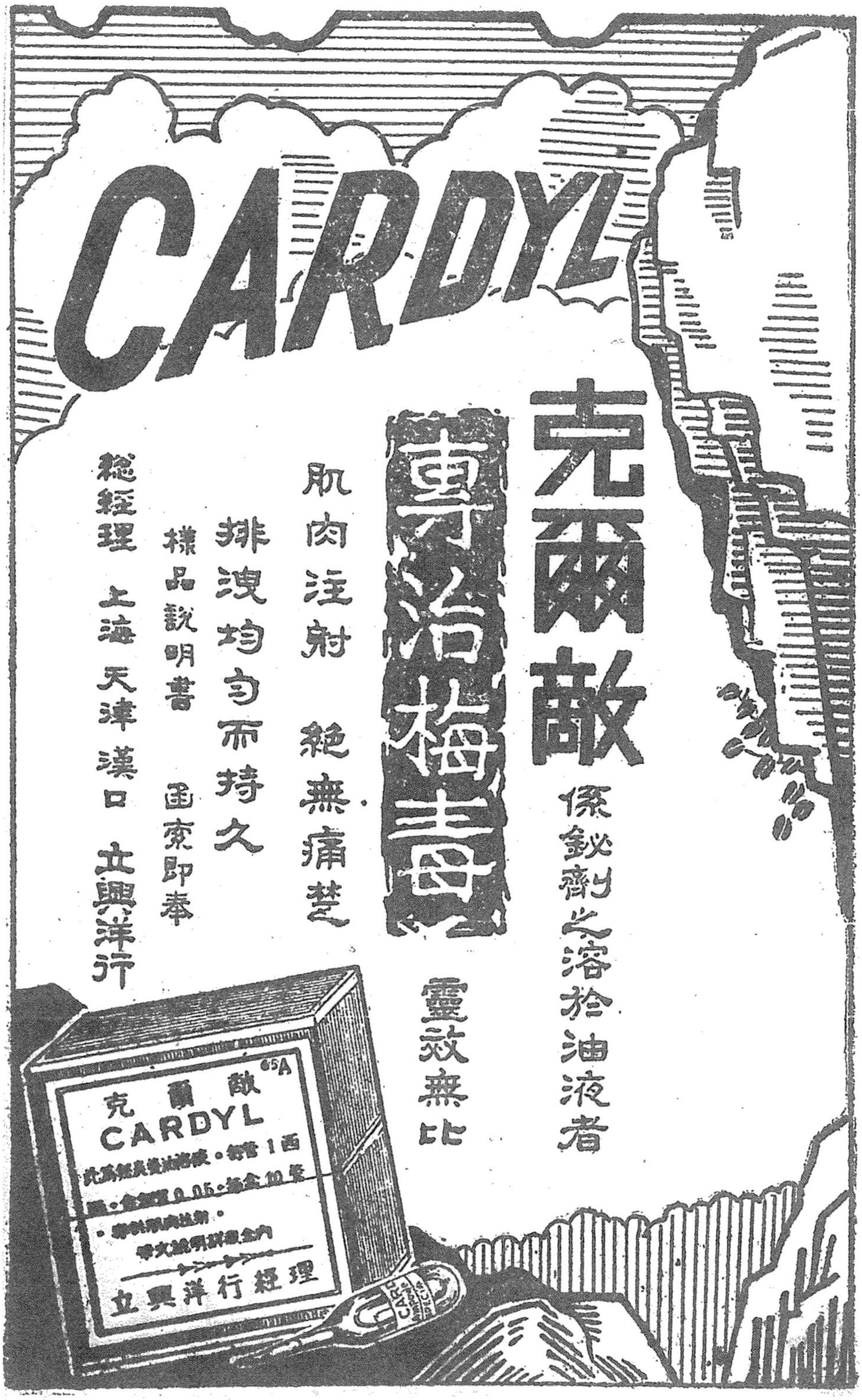
CARDYL
克爾敵
專治梅毒
係鉍劑之溶於油液者
靈效無比
肌肉注射 絕無痛楚
排洩均勻而持久
樣品說明書 函索即奉
總經理 上海 天津 漢口 立興洋行
克爾敵
CARDYL
立興洋行經理

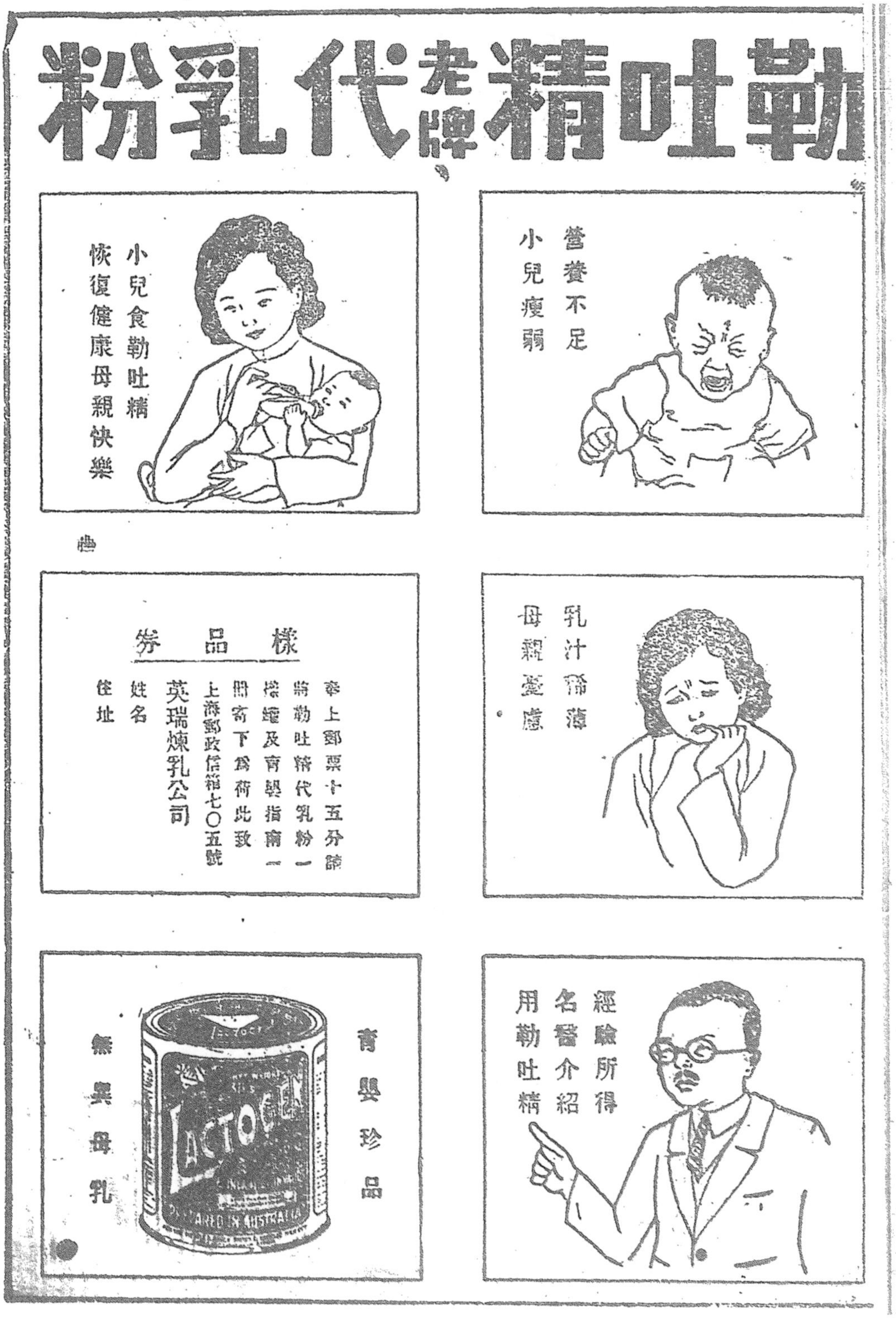
勒吐精 老牌 代乳粉
小兒食勒吐精
恢復健康母親快樂
營養不足
小兒瘦弱
樣品券
奉上郵票十五分請
將勒吐精代乳粉一
樣罐及育嬰指南一
冊寄下爲荷此致
上海郵政信箱七〇五號
英瑞煉乳公司
姓名
住址
乳汁稀薄
母親憂慮
育嬰珍品
無異母乳
經驗所得
名醫介紹
用勒吐精

衛生報月刊

▲第一期　腦病性病特刊
▲第二期　花柳病特刊
▲第三期　急性傳染病特刊(上)
▲第四期　急性傳染病特刊(中)
▲第六期　眼耳鼻喉病特刊
▲第七期　肺病特刊
▲第八期　胃腸病腹膜病特刊
▲第九期　關節病骨病特刊
▲第十期　皮膚病外科病特刊
▲第十一期　小兒病特刊
▲第十二期　婦女病特刊
自民國二十年四月份起按月出版一冊
▲全年十二冊連郵費大洋三元

中華民國二十年八月出版
衛生報月刊第五期
▲急性傳染病特刊(下)▼

零售每冊大洋五角

編輯者　丹徒趙公尙
發行者　上海衛生報館　浙江路五馬路口　浙江大戲院隔壁
印刷者　上海印刷所　西門方斜路　三德里十號

白页

衛生報

眼耳鼻喉病特刊

（月刊第六期）

白页

眼耳鼻喉病

（目錄）

眼科

耳病

鼻病

咽喉口齒病

眼科

眼病之分類及其治療之常識

陳心田

我國人對於眼病。毫不注視。往往有「不醫不瞎」之謠。因此而成盲目者。不知凡幾。誠殺人之利語也。蓋眼爲人生活動之第一出發點。苟有疾患。不特喪失美貌。累及學業。則不啻居黑暗社會矣。況世界進化競爭愈烈。用眼之機會愈多。故欲立足社會增進幸福者。眼病知識不可不略知一二也。茲將眼病常識彙輯一篇。已病者俾資借鏡。未病者得知其危害。或可預爲防範也。

『一』、傳染性眼病

（1）淋毒眼　又名膿漏眼。直接由淋毒菌傳染而發。如初生兒之經過產道時。其母體患有淋病白帶等症。因此分泌物被其感染而起。壯年人則多因患有淋病者。其手指染有淋菌。未加洗滌消毒。揉擦眼睛所致。故患淋病者。不可以手近眼也。而初生兒當生下後。即用消毒藥水點眼。方可幸免。本病之經過。快者二三日眼珠遂破爛而成不治之疾。慢者可延四至六週。其全經過可分三期。在初期者。以結膜發赤爲止。眼瞼腫脹。生肉漿汁樣之分泌物。結膜全部腫脹緊滿。表面粗糙。呈顆粒狀。角膜周圍隆起。眼及其周圍之皮膚。並耳前之淋巴腺。均腫脹而帶壓痛。體溫上昇。羞明。頭痛。不眠。漸呈倦怠。患者大感疲勢。謂之浸潤期。第二期則爲化膿期。此際全症狀和緩。眼瞼及結膜之腫脹浸潤消退。祇分泌純膿汁樣多數淋菌之膿汁。由眼裂流出。若波及角膜。則生潰瘍。或於角膜生翳。或起穿孔。第三期爲退行期。膿液稀少。且變粘液。或更蔓延日久。而成慢性膿漏眼。總之。既染本病者。務須及早治療。若稍懈怠。終不免有不治之虞。其治療法。除根治淋病外。更以防腐消毒藥水洗滌。如過錳酸鉀、硼酸等。再用硝酸銀、普泰哥等溶液點眼。

(2)砂眼　有傳染性。由眼之分泌物而傳染。其誘因如手巾、手帕、手指、及用具等。故公共場所如學校軍隊等。發此者爲最多。且最易流行於卑濕之地。春秋兩季。而以十五歲以上三十五歲以下之青年並貧苦者爲尤甚。蓋此等青年。生活於社會者多。公共團體。羣居一室。共用洗臉器具。或更受化學及理學之有害刺戟。致促成本病。而貧苦者。日處於卑室陋巷。地勢汚濕。日夜勞碌。加以營養之不良。風塵之刺戟。均可造成。但本病發生極慢。每有毫不自覺者。其在急性者。有羞明、流淚、灼熱。分泌物過多。瘙痒疼痛。結膜發赤。上眼瞼下垂等症。若翻轉眼瞼。則見穹窿部生有顆粒。因磨擦日久。致眼球生翳。或睫毛亂生。甚至完全失明。

『二』、內障病

(1)白內障　又名瞳孔反背。乃瞳人後邊的水晶體發溷。瞳孔成灰白色。天生兩眼失明。經手術割治而重明者。曰先天性白內障。發現於四五十歲以上之老年人者。曰老人性白內障。由重症糖尿病的壯年人而生者。曰糖尿病性白內障。此等失明。雖無特效藥水點眼可使復原。但施以手術均得治愈。

(2)綠內障　又名青盲。其原因有原發性及續發性兩種。發於高年、遠視、營養不良、衰弱、三叉神經痛、遺傳病等者爲原發性。由鞏膜炎、眼內腫瘍、網膜出血、及脈絡膜炎而繼發者爲續發性。初起時驟然眼痛、頭痛、嘔吐、瞳孔散大、帶灰白綠色、角膜溷濁、眼球緊張、視物不見。在初起時。若速使手術則良。失其時機則不良。外用可以百分之一鹽酸疋羅卡平水或百分之三鋏碘水。每朝夕點眼一次。至一切散瞳藥則不可用。

『三』、要戴眼鏡的幾種眼病

(1)近視　本病遺傳者估三分之一。後天者以十歲前後爲多數。因眼球前後延長成橢圓形。祇能視近而不能視遠。若配用適度眼鏡。可以恢復視力。

(2)遠視與老眼　兩者之症狀雖相酷似。但老眼須四十歲以上者方得發現。而遠視則兒童時亦可發生。遠視之原因適與近視相反。老眼則因眼中水分乾涸而失其調節作用故也。兩者倘經配用適當之眼鏡可得矯正如常。

(3)亂視　又名散光。有由角膜翳、白內障、初期水晶體脫臼而發者。有由遺傳、外傷、及白內障或虹彩手術後而發者。其症狀爲視力不全、瞻視不正、偏眼複視。其治法。單性亂視者。須用凹面或凹面圓柱鏡。複性亂視者將圓柱鏡加凸球面或凸球面鏡用之。雜性亂視者。用凸凹兩圓柱鏡併合之復雙柱鏡。

可矯正之。

(4)潛伏性斜視　此症不現於外。僅於用目力時。易感疲勞。不能耐久。其重症者非施手術不可。而輕症者。可用三稜鏡矯正之。

「四」、可以整容美貌的幾種眼病

(1)斜眼　有內斜眼(即對眼)與外斜眼之分。皆因其內外側眼肌之過長過短所使然。曩昔對此咸束手。近世則能以極簡單之手術。使之復原。

(2)冒子　一名葡萄腫。乃前眼部之角膜破壞而變形突出。其外觀殊甚醜陋。但非藥力所能除。故近今有摘出之法。且可另裝一假眼。雖屬無用。亦美觀多矣。

(3)大白翳子　俗名玻璃花。多因角膜潰瘍後而成之瘢痕。雖無障礙。但亦不甚美觀。且非藥力或手術所能去。然可使之變黑。而不覺有瘢痕。

(4)胬肉　又名角膜翼狀贅片。一名胬肉攀睛。爲角膜上長有翅膀樣之片膜。亦可以手術除去。

(5)疤拉眼　一名眼瞼外翻。乃結膜翻向外方。不獨有礙瞻觀。且受風塵之刺戟。易乾燥而疼痛。或白膜長有胬肉如原形細胞腫等。均可以手術而整復。

(6)望天兒　一名眼瞼下垂。有天生者。有因眼病如砂眼等瞼皮沈澀。不易睜開而併發者。亦可以手術治愈。

（7）眼毛禿　有天生者。亦有因皮膚病或火傷後而起者。除因寄生蟲性皮膚病可以藥治愈外。其他均須施植皮術。方能長毛。若因睫毛亂生。或眼瞼內翻所起者。須行整復眼瞼術。始能復原。

（8）單眼皮　亦可用手術法使成雙眼皮。

『五』、多年痛苦可以根除的幾種眼病

（1）睫毛內刺　因眼瞼內翻。或睫毛不規則之發生。致睫毛內刺角膜。羞澀流淚。難於啓閉。輕症用電氣拔毛法。重者用手術亦可根治。

（2）眼漏　即眼中流膿、流淚。有因患結膜炎砂眼等病時。淚液分泌過多者。可行原因療法治之。有係大眥漏者。如以指壓大眥部。即流出多量灰白色之膿樣液。名曰慢性淚囊炎。若摘出淚囊。即治。有係漏管形成者。於大眥部。皮膚哆開。形成漏管。時時流膿。若切除漏管或摘出淚囊。亦可根治。

（3）眼筋疲勞　因結膜炎砂眼而起者。謂之結膜性眼筋疲勞。因遠視、亂視者。謂之屈折性眼筋疲勞。因潛伏性內外上下斜視者。謂之筋性眼筋疲勞。其症候每覺鼻根及眼部酸痛。重者且感頭重頭痛。須行適當之對症療法。至檢配眼鏡。或用手術法。均能妥治。

『六』、可以恢復視力再見天日的幾種眼病

（1）白內障　本病前已敘述。無論幼兒老年均得重明。惟須辨別確實。方克奏效。

（2）朦翳　各種朦翳。如由砂眼所生之翳等。均可以藥力或手術治愈。

(3)白翳遮睛　幼兒或壯年之眼中。有大白翳子遮蓋瞳孔而致失明者。倘有一部未被完全遮蓋。均可得行手術使之復明。

『七』、光線療法可以治療的幾種眼病

(1)惡性腫瘍(疱瘤)　如老年人之癌腫。中年或壯年之肉腫。及小兒之膠樣腫等。均有性命之憂。其生於眼內或眼眶時。若以藥物療法或手術割治。每有不克根治者。惟用愛克斯光線與手術並用者。或可奏効。

近視眼與戴眼鏡的問題

謝若愚

近視眼之配戴眼鏡者。所以調節度數補正凹凸也。據最新學說。近視者皆宜由愼重之他覺及自覺檢查。規定其近視度數配製適當之完全補正眼鏡。而於視遠視近皆可使用之。惟對此完全補正眼鏡。亦各有異論。以調節作用爲近視之原因者。則謂近視者。用完全補正眼鏡時。與正視眼者同樣須調節機之作用。反足以助長近視成立之原因。如不完全補正時。則可不待調節作用。或經輕微之調節。即可明視物體。如斯當然可免助長近視成立之原因。然此種見解。實與近視成立調節作用說相同。今已目爲完全不能成立之一種謬說矣。

近視眼及遠視眼之原因及矯正法

曹敏賢

視覺之作用。乃將光線從瞳孔射入眼球。經雙凸水晶體之屈折。映于網膜上。復由視神經傳至腦。而感覺所映之影像也。是以水晶體凸度之重要。亦可想而知矣。近視與遠視卽基於此也。故水晶體太凸。則與網膜距離太遠。遠處射來之影像。僅映於網膜之前。非接近物體不足以清視。此近視眼之所由來也。遠視眼則反是。蓋水晶體太扁。與網膜距離太近。外界之影像。反映於網膜之後。故須離遠眼球。方纔適宜。欲矯正此弊。唯有配用合度之眼鏡。於近視眼用凹面玻璃片。遠視眼則用凸面玻璃片。至須預防此種惡習。可嚴守下列各條。

一、看書時不可與書面距離太遠或太近。

二、每小時內。須使眼休息一次。

三、細字的書本不可多看。

四、燈光要足。不可搖動。

五、避光線直射入眼。

六、無病時。眼鏡不可亂戴以圖美觀。

老視眼的原因和療法

錢旭昇

老視眼係生理的老人性變化。不屬病理。大抵是四五十歲以上的老人所必有之現象。因爲年齡愈增。眼球的調節力也就愈減。其主要原因。是水晶體漸次失去水分。減少彈力性。因此水晶體隨年齡而硬化。毛様肌不能使之增加彎曲度。以致水晶體與網膜距離漸近。和遠視眼變成一樣的現象。這種天然的變化。倘若要做用眼的工作。救濟的辦法。可配戴適度的凸鏡。但是他的曲光力。（單位爲D）須照年齡配置。大概如下。

年齡	曲光力
48	+0.75 D
50	1.0 D
58	2.0 D
60	2.5 D
62	3.0 D
65	4.0 D
70	5.0 D
75	6.0 D
78	7.0 D
80	8.0 D

眼鏡曲光力的計算法

眼鏡的曲光力。以一公尺的焦點距離的光線屈折力爲單位。叫做一曲光力。Dioptre 略稱叫D。若是二倍三倍於一D的加光力。就叫做二D三D。要知道各度的焦點距離。只要用度數除一公尺（即一百糎）就得了。譬如二D的焦點距離是100一2糎。得數就是五十糎。五D的焦點距離是100一5糎。得數就是二十糎。度數愈大。屈折力愈強。度數愈小。屈折力愈弱。若用的鏡是凸鏡。可用『十』記號加在D字前面。反之用的是凹鏡。可用『一』記號加在D字前面。

眼結膜炎之原因與症狀

孫雲林

眼結膜因為受有一定刺戟。或公用手巾時將污物擦入眼中。而發生炎症。以致眼結膜發赤、腫脹、疼痛、流淚、怕光者。乃結膜炎是。其發生之原因。若詳言之。則有理化學的刺戟及傳染二因。由理化學的刺戟而起者。如外傷、異物之吹入眼內、點眼藥之刺戟、眼瞼位置之異常、光線不足、用眼過勞、及有蛔蟲等。由傳染者。如直接或間接之接觸、細菌之傳播等。更以其原因與症狀之不同。分別多種。

(一)因淋病或白帶下傳染而分泌多量膿液者。曰膿漏性結膜炎。

(二)初生兒因經過產道而得如上之症者。曰初生兒膿漏性結膜炎。

(三)因刺戟而起輕度之炎症者。曰結膜加答兒。

(四)症狀與輕輕之化膿性結膜炎相似。而專犯小兒者。曰格魯布性結膜炎。

(五)因感染白喉桿菌而起者。曰白喉性結膜炎。

(六)因眼之不攝生。下眼瞼結膜穹窿部之外側。發生濾胞而腫起者。曰濾胞性結膜炎。

(七)因傳染而眼瞼結膜。在贅殖的乳頭間。有帶黃灰色之顆粒者。曰顆粒性結膜炎。

(八)因腺病及外來刺激。眼球結膜發生局限性小水泡者。曰水泡性結膜炎。

砂眼症之歷史

汪魯青

砂眼之西名爲 Trachoma 。其西名之意義。卽係粗糙。以其結膜表面粗糙。故有斯名。歐洲希臘羅馬古代已早有所聞。惟於拿破崙一世征埃及之際。始傳遍各國。緣埃及砂眼最劇。嘗其軍隊達至該處。兵士多染斯症。於是未戰而解。散居歐洲各地。蔓延傳播。故又有埃及眼病及軍人眼病之稱。雖其時流行甚烈。然預防嚴密。抵制有方。幾盡滅跡。我國明朝眼科書已有記載。迄今仍蔓延傳染。甚至有已患斯疾而不自知者。曾有人云。「一國之文明程度。可由砂眼觀之」。然則我國之對於衞生也。怎不令人髮指。冀卽起圖之。

結膜炎和砂眼的預防和療法

孫愼盦

砂眼是一種很危險的傳染病。其經過非常緩慢。有不知不覺竟蔓延到數年至數十年的。所以遺誤而終成盲目的很多。何况我國的不講求衞生的如是。還談到眼睛嗎。結膜炎雖然沒有他那樣的利害。但是痛苦難當。反而勤加治療。在有知識者固然是送到醫院裡去。可是那無知蠢民。不是用那無意識的藥物。便是用那迷信的療法。末了加重或是不治。還要說一聲天之命也。眞正可歎得很。那麽既得了這兩種病要怎樣去治療呢。第一、須早期治療。第二、不可因噎廢食。如治療砂眼時。往往久醫無效。第三、勿從迷信的治療。第四、僅一眼有病時。不可以拂拭眼眥之物揩他眼。第五、罹病期內。宜節省眼力。第六、藥物治療。可用硼酸等洗眼。再用醋酸鉛硫酸鋅等溶液點入。若在慢性砂眼時。可用硫酸銅棹或硼酸等塗擦。或用器械除去顆粒。雖然、勤謹治療。可得治愈。但是能夠未雨綢繆。則更少受痛苦了。其預防法。略述於後。

一、要達預防目的。宜平時個人講求衛生。住屋必須清潔。勿過乾燥。致塵埃亂飛。

二、所用的手巾器具。宜勤煮沸消毒。若有染患本病者。務須隔離。

三、公共場所的手巾用具。不可拭目。

四、宜避光線的刺戟。勿使眼力過於疲勞。

五、吸飲多量烟酒。也足誘起本病。宜禁忌之。

六、時用硼酸水洗眼。以去灰塵。

眼病自療法

譚景山

眼為視器官。係二珠狀之體所成。位於頭顱之左右二眼眶中。各處均襯有一重脂肪組織。成堅固之保護物。俾不易顫動而受損傷。按眼之構造。外面共包膜三重。最外為白膜。乃多數白色堅韌之條密切組織而成。眼珠之得保圓形。即賴於此。其前面之一部。透明凸起罩狀之處。澄清無色。且能透光者。謂之明罩。其次爲黑膜。係多數網形之血管●及含黑顏色之細胞等所組織。其功用在使眼珠中黑暗。俾所成之物像。得以格外淸晰。黑膜之前部。成一圈形之簾。謂之虹彩。虹彩之中央。更留一孔。名曰瞳孔。因虹彩有收縮之作用。故能節制光線入於眼珠中光亮之多寡。而改變瞳孔之大小。虹彩之後。爲水晶體。乃屈折光亮之用。最內則爲極薄之腦膜。專司視覺之神經通入。凡水晶體中所成之物像。映於腦膜上。均由之報知腦髓。而後始起見物之知覺。但腦膜之後部。尚有二點。若射至黃點。則其傳導力靈敏。若射至盲點。則其傳導力薄弱。不能起見物之知覺矣。至眼之內部。更有玻璃狀液體及水狀液體。以供潤澤滑動。此外又有六條筋肉相連。使能向各方轉動。由此觀之。眼珠構造之周密。運動之靈便。能不加意保護乎。故偶染眼疾。卽須急於求醫。然附近有眼科醫生者。固然方便。苟能自知病原。更屬事半功倍矣。否則如無此項設立。而能一面自療一面求醫。亦不致增加痛苦也。

（一）眼紅者

若紅色僅限於眼皮一小部分。稍腫而帶壓痛者。曰瞼板腺炎。俗名針眼。用熱菊花或茶葉水。澆於棉花。遮蓋眼上。不時更換。數日卽愈。若如是而生於眼皮深處。無痛無腫者。則爲瞼板腺囊腫。（卽粉瘤）或白結膜腺炎。治法同上。或更以黃降汞膏塗佈。如無效。可用手術除去。

若白眼珠完全紅腫。且流少許膿水者。爲急性白結膜炎。俗名暴發火眼。洗以四千分之一鋏錳養。再點以百分之一硝酸銀。但忌用眼罩。

眼皮與白結膜發生紅腫。聚血而無膿水。黑角膜一部、或全體。俱變暗黃色。而不透明。重偏頭痛。或視力不清。或完全失明者。曰膿球眼。可用黃降汞膏塗布。熱棉花敷蓋。或內服阿斯必林以止痛。眼皮內或淚囊內生有瘤腫。病狀亦如上述。但黑膜無異。視力照常。其治法可用熱棉花敷蓋。若已化膿者。病者自家待行無險之小手術。用煮沸之大針。將其穿破。以防自破有損皮肉。遺留瘢痕。或眼皮不能相合。

(二)眼皮不腫者

本症有微有眼眥者與無眼眥者之分。眼紅之部位。祇限於眼緣者。曰瞼緣炎。俗名爛眼邊。可令患者合眼。用石炭酸肥皂洗眼毛。再塗以黃降汞膏。每日二次。即可收效。在沙眼症。則於兩眼角或全面。生水紅色或淺黃色之小沙粒。形如楊梅果。沙粒日久。成白色平斑。因結斑結果。使結膜收縮。而令眼皮內面成凹形。或因眼毛倒竪。摩擦黑膜。發一半月形淺藍色不透明之血管翳。用硫酸亞鉛或硝酸銀等溶液點眼。此兩者均屬前一種。後一種則又有無痛與有痛者。無痛者如結膜下流血、及眼球聚血等。爲結膜完全變紅。或更流血。若僅充血時。可與以瀉劑。或清淡食料。或小曹達水洗眼。出血時宜即請醫生。有痛者又有陽光激刺生痛生淚、與眼球周圍痛及怕光之別。前者如外物入眼、眼毛倒竪、虹彩脫出、梅毒眼、及結核眼等。此等均須延醫診治。或施手術。或原因療法。非一己所可自療也。後者如夜間忽生重頭痛瞳孔擴大之青光眼。及眼周圍微痛瞳孔縮小之虹彩炎等。其治療法除內服止痛藥。及縮瞳藥或散瞳藥外。亦須求診眼科醫生。

(三)眼不紅者

A 視力健全者

(甲)迎風流淚者　平時毫不覺有病變。惟於遇有冷風時。便淚珠直流。其原因各有不同。亦須求診於醫生。

(乙)眼皮粘着者　於慢性結膜炎(俗名發眼)患者見之。乃早晨因流液粘着眼皮。不能睜開也。用硫酸亞鉛水點。或黃降汞膏塗佈。

B 視力不清或完全失明者

(甲)反應健全者

1 白內障　俗名瞳孔轉背。病者視力。經過數月之久。漸漸失明。黑色瞳孔。變成灰白色。虹彩健全。照常反應。毫無痛苦。亦不發炎。可求診醫生施以手術。

2 近視眼、老花眼、散光眼　可配戴眼鏡。

3 眼內各病　須請醫生檢查。

4 夜盲　可服生雞卵與魚肝油等。

(乙)不反應光線者

1 曾用散瞳劑者　用縮瞳劑復原之。
2 慢性青光眼　亦用上法。
3 有視神經病者　須求醫診治。
4 完全失明者　須檢查眼球內痛之原由。

國藥眼科特效方

江作民

我國歷來眼科醫家所傳之經驗良方。頗多獨得之秘。爰集各家眼科眞方。屢試屢驗。確有特效者。選錄於下。以供研究眼科者之一助云。

甲、外障藥類

（一）外障服藥

（1）退翳丸　主治風火眼疾。雲翳遮睛。赤脈胞腫。迎風流淚。　防風　胆草　赤芍　連翹　木賊　枳殼　蔓荊子　檳榔　甘菊　當歸　石决明（另研）各二兩　山梔　黃芩　穀精草　决明子（炒）各三兩　黃柏　柴胡　蟬蛻　川芎　羌活各一兩五錢　黃連一兩　共研細末。水泛爲丸。每服三錢。食後菊花湯下。忌烟酒辛辣等物　凡肝鬱氣盛者。宜常服此。

（2）光明丸　主治火眼暴發。紅赤腫痛。及一切雲翳眼症。　生地　白芷　羌活　獨活　甘草　薄

荷　防風　荊芥　木賊　甘菊花　草决明　黃連　黃芩　黃蘗　大黃青　連翹　苦梗各二兩　歸尾　川芎各三兩　共研細末。煉蜜爲丸。重三錢。蠟殼封固。每服一丸。去蠟殼。開水送下。早晚各進一服。或外用洗眼羅繭。或點上黃連膏。更效。

(3)明目蒺藜丸　主治眼目赤腫。外障翳膜。視物昏花。迎風流淚。羞明提日。雀目青盲。　當歸　丹皮　赤芍　川芎各二兩　胆草　防風　荊芥各三兩　黃芩　山梔　連翹　甘菊　蔓荊子　生地各四兩　刺蒺藜八兩　决明子六兩　黃連一兩　共研細末。水泛爲丸。每服三錢。菊花湯送下。常服即愈。

(4)明目羊肝丸　主治外障翳膜。暴發紅腫。以及眼弦赤爛等症。　夜明砂(淘淨)　蟬蛻　木賊　川連　當歸(酒洗)各二兩　羊肝(去筋膜)四兩　將羊肝水煮。用銅罐搗爛。和前藥。杵丸。如梧桐子大。曬乾。每服二錢。早晚開水送下。若腎虛眼花者。須間服明目地黃丸。取效尤速。

(5)明目上清丸　主治風火上攻。翳膜昏暗。頭暈目眩。多淚作痛。拳毛倒睫。一切目疾。　大生地四兩　决明子　防風　大黃　當歸　桑白皮　蔓荊子　木賊　白菊花　荊芥各三兩　川連　甘草　獨活　桔梗　黃芩　連翹　羌活　川芎　柴胡　龍膽草　生冬朮各二兩　共研細末。水泛爲丸。每服三錢。開水送下。

(6)神聖光明丸　主治赤腫脹痛。日久昏花。雲翳遮睛。諸般眼疾。此方能瀉大腸之火。永除燥結之患。　羚羊角　白犀角　密蒙花　生地　熟地　獨活　藁本　决明子　炒梔子　川芎　細辛　蔓荊子

蒼朮各五錢　木賊　甘草　刺蒺藜　槐花　黃連　荊芥　青箱子　羌活　芒硝　白附子　製赤石脂　夜明沙(淘淨)各一兩　火麻仁　大黃各二兩　共研細末。煉蜜爲丸。每丸重二錢。每服一丸。溫茶送下。

(7)涼血散火湯　主治火眼暴發。上下胞腫。流淚眵多脹痛。生地二錢　當歸尾　赤芍　條芩　牡丹皮各一錢五分　柴胡　車前子　荊芥　防風各一錢　蟬蛻八分　用清水煎。食後服。每日一劑。病退爲度。如頭痛惡風發熱。加羌活一錢。眼痛不可忍。並口渴。加酒炒川連一錢。如腫不消。紅不退者。加紅花六分。

(8)平肝明目散　主治眵淚昏花。羞明怕日。外障風火眼疾。　薄荷葉　甘草　天麻　荊芥　防風　杭白菊　當歸　連翹　川芎　白芷　密蒙花各等分　共研細末。裝瓶收貯。每服三錢。清茶調下。每日一服。忌辛辣上火等物。

(二)外障洗藥

(1)洗眼蠶繭　此方散風清熱。涼血殺蟲。薰洗爛弦風眼。雲翳外障。頗有奇效。　當歸尾　白菊花　防風　薄荷葉　荊芥穗　蕤仁　川黃連　生杏仁各二兩　眞膽礬　明白礬　眞銅綠各一兩　共爲粗粒。用絲綿包紮。每個重二錢。每用一枚。滾水一盅冲泡。蓋浸少時。以新棉花蘸水薰洗。洗後避風。或點上明目黃連膏更妙。一枚可冲洗三五次。其效如神。

(2)洗眼碧玉丸　此丸活血清熱。散風退翳。祛溼殺蟲。主治目赤腫痛。羞澀流淚。雲翳遮睛。爛弦風眼。當歸尾　防風　白菊花　蕤仁　郁李仁各三錢　川黃連　明礬　膽礬　生甘草　各一錢五分　荊芥穗二錢　生杏仁三錢　共研細末。用蘇薄荷葉三錢。煎水爲丸。每重一錢。銅綠爲衣。每用一丸。放淨椀內。滾水沖燉。取出去蓋。先薰。後用棉花蘸洗。洗畢再用點眼之藥。每丸可洗二三次。洗後避風。

(3)洗眼萬金丸　主治火眼暴發。眼弦赤爛。　五倍子　黃連　防風　荊芥穗各五錢　苦參　當歸　川芎各四錢　銅綠五分　共研細末。用薄荷葉煎湯爲丸。每丸重一錢。臨用時以熱水化開。乘溫洗。日三次。

(4)湯泡散　此方涼散風熱。　活血退翳。實有特效。　生杏仁　防風　川黃連　赤芍藥　當歸尾各五錢　銅青二錢　精鹽　薄荷葉各三錢　共爲粗末。瓶收。每用三四錢。沸湯泡。乘熱先薰後洗。每日二三次。

(三)外障嗅藥

(1)碧雲散　主治頭痛腦痠。外翳攀睛。鼻塞不通。兩目赤痛。迎風流淚。昏暗羞明。此藥涼散風熱。疏通關竅。功效甚宏。鵝不食草　川芎　細辛　白芷　薄荷葉各五錢　青黛三錢　冰片五分　共研細末。瓶收。每用少許。嗅鼻中。亦能取嚏。或口含涼水再嗅。

(2)碧玉散　主治目赤腫脹。羞明怕日。隱澀難開。疼痛風癢。翳膜努肉。眵淚稠黏。拳毛倒睫。鼻塞頭疼。躑躅花　薄荷葉　荊芥穗　蔓荊子　羌活　防風　川芎　細辛　白芷各一錢　風化硝　煅石膏

青黛 黃連各三錢 鵝不食草三兩 共研細末。瓶收。每用少許。吹入鼻中。日二三次。

(四)外障點藥

(1)明目黃連膏 此方清熱消腫。散風除痛。退赤止癢。專治暴發赤腫。爛弦風眼。 川大黃二兩 川連片一兩 川黃檗 明白礬 海螵蛸(洗淨去甲) 黃芩 白菊花各五錢 共爲粗粒。用鮮牛乳伍大椀。煑一椀。絹濾去滓。再入白蜂蜜四兩。慢火熬成膏。冷後研入梅花冰片二錢。攪勻收藏。勿入灰塵。用時先用滚水加鹽少許洗眼。或用洗眼蠶繭泡洗。然後用潔淨骨簪蘸膏少許。再滴涼水。點於大小眼角內或眼簾中。

(2)烏金紙眼藥 此方清熱退赤。收濕磨翳。主治火眼暴發。雲翳遮睛。熱淚昏花。羞明怕光。胞腫睛赤。頗有效驗。 用丹砂散三兩五錢 加梅花冰片一錢 研極勻。煉白蜜爲細條。仍以此散爲衣。烏金紙包裹。用時先以洗眼蠶繭洗眼。再用涼水化開蘸點。閉目休息片刻。

△附丹砂散方 生白硼砂 生海螵蛸(去殼洗淨土) 爐甘石(上好者煅淬童便七次飛)各一兩 鏡面硃砂(水飛用)五錢 共爲極細末。加梅花冰片一錢。再研極勻。瓷瓶收貯。

(3)神效瓜子眼藥 此藥能散風熱。止痛消腫。涼爽異常。主治火眼暴發。赤腫脹痛。翳膜遮睛。迎風流淚。畏日羞明。並爛眼邊一切外障。 用丹砂散四兩 煉白蜜爲錠。如壺盧子大。用時取藥少許。新涼水調點。如能先以蠶繭藥洗眼。再點此藥。尤妙。

（4）鵝翎管眼約　專點外障雲翳。瘀肉攀睛。昏花氣矇。迎風流淚。火眼暴發。眼邊破爛。　爐甘石（火煅紅淬。童便內飛七次。再燒紅淬。入黃連湯內）△黃連　黃蘗　黃芩　梔子　甘菊花　防風　連翹。木賊（此八味各等分）　此八味藥。若爐甘石用五兩。此每味用一錢。用清水煎湯。將甘石淬入湯內。令其自乾。聽用。再分四季配合。（一）春用爐甘石一兩。冰片二分。煅硼砂二分。煅眞珠三分。麝香五釐。（二）夏用爐甘石一兩。冰片三分五釐。煅硼砂四分。煅眞珠二分。麝香四釐。（三）秋用爐甘石一兩。冰片二分。煅硼砂二分。煅眞珠三分。麝香五釐。（四）冬用爐甘石一兩。冰片二分。煅硼砂二分五釐。煅眞珠五釐。麝香一分。此藥五味。共研細末。瓷器內收藏封固。用時以骨簪蘸涼水沾藥少許。點於大小眼角內。甚效。

（5）八寶撥雲散　此藥能點多年雲翳。瘀肉攀睛。迎風流淚。目赤火眼。氣矇昏花。拳毛到睫。並一切灰塵入目。熱淚滾澀。　先將沒石性的羊腦爐甘石八兩　用砂茶吊一個洗淨。將爐甘石上火一煅。用水飛出細粉。粗渣不用。曬乾聽用。再以　川黃連　羌活　連翹　黃芩各五錢　水三大椀。煎一椀。又水二椀。煎半椀。二次於一處。又將飛過爐甘石燒紅倒在童便內。如次三淬。第四次燒紅。方淬入煎藥內。再勿見火。如濕。待其自乾。配入乳香沒藥瓜兒血竭各五錢。生硼砂三兩。海螵蛸（煎去鹽性）二兩。洗淨石決明（煅飛）一兩。眞熊膽三錢。麝香三分。梅花冰片一錢。上藥十味共研。至極細無聲。瓷罐密收。

（6）光明散　主治時眼紅腫。疼痛多眵。流淚羞明。　上甘石（煅淬）一兩　飛硃砂　飛硼砂各五錢

眞寶爵　上梅冰各八分　上藥各研細末。和勻。再研極細。儲瓷瓶封口。勿令洩氣。用時令病人仰臥。以鐵沾藥。點大小眥內。眼閉一飯時。撥出藥屑。日點三四次。臨臥點一次。甚效。如更內服涼血散火湯。尤妙。

(7)瓊液膏　主治雲翳火朦。迎風流淚。諸般外障目疾。　熊膽　牛黃　硼砂　蕤仁（去皮殼）黃連各一錢　龍腦五分　白蜂蜜二兩　先以蕤仁黃連二味。用長流水二椀傾於砂鍋之內。熬至半椀。用重綿紙濾過。去滓。入蜂蜜。再用文武火熬至紫金色。蘸起牽絲爲度。不可太過不及。取出。入硼砂龍腦熊膽牛黃研極細末。和勻。入磁罐內封固。入土埋七日。出火氣聽用。

(8)收淚散　此方俗名迎風散。專治風淚不止。　生海螵蛸（去殼洗淨）三錢　煅爐甘石一兩　梅花冰片三分　共研細末。磁瓶收貯。每用少許。以骨簪蘸水點大眼角。淚卽收。

乙、內障藥類

(一)內障服藥

(1)壽明還睛丸　主治遠年近日一切目疾。內外障翳。迎風流淚。胬肉攀睛。爛弦風眼。及年老虛弱。視物昏花　肝腎不足等症。　潞黨參四兩　川石斛　青箱子　兔絲子　決明子　白茯苓（入乳蒸晒乾）淮山藥　天門冬（去心焙乾）　麥門冬（去心焙乾）　泡杏仁（去皮尖）　白蒺藜（去刺炒）各三兩　酒炒杜仲　肉蓯蓉　枸杞子　酒炒當歸　鹽水炒懷牛膝　酒炒知母　葶藶子各二兩　酒炒黃蘗　酒炒川芎　青防風

白菊花各一兩五錢　炒甘草　炒枳殼　酒炒川連　五味子　菟絲子各一兩　共研細末。外加熟地六兩。生地八兩。蒸透搗爛。入藥粉。煉蜜爲丸。如菉豆大。每服三錢。清晨開水送下。戒酒色惱怒。忌油膩辛辣食物。

(2)明目地黃丸　主治腎虛目暗不明。怕光流淚。久視無力。此方滋陰降火。養腎生精。屢用有效。不可輕忽。　熟地黃(焙乾)四兩　酒洗生地黃　生山藥　建澤瀉　酒洗山茱萸(去核)　酒洗牡丹皮　柴胡　酒洗當歸身　五味子(烘乾)　茯神(乳蒸晒乾)各二兩　共研細末。煉蜜爲丸。如桐子大。每服三錢。空心淡鹽湯送下。

(二)內障點藥

(1)珊瑚紫金膏　主治遠年近日內障青盲。雲翳遮睛。迎風冷淚。怕日羞明。肝腎虛邪等疾。煅白爐甘石一兩　黃丹　乳香　沒藥　海螵蛸(去皮甲微火炙)　白硼砂各二錢　青鹽　麝香各五分　梅花冰片三分　各研細秤足。合入一處。入鉢內。再研細。至無聲後。入麝片二味。再研極勻。將白蜂蜜用絹袋濾過。熬蜜滴水成珠。夏老冬嫩。春秋酌老嫩之間。用蜜調藥。合稀稠得所。磁器內封固。不可泄氣。每點藥時。先用溫水洗淨眼部。再用藥少許。點入眼角。神效。

(2)乾眼藥　主治肝腎虧損。眼目昏花。星障雲翳。及一切新久目疾。　製爐甘石　地栗粉(即野荸薺去皮搗爛水飛澄粉用)各四兩　冰片八錢　共研細末。瓷器密收。每用少許。點入眼角。合眼片時。

吳氏治眼實驗新法

陸仙

我國眼科書籍。雖不乏專本。但能得其眞諦而救濟盲目者則甚寥寥。業師吳氏梅孫。曾以三世聞名於眼科。仍覺有所不逮。乃更加研究。摒除繆說。發揚眞髓。參用新理。求合實效。冀拯目疾患者。挽救黑暗痛苦。使登光明之途。時踵門求治者。每年不下數千餘人。蓋其手到春回。無異能將烏雲揮散而得重見天日也。余得其授。不敢自祕。是以書此公佈。以利病黎。

(一)火眼

急性火眼。赤腫癢痛。畏熱羞明。瞼下似有物。用硼酸水或六千分之一昇汞溶液洗滌。夜間用三千分之一昇汞油膏塗佈瞼緣以免粘着。流液多者用百分之五普泰哥溶液洗滌。每日三至六次。其日久結膜變厚。或紅而滑。成慢性者。宜用收歛性藥滴之。如千分之二至千分之四之硫酸鋅液。或千分之五硝酸銀液點入。或用硫酸銅或明礬桿輕擦之亦可。

(二)砂眼

1 藥治法　在急性或慢性之有增重症狀者。當流液多時。用百分之一硝酸銀溶液塗擦。後以淨水或鹽水洗滌。其瞼結膜砂粒劇甚者。用硫酸銅桿或明礬桿塗擦。或擦以硼酸粉。其擦法先滴百分之四古加因溶液於結膜使之麻木。次以浮漬五百分之一昇汞溶液之棉花蘸硼酸粉擦其上下瞼之結膜。再用冷棉花塊敷罨。每日或隔日一次。在成瘢痕時。用黄降汞膏有效。但銅類藥不宜用。

2 壓出法　此法係用轉軸鑷子而壓出砂粒。乃翻出眼瞼以鑷之一脚伸入穹窿內。一脚置於瞼板上。用適宜之壓力。夾出粒之內質。迨夾盡而顯紫紅小點爲止。但此術甚痛。須先行局部麻醉。且施術後二三日內。顯腫脹或兼瘀斑。然不足患。

3 刷洗法　用硬刷刷其砂粒至盡除。後用五百分之一昇汞溶液。詳細摩擦之。

(三)膿漏眼

1 第一期(浸潤期)治法　初起時。急用冷罨。且宜勤以硼酸水洗滌。使膿液不得瀦留。若角膜已成浸潤或潰瘍時。宜換用熱罨布以激動血流。同時滴以阿刀平液。其洗滌溶液亦可更以六千分之一或萬分之一昇汞溶液及五百分之一過錳酸鉀溶液。

2 第二期(排膿期)治法　若溢膿旺盛時。用百分之二十五阿久羅液或百分之十普泰哥液。每小時點入數滴。若眼瞼緊閉致礙張開灌洗者。則宜割開外眥。

3 第三期(恢復期或乳頭狀腫脹期)治法　用百分之一硝酸銀溶液點至全愈。若無效。可用百分之五至百分之十鞣酸甘油或硫酸銅桿等。每日塗擦一次

(四)贅肉攀睛

用外科手術將贅肉割除。但翼尖須由角膜完全割去後再刮。其附着部。可用電烙之。以免復長。

（五）拳毛倒睫

1 拔毛法　此法乃將倒生之睫毛用睫鑷拔去。然易復生。故須數星期即拔一次。且係少數倒睫者方可施行。

2 電解法　此法能根治倒睫。先用痲藥注射於瞼緣。後以電之陽端。蘸海綿置患者顳顬部。他端陰極之細針刺入毛囊。用弱化電流毀滅之。

3 手術法　睫毛歪倒者多見於眼瞼內翻。倘用手術矯正其位置。或移植他處。須與眼瞼內翻併治。

（法詳眼瞼內翻）

（六）眼瞼內翻

1 藥治法　患瞼可用火棉酒刷於皮外。或用合口膏由瞼緣粘貼至頰上。均可使向外翻。

2 手術法　（甲）眼瞼內翻及倒睫之手術……先用牛角板。或金屬板。或瞼夾。置瞼下而固定之。以護衛眼球及防備出血。再用四千分之一腎上腺素和成百分之二奴佛加因溶液注射之。然後於瞼唇間部由內眥至外眥橫割一口。使睫均居割口之前。繼於距瞼緣四粍處。平行循瞼緣。由皮割至瞼板之面。後於第二割口上彎。割一口與第二割口之兩端相接。去半月形皮。割口用細絲線縫合。　（乙）老年眼瞼內翻之手術……A割皮術…即將瞼皮及其下之眼輪帀肌。橫行割除一小條。其寬狹以適度爲宜。用細絲線縫合。B電刺術…用鈍頭電針通電至暗紅。於距下瞼緣四粍處刺入瞼板。但不可穿通結膜。更距約四粍。連刺數針。C外眥成形術…先將外眥上下瞼張開。繼置鈍直剪於外眥下。完全剪開外眥全厚徑。其剪口似菱形。從剪口外側端。將結膜與其下之結締組織剖鬆。後縫合剪口之中央部。再逐次縫合上下二緣。

(七)眼瞼外翻

1 治老年或癱瘓性眼瞼外翻之手術　(甲)電刺術………用瞼夾將下瞼結膜翻向外方。以通電至暗紅之鈍頭電針刺入亦如眼瞼內翻之電刺術。惟穿過結膜及瞼板。而不穿皮。　(乙)瞼緣減短術……即割除一三角形塊。三角底須向瞼緣。厚與瞼等。寬約五至十粍。後用唇裂針牽合割口。他處之皮。用線縫合。

2 治瘢痕性眼瞼外翻之手術　(甲)手術法………倘外翻輕微且失去之皮少。可由皮下剖分其瘢帶。或將瘢痕割去。而縫合之。或於瞼緣部切一V字形。其尖在上瞼向上。在下瞼向下。由V字部往上剖解。至瞼略有內翻之形爲止。後縫其割口。使成Y字狀。　(乙)修補術……此術乃將割除瘢痕或大潰瘍之缺皮處。以他皮植補之也。法先將上下二瞼暫爲縫合。使瞼復其原位。後由身體皮膚薄嫩處。取皮一大片或數小片。補其缺損。但其面積。須較大三分之一。以防縮小。如用全皮。則皮下之一切組織。須全除去。後用橡皮及紗布綳帶緊紮之。

(八)爛眼邊

瞼緣用肥皂水洗淨。更以棉花蘸硼砂或重曹等。將鱗屑與痂皮拭盡。後用百分之二黃降汞油膏或汞鉛油膏或伊克度油膏等揉擦之。於潰瘍者。用百分之二硝酸銀溶液塗佈。

（九）偷針眼

本病須調養身體。如大便祕結屈光不正等。即宜治療。局部敷冷濕布。可使消散。若仍現紅腫覺痛。可更熱濕布。促其早熟。俟見有黃點。則以刀横割而擠出其膿。數日即可全愈。

（十）玻璃花

本病若施文身法（墨鍼法）。可使之變黑。惟僅增加美觀已耳。法先行麻醉。後以濃厚之中國墨汁。塗於瘢面。用排針或束針或有溝針。斜行將墨刺送瘢內。然數年後黑色略退。可再施之。

（十一）角膜雲翳

法以黃降汞油膏塗於結膜囊。而輕揉其角膜。約數分鐘。再以熱濕布敷之。若瞳孔僅一部為翳所蔽。用文身法亦可改其入眼光線之散亂。

（十二）葡萄腫

一部者宜施截除虹彩術。以減其壓力。惟須擇角膜最透明處施之。倘前房已消沒。或虹彩已接觸角膜後面。則不可施行。祗能割開角膜。或割去其一部以線縫合之。全部者則宜施切開術。或截除突出術。或眼球摘出術。

（十三）眼瞼下垂

1 瞼板一片切除法　距離瞼緣約四粍處。由皮面横割至瞼板而除去之。或將瞼外翻。由結膜面割除之。其切除之多寬。按瞼長以爲定。割口用細羊腸線縫合。外皮可用絲線。

2提起上瞼縫合法　在眉上横割長約三糎之一口。再往皮下解剖至瞼緣。用雙線三條縫之。其針由眼緣上方七粍處穿入。自割口上方一糎處穿出。後即縫合皮之割口。

（十四）內障

1內障摘出法　先將眼之附近處及睫洗淨。用多量温鹽液或硼酸溶液灌洗其結膜囊。以百分之四古加因液數滴。於距角膜上下緣附近處注射於結膜下。並滴入腎上腺素溶液一滴。或更用百分之二奴佛加因液數滴注射於顳顬部。以防患者閉眼。然後安置開瞼器。於近角膜下緣處。以固定鑷子挾住眼球。令患者下視。用格雷斐氏刀於平中緯線之上部。割入角膜緣。經過前房。由其對面處刺出。後推刀向前。至角膜之上緣。將角膜割開。再反摺結膜於角膜上。剪去虹彩一塊。缺口宜狹。更將晶狀體囊鉗子伸入前房。至囊前面之中部。除去晶狀體囊膜　或用晶狀體囊刀。平伸入前房。向囊面輕輕切開之。此時將開瞼器及固定鑷子除去。用晶狀體匙之背。在角膜下部。向眼球中央輕壓。以擠出晶狀體。俟其經過角膜傷口。則以圈匙承接之。乃滴入抗菌藥液數滴。令患者閉眼少頃。檢查其眼。盡除晶狀體屑。用無菌鹽液注洗前房。若虹彩不復原位。可用虹彩回復器。伸入前房以撫平之。次則整理結膜片。用防腐藥液注洗。滴入百分之一阿刀平液一滴。後塗三千分之一昇汞油膏少許於瞼間。外敷浸抗菌溶液之紗布。蓋以棉花。粘貼絆創膏。而裹紮綳帶。

2線狀摘出法　法先開大瞳孔。後在角膜緣出一粍處。以角膜刀割一小口。長約五粍。後以晶狀體囊刀割開晶狀體囊。或用角膜刀於刺透角膜後。即割開晶狀體亦可。後用圈匙壓割口之後緣。並另壓角膜面。以逐出晶狀體。但此術僅適用於軟內障。或創傷性內障。或行斜刺術後之內障塊而已。

（十五）雀目

介服滋養物及補劑。如魚肝油、鐵劑等。其他戴黑色眼鏡。亦可增進其視力。

眼科簡要檢查法

林耀東

夫診察眼疾者。必須依一定之標準。苟只聽患者之所述。則難免不發生誤會。故須一一檢查。方得確當。其次序如下。

一、眼瞼檢查法　視其厚薄顏色啓閉及大小。有無內外翻捲及瘢痕。瞼緣是否浮腫或有痂及潰瘍。

二、睫毛檢查法　察其狀態及方向如何。有無倒轉。

三、淚囊診查法　以指壓之。視其有無溢液。倘有粘液及膿流出。則恐淚囊發炎。

四、眼球檢查法　以開瞼器、或用手指。推開眼瞼。視眼球位置之如何。或如常。或突出。或陷沒。再比較兩眼之大小。及其轉動之情形。其視線是否與方位相符。並觸其硬度之如何。

五、結膜檢查法　須翻轉上下瞼。視其結膜之顏色、滑澁、及厚薄。有無改變。有分泌物及異物否。

六、角膜檢查法　即察其有無炎症、潰瘍、血管侵入、不透明體、或異物等。最簡之法。卽令患者對窗。視其角膜上所映之影。是否匀整、平正、淸晰。

七、眼前房檢查法　視其深淺。是否如常。或較深較淺。並察其液之淸濁。若濁則檢其是否爲膿、爲血或爲海綿形滲出物。

八、虹彩檢查法　察其面之光澤。體之厚薄。紋之明昏。及色之若何。眼球轉動時。虹彩係穩定或顫動。更用散瞳藥。觀其是否與角膜粘着。或與晶狀體囊粘着。

九、瞳孔檢查法　可比較其兩側之瞳孔、及大小、形式、方位。試其光反應、及調節機、與輻輳機之功能。在瞳孔後晶狀體前面之中央。可檢查晶狀體透光。或有無變化。如內障或沉澱物等。

十、眼底檢查法　(一)直像檢查法：檢者之側置一燈。患者坐於對面。以右手持檢眼鏡。照其瞳孔。西自鏡中之孔窺視其眼底之像。惟檢前須用散瞳藥。(二)倒像檢查法：檢者自鏡孔照眼底。以左手執雙凹透鏡。支持小指於患者前額。使透鏡對角膜中心。更接近患者之眼邊。而調節眼底之映像。如是則可見白色之視神經乳頭。及其旁淡紅色之動靜脈枝。

十一、視力檢查法　檢查視力之遠近。可以大小不等而形體相似之字。令患者在距離六米突處。坐而向之。因此種距離之光線。大約係平行也。此外有視野之檢查。乃以其四圍視力之所及。而判其有無病變也。

耳病

聲音怎樣聽到的

陳志光

耳是聽器官。任何人都知道的。但是耳怎樣就可以聽到聲音的呢。要曉得這點。必須先要曉得耳的構造。耳分爲三部分。包括耳殼外聽道和鼓膜的是外耳。耳殼就是外面可見的一部。係軟骨屈曲所成。裏面有一條軟骨和硬骨所造成的稍彎曲通道。叫做外聽道。鼓膜居其內端。鼓膜的後面。則爲中耳。又叫鼓室。內有三個小聽骨。就是錘骨、砧骨、鐙骨。錘骨連於鼓膜上。鐙骨在中耳及內間隔牆中的小孔裏。砧骨則介乎兩者之間。這鼓室內又有一管。盛滿空氣。通咽部。叫做耳氣管。他的作用。就是通氣。內耳則比較的複雜。爲一曲折頗多的空腔。此腔可分爲三部分。下部叫螺旋腔。上部叫半管腔。耳庭腔在其中央。互相通連。耳庭腔及中耳的間隔牆中開有一孔。叫卵圓窗。鐙骨卽嵌入其中。螺旋腔及中耳間隔牆上。也開有一孔。叫圓窗。內有一膜。阻止中耳和內耳的相通。內耳全體中。充滿着一種液體。有關於傳報聽知覺的聽神經通入。而達於腦髓。以上所述。乃是耳的構造。現在要談傳導聲音是怎樣了。按聲係物體振動的結果。凡發聲的物體振動。則其四周的空氣。也被振動。於是發出一種聲浪。這聲浪達到聚外來聲浪的耳殼裏。經過外聽道而達及鼓膜。因而鼓膜也振動起來。更由中耳的三個小骨。傳到內耳的卵圓窗。而與內耳中的液體相接觸。所以內耳中浸於液體的聽神經。也隨起振動。於是將振動的狀況。傳達腦髓。而感聽到聲音的知覺。所以發動的聲浪越快。神經的振動也越快。所聽的聲音也就更加高。反之。所聽的聲音也就隨之變低了。

耳之衛生

張一羣

主宰集合聲響傳達於腦。使感聞聲之知覺者。乃耳器官是也。耳雖係稍帶彎曲之狹窄小腔。但其佈置之精巧。組織之柔嫩。既周密而又重要。則保護之道。豈容忽視。然人之能觸視者。僅外耳耳。故對於外耳之衛生。尤須注意。蓋外聽道之後。有極薄之鼓膜。若損傷外聽道或鼓膜。則破潰流水。若更侵入化膿性細菌。小則疼痛難受。或卒成聾。大則進入內部。成腦膜炎而致死。所以搔挖耳垢之用具。必須消毒乾淨。最好不扒耳垢。倘耳垢蓄多。可用稀薄的重炭酸鈉水輕輕洗滌。使之自化。如有異物竄入。亦不可强用器械搔挖。以防耳道受損。此外如遇大聲或批頰之際。往往震破鼓膜。欲避此弊。可用手掩耳。或張口。使內外氣壓平均。至聽神經。宜避聽長時間同一之聲音。以免疲勞。概言之。耳之衛生。(一)宜清潔洗滌。以防細菌之侵入。(二)避猛烈之聲音。以防鼓膜之損傷。(三)勿久聽同一之聲音。以免聽神經之疲勞。

談耳垢結塊之害及其治法

谷西峯

耳垢就是耵聹。生自外聽道之耵聹腺。尋常由腺分泌後。卽自行排出。若遇耳道狹窄者。或耵聹腺分泌過多時。或膿性中耳炎。或異物侵襲。如汚水灌入等。均可使分泌堆積而結成塊。倘此時檢耳。可於鼓膜前見有一團。其色或黑似煤而燦爛。或爲黃色。或爲棕色。有時耳內雖有大塊。耳垢堵塞。但尚有隙地。則對於耳之聽聲。無大變化。若完全堵塞。遂發生重聽、耳鳴、及耳痛。如耳垢壓迫鼓膜。則起眩暈。或由水入耳。則致耳聾。甚至發生嘔吐。卒倒。咳嗽。心臟絞榨症。則更危險矣。其治法殆甚簡便。在輕度者。以硼酸溶液洗耳。至耳垢盡除爲止。若耳垢堅硬。可滴以下方之一。使之軟化。再行洗滌。或以鑷子鉗去之。（處方一）重曹一瓦。甘油六瓦。水三十瓦。混和。（處方二）硼酸一瓦。橄欖油五十瓦。混和。此二方。俱爲點耳之用。

外聽道炎（耳癤）之原因症狀及治療

前人

原因　多因外聽道之皮脂腺與耵聹腺管侵入化膿菌而發生。其誘因有四。（一）外聽道之搔爬或剃毛。（二）從中耳流出膿汁之刺戟。（三）插入不潔之耳鏡。（四）耵聹栓塞之除去。至體弱者及糖尿病患者。間亦有之。

症狀　感覺高度之耳痛。夜間尤甚。其發生於淺部者。僅爲一觸痛之紅色小腫脹。界限判明。居外聽道之皮上。若發生於深部。則較疼痛。且其腫較散漫。初時皮膚不見異狀。僅感限局性壓痛。經一定時間後。患部之皮膚發赤腫脹而劇痛。更或發熱。甚至化膿。倘因腫脹而閉塞外聽道。則障礙聽力。暫時致聾。且下頷及耳部之運動不能。

療法　輕者用百分之十薄荷流動巴拉賓。或用石炭酸與古加因甘油溶液滴入。以減其痛。或以百分之一至二之鉛糖水罨包耳部。若已化膿。則應切開排膿。滴以過氧化氫溶液。如已全愈。可滴以二千分之一昇醇汞溶液。以防復發。

急性中耳炎和慢性中耳炎

樊光裕

原因　急性中耳炎。爲患急性鼻加答兒、流行性感冒、百日咳、及白喉者所常見。亦有因猛力之刺戟、鼓膜之穿孔、顳骨損傷之波及、及繼腦膜炎所致之迷路膿炎而起。或由於呼吸道上段之發炎。故每爲麻疹及猩紅熱之後患。慢性中耳炎。多繼急性而發。故其原因亦與之相同。總之、主要之素因。爲咽鼻部患淋巴腺增殖病、鼓膜穿孔、及呼吸道上段有易患炎症之感傳。其病原菌。爲一種鏈球菌。肺炎菌亦常見。

症狀　急性者以疼痛爲主。先限於耳之深部。漸及頭側。前達顳顬。後達後頂。噴嚏或呵欠時尤劇。須至鼓膜破裂。痛方大減。但由流行性感冒而起者。痛或仍重。在小兒發作時。其體温每升至三十九乃至三十九度半。若成人則較輕微。初僅聽覺稍減。數日後聾即顯著。併發搏動性耳鳴。慢性者則以聽覺缺乏、鼓膜穿孔、及耳溢膿液爲最要。溢液或多或少。臭亦或有或無。耳鳴眩暈間亦有之。但不甚著。若突起劇痛。則因膿之瀦積。或爲致命併發症之預兆。

現象

急性輕度者之鼓膜。僅呈錘骨柄充血。似放綫狀。倘炎勢增進。則鼓膜失其光澤。全部充血而凸出。若變爲重症。則於鼓膜後半。見有一黃斑搏動。不久即在此處穿破。慢性者之鼓膜。則有大小不同之穿孔。或全膜俱破。周圍紅而腫。或稍變厚。有時外聽道生有息肉遮蓋鼓膜。或於鼓室前角。其帶透過穿孔而出。

豫後

急性輕度無穿孔者。可保其完全復原。若已穿孔。則較艱難。或有變成慢性者。亦有僅留一乾性穿孔者。則其聽覺不能復原。間有因起合併症而致命者。在慢性者。豫後多不良。尤以小兒及青年爲最盛。蓋壯年及老年不若青年易患頭內併發症也。若爲結核病或疹熱病繼發者。其鼓膜破壞甚闊。聽覺頗受障礙。若穿孔於鼓膜前部。較在鼓膜後上象限之邊緣及鬆弛部爲輕。因鬆弛部穿破。多與他症併發易成不良之結果也。至溢液之性質。亦關緊要。如粘液性分泌物雖多。亦不及惡臭膿液之重要。

療法

急性輕度者。須使之靜臥。利其大便。耳痛滴以古加因石炭酸甘油之溶液。或用薄荷腦怕羅里印。或鴉片酒溶液亦可。若重症如鼓膜勢必穿破。則施鼓膜穿刺術。用溫硼酸溶液或無菌鹽溶液洗耳。慢性者亦以洗耳爲最要。如百分之十過氯化氫溶液。或温硼酸溶液等。倘溢液甚夥 可用百分之四十福麻林溶液。以二十滴和水一磅洗耳。或用百分之一來蘇。百分之一幾阿林。或三千分之一昇汞等溶液。在穿孔大而溢液少者。可以藥粉撒布。如硼酸、阿立斯妥、俄妥仿等。均可用之

聾啞病之原因

顧希元

聾啞病者。因耳聾極甚。而不能言語之狀況也。有屬先天性。有屬後天性。先天性者。乃在胎內時聽器發育不全。或患內耳疾病所致。或血族結婚後所生之小兒。或生後未學言語而成。夫小兒生後所以能言語者。全賴聽學其母或接近人之言語。聽覺不全者無論矣。苟其母係聾啞。且居地幽靜。則模仿之機會既失。更從何能言哉。故山鄉居民稀少之地。易成聾啞也。後天性者。則多因腦膜炎後所生之迷路炎而起。亦有繼麻疹或猩紅熱等而發生者。其他如先天梅毒、腸熱病、及他種熱病。亦可爲其誘因。故後天者有初尚或能言。及聾後遂喪失其言語機能者。然多見於十歲以前之小兒。但診斷小兒之聾啞。宜辨別其是否眞聾啞。抑係由痴呆所致。蓋眞聾啞之小兒。大概精神敏捷。每現好奇之狀態。而先天性聾啞。鮮有全聾者。且其鼓膜殆無變化。但有因耳咽管壅塞。而致鼓膜萎縮者。

僞聾的看破法

谷西峯

風俗的日趨於卑鄙。道德也隨而淪止。所以人們意識能夠想得到的。無一不可以做得出。例如因被傷後希望對方賠償損害時。或者要避免法律上的裁制。而假裝耳聾。以圖蒙混。這是個人自動的操作。別人怎得辨別。雖然法醫學上認爲很是重要。但是要想看破却也是一件很容易的事。就是用種種方法使他吃驚。看他舉動有無變化。如當睡眠時小聲叫喊。或作奇異的談話。或告以危險情事。使感刺戟。看他是否驚疑。或說寬恕的言辭。看他臉上有無喜色。總之。要想試驗成功。得到確實的結果。只在能夠隨機應變。

耳聾之治法

張筱棠

耳爲腎竅。人所盡知。然足少陽膽脈。手少陽三焦。二脈皆入於耳中。而人體精明之氣。多走此竅。故專主聽覺也。然苟一經一絡。有虛實失調。均可亂其精明之竅。若更濕火內蘊。濕則生濁。火性上炎。挾濁上蒸。安得不聾。但耳之統主不一。是以致聾之原因亦異。（一）以縱情多慾而聾左耳者。治宜龍膽清肝湯。方用小川連五分。淡黃芩錢半。生山梔錢半。酒炒當歸一錢。鹽製陳皮七分。陳胆星五分。草龍胆一錢。製香附五分。京玄參一錢。飛青黛五分。廣木香三分。生薑汁三滴（沖）。水煎溫服。三劑即愈。（二）以嗜酒好色而聾右耳者。治宜加味六味地黃湯。方用生乾地黃各三錢。懷山藥錢半。鹽水炒山萸肉錢半。全當歸一錢。川芎五分。白芍一錢。牡丹皮五分。福澤瀉錢半。白茯苓錢半。石菖蒲一錢。遠志肉一錢。知母黃蘗各一錢。煎服。並須戒除酒色。（三）以醇酒厚味而兩耳俱聾者。治宜清聰化痰丸。方用鹽橘紅一兩。赤茯苓一兩。蔓荊子一兩。酒炒子芩八錢。酒炒川連五錢。酒炒山梔一兩。酒洗生地黃一兩五錢。酒炒柴胡一錢五分。姜製半夏二兩。酒炒青皮一兩。各研細末。水泛爲丸。每日飯後以一錢白湯送下。(四)因大聲叫號。致右耳失聰者。宜清膽湯。方用青蒿葉、青菊葉、薄荷梗、連翹、苦丁茶、清水煎。鮮荷葉汁冲服。(五)因心腎兩虧。肝陽亢逆。與內風上旋。蒙竅而爲耳鳴暴聾者。宜熟地、磁石、龜甲、二冬、牛膝、秋石、茱萸、白芍之屬。(六)每逢天雨陰溼。則猝然暴聾者。用宋半夏、廣陳皮。代茶常服自愈。

耳鳴之研究

丁梅叔

耳鳴係自覺性聽聲。多與他症併發。亦有時爲耳病之唯一症狀者。其鳴爲連續。或爲間歇。或與脈搏同起。發似水流敲擊或鐘響等之鳴聲。可使患者抑鬱。或致不能工作。其症有虛有實。凡由腎水虧損不能涵木。腎陰消鑠。肝陽上升。耳中水液乾涸。乃致聞若蟬鳴。或蟲鳴。或如水雞聚鳴聲。連綿不斷者。皆爲虛症。其脈弦細而數。形瘦內熱。或頭暈目眩。均屬陰虛火旺之候。治宜杞菊地黃丸。加石斛、玉竹、天冬、麥冬、白芍、桑葚、石決明、女貞子等選用。實症則因溼痰內擾。分泌不靈。痰飲溼火。上騰清竅。耳液溷濁。若被痰火冲激。則聞有歷歷不爽之敲擊聲。如喇叭聲、鳴鑼聲等。其脈滑大而數。舌苔厚膩。但患者身强體壯。是顯係痰火上擾之兆矣。用控涎丹一錢。服之即愈。西醫之對於耳鳴。其所述原因亦甚相似。謂爲腎病心病及貧血等所發生。雖亦有謂因內服藥物而常致耳鳴者。其治法以療其致病之源爲最要。藥物療法。多投鎭靜劑。亦間有效。他如空氣按摩術。亦可暫令患者舒適云。

耳痔與聤耳及耳根毒之療法

徐樂山

『耳痔』 本症由胃溼肝火相兼而成。其症候爲耳內悶脹。流有黑色惡臭之膿汁。治宜柴胡清肝湯。外用白鯗腦中枕骨。燒紅候冷。每兩加冰片一錢。研爲細末。先用棉花拭淨膿汁。吹藥二三次。卽愈。若氣實火旺者。宜龍膽瀉肝湯。外用醬茄內自然油滴之。俟膿淨換滴耳油。時時滴入。腫消生肌自愈。

『聤耳』 本症由風熱鬱火。或挾濕毒而成。有時不聞外聲。有時耳內矗矗如雷鳴。且耳內常覺脹痛不快。或流黃色膿。治宜千金不換丹、清黃散之屬。無膿者外治丹方。用地龍糞三錢。釜底墨五錢。生猪脂一兩。共同搗勻。再取葱汁拌之。研爲棗核大。綿裹塞耳。潤則換之。則耳自聰。有膿者。以麝香(炒)五分。蟬殼五錢。(火燒存性)研爲細末。先將耳內膿汁拭淨。吹藥入。拄耳門不令動。追出惡物卽愈。

『耳根毒』 本症由三焦風火膽經。怒氣上冲而成。生於耳後。形如痰核。漸增腫勢。微赤疼痛。發寒發熱。腫暴潰速。根淺易愈。初起發熱疼痛者。宜仙方活命飲消之。或荊防敗毒散汗之。成膿者。服透膿散。潰後撒紅靈藥。貼太乙膏。膿盡後搽生肌玉紅膏。生肌斂口。

蟲蟻入耳之自療

楊正初

耳爲通於外部之兩竅腔。故對於外來異物之侵襲。終不能免。雖聽道內有天生耳毛以自防。惟抵禦塵埃則可。若遇昆蟲之自動竄入。則無如何也。且腔端阻有鼓膜。祇可入而無出。萬一侵以蟲類。勢必前進而思脫。以致創傷皮膚。刺破鼓膜。故當即速設法除去。然視諸醫生。又恐措手不及。是以唯施代償之自療法得急救之。如小蟲入耳者。可用溫水灌入。閉塞耳孔。將頭左右搖動。小蟲溺斃。自能隨水流出。倘較大者。則緊閉口目。以一手掩鼻孔。一手掩其餘一耳。力屏其氣。蟲即自出。否則用香油滴耳亦可。倘螞蟻入耳。以穿山甲燒末。研調。灌之即出。倘蚤虱入耳。用菖蒲末炒熱。袋盛枕之。立效。

患腋臭者耳內必有油濕

鄭大和

余友滕君。在兒童時期。曾患爛耳之症。十六歲時。發生腋臭。且以其兩耳積垢甚軟。時覺油濕。多方醫治。終不見效。去歲冬至節日。滕君來余家。見余案上置有上海衛生報館所贈之問病用紙一張。遂囑余將其症狀等一一開明投函該館詢問治法。旋接該館問病部復函。謂『腋下之發臭與耳內之分泌機能。頗有連帶關係。在童年期患爛耳者。成年時多發生腋臭。且其耳垢必較普通人軟而覺有油濕。如左耳之患甚者。其左腋之臭必較强。而右耳之患甚者。其右腋之臭亦必較左腋更强。宜施手術將腋下發臭之腺剔去。則不但腋臭可以從此根除。且耳內油濕亦可因以全愈。』今春復蒙該館介紹。令滕君赴上海浙江路中一醫院就治。經該院醫師採用最新器械。施行剔腺手術。果然毫無痛苦。共經過兩星期之久。確達腋臭根治之目的。且同時耳內油濕亦得清除。余以此事。甚爲奇妙。且我國古代醫書。不詳此說。故述之以告讀者。

鼻病

急性鼻炎與慢性鼻炎之證治

樊光裕

急性鼻炎。在受涼或濕之後。易得此病。故又名傷風。慢性鼻炎。亦有爲急性鼻炎轉變而來者。但其症狀却相懸殊。且慢性鼻炎更以其症狀之不同。而別數類。茲分述之。

『甲』急性鼻炎　由於感冒、痲疹、鼻腔外傷、及咽頭加答兒等之波及。或呼吸不潔空氣。及受化學物之刺戟等而發生。初起時常打噴嚏。繼則鼻塞。嗅覺喪失。頭痛。身冷。微熱。鼻粘膜紅腫。流出多量鼻涕。先呈水樣。後變粘液膿性。或呈膿性。數日後卽漸減少。若耳咽管暫時閉塞。則聽覺間或障礙。者欲治療。可在早期以熱水沐浴。並內服阿斯必林使之發汗。倘鼻閉塞。可用吸入法。如薄荷油流動巴拉賓或柯利芬等藥。或用嗅入劑。以薄荷腦半瓦。哥囉仿謨五瓦。溶化後。注數滴於手帕上。反覆嗅鼻。

『乙』慢性鼻炎　分下列四種。

一、慢性肥厚性鼻炎　因久居於不潔之空氣中。或接觸化學性刺戟物。或患痛風。或嗜烟酒等而起。或因鼻副竇生膿、咽淋巴腺增殖病、及鼻中隔有極重之病所致。以鼻閉塞爲最要。嗅覺味覺亦多障礙。有多量水樣或粘稠而無惡臭之分泌液。鼻粘膜充血。且有肥厚之處。其治法在輕病者。可用碘液或重管或硼砂溶液噴鼻。以減其症狀。倘無效。或肥厚太甚。可行麻醉藥以剪及圈套器去其肥厚。若患者伴有痛風症。可常服鹼性水瀉藥。

二、慢性萎縮性鼻炎　又名臭鼻。多生自貧血者及營養不良者。尤以女子爲多。鼻內發可厭之惡臭。充滿綠色之痂。其臭即從此出。嗅覺完全消失。頭痛。咽喉乾燥。若痂脫離。每現衄血。鼻之下中二甲。或甚萎縮。本病多不能治愈。但亦有自痊者。其治療之作用。僅消除其惡臭及閉塞而已。可用鹽液或淡硼酸溶液。灌洗鼻腔。使之清潔。若惡臭極大時。於灌洗後塗以曼德氏液。即以碘片五啞。潰化鉀二十五啞。薄荷油五滴。甘油一量兩。混和而成。

三、乾性鼻炎　由勞動於熱及乾燥之所而起。血多而嗜酒及補藥者。易得此病。而少血與便祕者。亦每見之。患者鼻內乾而硬。粘膜充血而顯暗紅色。除去小薄痂即衄血。全身療法。須注意貧血、便祕、及烟酒等。局部療法。與臭鼻同。

四、乾酪樣鼻加答兒　鼻內積蓄稠膿而有惡臭。間有鼻息肉。若息肉破碎。則形如死肉塊。易於出血。惟除去後不得再發。但本病極少。

鼻衄之研究

朱秋田

金匱云。熱傷陽絡則衄血。陽絡者。太陽陽明之絡脈也。太陽居鼻根之上。陽明位鼻孔之下。統主人身軀幹之外。而鼻爲肺竅。乃淸虛之道。肺火上蒸。則陽絡之血。受熱之迫。是以血從經絡中溢出。上行於淸虛之竅。而衄血也。然傷於太陽經者。由背上循經而至鼻。傷於陽明經者。由胸上循經而至鼻。故又曰。從春至夏衄者太陽。從秋至冬衄者陽明。

夫鼻衄較輕者。俗名鼻紅。因陰虛多熱。或操勞多火所致。均不足慮。以涼水拊項或額際。用燈芯棉紙塞鼻孔。須臾即止。至於傷寒鼻衄。名曰紅汗。瘟疫鼻衄。名曰外潰。皆喜其得衄而自解。可無需商治。若衄甚而久者。名曰鼻嘯。宜艾柏飲四生飲之屬。或用鮮生地搗汁、藕節等、涼血藥料。煎湯代茶。若因多汗衞虛。不能固其營血。每至夜間輒衄者。宜當歸補血湯。用黃耆一兩。當歸三錢。加薑棗煎服。若鼻衄之血出自胃經者則有表寒裡熱之異。表寒者。傷寒不解。而熱於經也。裡熱者。陽熱怫鬱。迫血妄行也。故勞傷元氣。陰虛火動。逆於肺而衄者。宜涼血益氣。逆於胃而衄者。宜淸胃生脈也。

四種鼻病之治療

韓厚生

鼻痔

即鼻生瘜肉也。由肺經風溼。熱鬱凝滯而成。爲紫色微硬之多肉。如石榴子大。纍若擣鼻孔。則障礙氣息。宜內服辛夷淸肺飲。以淸肺熱。外以硇砂散。逐日點之。漸化爲水而愈。或用麻油塗鼻孔四圍。再以白降丹少許。淸水點滴。或用甜瓜蒂四錢。甘遂一錢。枯礬、螺殼、灰草、烏灰各五分。共研爲末。用油麻調成鼻孔大之丸。每日塞入一次。痔即化爲水而愈。

鼻淵 俗名腦漏。乃鼻流濁水。腥臭難聞。因肝火挾風熱所致。宜清肝保腦丸。用藿香葉生曬研末。以豬膽汁和水爲丸。如碗豆大。每服二錢。熱湯送下。

鼻鼽 由肺胃鬱熱上升。或外感風邪而起。鼻中常流清涕。治以疏風清熱通絡爲主。用蒺藜苗一握。黃連二兩。水煮一碗。以水灌鼻。少頃卽取嚏。肺傷風兼傷熱而流濁涕者。宜荊黃瀉白湯。用荊芥、防風、連翹、結梗、金銀花、玄參、赤芍藥、甘草、生地黃、黃芩、桑白皮、青黛、葛花。清水煎服。

酒皶鼻 又名鼻準發紅。宜清肺中之熱及脾胃之濕爲主。而以行血清絡助之。用回春涼血四物湯。以酒炒當歸、川芎、赤芍、生地黃、子芩、紅花、赤苓、陳皮各一錢。甘草五分。生姜一小片。煎服。或用生山梔末。與黃臘各等分研和爲丸。如彈子大。清茶咽下。外用雄黃二錢。白礬八分。硫黃二錢。乳香一錢。杏仁二錢。大黃一錢。樸硝七分。輕粉四分。銅綠一錢。共研細末。用蜜調敷。每夜塗之。次早洗去。

鼻烟之製法及其功用

謝霞齡

鼻烟一物。原爲疏散風寒邪穢之品。然往往有因吸用日久。成爲習慣。不能間斷者。此則成爲癮癖而反受其毒矣。故此物當感受風寒鼻塞不通之時。視爲一種藥物引鼻作嚏。以通竅散邪則可。倘日爲消遣之品。則其爲害身體。誠非淺也。其配製之方法。以北細辛三錢。白芷、薄荷、豬牙皁角各八分。冰片一分。乾烟絲爲君。各研細末。酌量配合。貯磁瓶中用時取烟少許。嗅入鼻內。立能取嚏通竅散寒。

咽喉口齒病

咽喉雜症診治法

徐家驊

喉蛾

俗稱乳蛾。即西醫之急性扁桃腺炎。壯年患者最多。小兒次之。老人則扁桃腺已萎縮。患此極稀。其症狀有單雙及連珠之別。多由受涼感冒或因酒色鬱熱而起。(一)單喉蛾：生於會厭之一側。即喉門核之一邊。一日痛。二日紅腫。三日有形如細白星。發寒熱者凶。如至三日。喉中但紅腫而無細白星者即是喉癬。宜辨之。(二)雙喉蛾：生於會厭之左右兩側。俱有細白星。(三)連珠喉蛾：乃二白星上下相連。為喉蛾之最重者。凡當喉蛾發生。宜外以冰硼散或西瓜霜吹之。內用玄參、升麻、桔梗、茯苓、甘草、黃連、黃芩、牛蒡子、防風、白芍等煎服。如便秘甚者。加枳殼元明粉之屬。以下之。

喉痺

此西醫所謂之慢性扁桃腺炎也。少年患者較多。其證為鼻腔或口蓋及舌上之扁桃腺腫大。鼻孔閉塞。咽頭腫脹。或於舌根簇生小粒。下咽咳吐。均覺困難。係為風痰鬱火熱毒上攻所致。宜用牛蒡、桔梗、射干、山茨菇、山豆根、黃連、黃柏、元參、童便、犀角、麥冬、貝母、山梔等煎服。外用生明礬、生雄黃各等分。研末吹之。如喉痺口緊者。用蓖麻子(或巴豆)研爛。紙捲作筒。點火吹滅。以烟熏鼻中。即通。或取油作撚。尤妙。

纏喉風

此症喉腫由大。連項腫痛。喉內有紅絲纏緊。且麻且癢。指甲靑。手心熱。痰壅肢厥。此由平日多怒所致。最爲危險。急用膽礬、朴硝、牛黃爲末。和勻吹入喉中。內服之藥。與喉痺同。或用眞鬱金一錢。明雄黃二錢。巴豆霜三分。研細。水丸如芥子大。每服十二丸。開水送下。如口噤喉塞者。用小管納藥入喉中。須臾吐痰。即愈。

喉癰

此症祇喉間紅腫而痛。別無形狀。因過食辛辣炙煿等物。腸胃熱極而發。重者寒熱頭痛。宜服犀角、生地、丹皮、芍藥之屬。外用明礬雄黃研末吹之。

喉癬

此症由於虛火上炎。喉部不腫微紅。上生苔癬。有如秋海棠葉背紋。乾燥而癢。阻礙飲食。用頭胎黃牛糞。放新瓦上。並用瓦蓋之。周圍以文武火煨至烟盡。存性研末。用筆管徐徐吹入。或用西牛黃、冰片各一分。硼砂、兒茶、雄黃、各八分、膽礬三分。山豆根二錢。陳白梅去核搗研三個。研末爲丸如圓眼大。每用一丸。臨臥時含口中。

喉菌

喉旁生有如菌。狀似紫色浮萍。婦女患者較多。因憂鬱氣滯熱血所致。忌用刀針。宜內服解鬱淸熱之品。外用西瓜霜五錢。西月石五錢。飛硃砂六分。白殭蠶五分。冰片五分。研末吹之。

喉瘤

生於喉間兩旁。或單或雙。形如圓眼。上裹血絲。酷似一瘤。多因鬱怒損氣。或迎風高叫。或誦讀太急所致。宜用甘草、桔梗、川芎、當歸、生地、升麻、白芍、花粉、黃芩、麥冬、前胡、靑皮、乾葛、連翹、防風、白蒺藜等煎服。外用麝香冰片各三分。川連二分。研末。時時吹之。

喉瘡

因露天飲食。誤食飛絲。致生喉瘡日久不愈。宜用白礬、巴豆、燒灰吹之。

咽喉百點

亢旱之年。秋燥之際。陰虛者操勞過度。以致喉腔燥痛。兩邊白點。三五聯綿。形似珍珠。白而光亮。此屬內傷。外無寒熱。宜用苦杏仁、牡丹皮、霜桑葉、連翹殼、天花粉、牛蒡子、象貝母、粉甘草、玄參、麥冬等煎服。陰虛甚者。加天冬、生地。

咽喉紅腫

身無寒熱。咽喉紅腫。乾燥而痛。口苦溲黃。此由血分伏火上升所致。宜用丹皮、赤芍、連翹殼、茜草根、苦杏仁、天花粉、牛蒡子、象貝母、粉甘草、霜桑葉等煎服。

咽痛聲啞

咽喉癢痛聲啞。用肉桂一錢。杏仁五錢。為末。蜜丸櫻桃大。綿裹含化嚥汁。

咽喉聲啞

咽喉聲啞。日久不愈。用硼砂一兩。玄明粉、膽星各一錢。訶子肉二錢。冰片三分。共為末。外加大烏梅一兩。搗如泥。丸如龍眼核大。每用一丸合化。數次即愈。

咽喉失音

咽喉失音。聲瘖不出。用人乳、白蜜、梨汁、鮮香椿芽汁（如無鮮者。用乾香椿芽為末。亦可。）各四兩和勻。重湯煑熟。不拘時服。

嗆食啞喉

此症因伏邪在肺。故聲啞嗆食。六脈遲細。宜用六味湯（桔梗、防風、炒殭蠶、生甘草各二錢。荊芥穗、薄荷各三錢。）加麻黃、蘇葉、皂核各三錢。訶子、細辛各二錢。桂枝、木通、白芷各一錢。清水煎數沸。微溫含口中。緩緩嚥下。服數劑後。若聲啞未除。換加桔梗一兩。訶子、甘草各七錢。薄荷（以上具童便炒）麻黃各一錢。服十劑自愈。再進補藥健脾。

虛啞喉 喉間不腫。兩邊關內少有紅點。聲啞不明。牙關不開。由風火相搏。肺氣不清所致。宜用六味湯加細辛三錢。蘇葉二錢。服一劑。若聲音不啞。改加生地、丹皮、各二錢。鹽水炒山梔、木通、花粉各一錢。二服可愈

聲啞喉 喉間不腫不紅。又無爛點。惟覺乾痛。難於飲食。由寒伏肺腑所致。初起時忌用涼藥。宜六味湯加紫蘇葉、麻黃各二錢。細辛五分。二服後麻黃、蘇葉各減半。再二日換加花粉、黃芩、羌活、鹽炒半夏各一錢。皂核二十粒。訶子一錢。桔梗、甘草各五錢。（上三味皆童便拌炒）四五劑可愈。

魚骨哽喉 魚骨哽於喉中者。用青果核（卽橄欖核）磨汁嚥下。或用月石五分。青果二個。煅灰研細。威靈仙煎湯吞下。卽愈。

諸骨哽喉 因食雞鴨及各種牲畜之肉而將其骨哽於喉中者。用砂仁、草果、威靈仙各三錢。白糖一兩。水煎。連服三四碗。骨卽軟化而下。

口病自療法

聶果人

口臭 (1)胃火上冲。兼有口熱舌乾者。宜清淡飲食。通利大便。少嗔怒。多運動。並用藿香煎湯。時時含嗽。或於每夜臨臥時。含荔枝肉一二枚。次早吐去。連含半月。口臭自愈。又法用乾甜瓜子去殼研細。煉蜜爲丸。如棗核大。食後噙化。此丸有潤腸之功。久服甚効。(2)食韭蒜而口臭者。宜連翹

爲末糊丸。茶吞二三錢。其臭自止。或嚼沙糖亦解。

口淡 (1)胃有積熱者。宜甘露飲（生熟乾地黃、鮮枇杷葉、天門冬、麥門冬、石斛、枳殼、山茵陳、炙甘草、黃芩、）加廣木香。(2)病後胃虛者。宜六君子湯（黨參、白朮、茯苓、製半夏、炙甘草、陳皮、）加黃耆、當歸。

口鹹 腎液不攝而上乘也。宜六味地黃丸（熟地黃、山茱萸肉、乾山藥、牡丹皮、白茯苓、澤瀉、）加五味子、烏賊骨。

口澀 由肝邪逆於肺氣。虛火太旺所致。宜黃芩、葛根、茯苓、瓜蔞、防風、薄荷之屬。

口苦 因謀慮不決。膽火上溢而口苦者。宜龍膽瀉肝湯。（龍膽草、柴胡、澤瀉、車前子、木通、生地、當歸尾、炒梔子、黃芩、甘草、）或小柴胡湯（柴胡、黃芩、黨參、炙甘草、半夏、生薑、大棗、）加麥冬、棗仁。不應。再加黃連、龍膽草。若係病中口苦。祗治病而口苦自愈。

口甘 (1)平人口甘欲飲。舌苔黃膩者。脾有濕熱也。宜佩蘭葉、陳皮、藿香、茵陳、茯苓，六一散、銀花、苡米、蘆根、蔻仁等以化之。(2)老人虛人。脾胃虛熱。不能收斂津液而口甘者。宜補中益氣湯去升麻柴胡（蜜炙黃耆、黨參、炙甘草、當歸身、陳皮、白朮、）加蘭香、煨葛根。

口辛 口中有氣辛也。由肺熱所致。宜生脈散（人參、麥門冬、五味子、）加桑皮、地骨皮、黃芩。

口酸 肝膽實熱也。宜吳茱萸、龍膽草、黃連、神麴之屬。

口糜 (1)口舌生瘡。紅痛糜爛。初起宜導赤湯(生乾地黃、生甘草、木通)。(2)糜爛連及咽喉。日輕夜重者。宜少陰甘桔湯(桔梗、生甘草、川芎、黃芩、陳皮、玄參、柴胡、羌活、升麻)。(3)兼便祕者。宜涼膈散(大黃、芒硝、連翹、黃芩、炙草、梔子仁、薄荷葉)。外治以滑石一錢、辰砂三錢、冰片二分、研末摻之。或用五倍子爲末摻之。或煎湯含嗽。亦效。

口疳 小兒滿口發生疳蝕。宜用中白散(人中白二兩、孩兒茶一兩、黃柏、青黛各三錢、薄荷二錢、片冰五分(研極細末。)每日吹擦五六次。或用甘露消毒丹亦效。

口內火瘡 冰片少許。研末。用紙管吹於瘡際。任津涎流出。吹二三次卽愈。

口角流涎 多由脾熱所致。用焦白朮●飛滑石各五錢。茯苓、石斛各三錢。扁豆、黃連各二錢。葛根一錢五分。甘草一錢。研末。白湯送下。

口中肉毬 心經熱毒。口中生肉如毬。以手輕捻卽痛。宜內服涼血疏風瀉火之藥。並以麝香二錢。水調服。外用麝香散吹之。

爛嘴角 取新鮮杉木細枝一條。猛火燒其上端。末端有白色之漿流出。卽取塗之。數次卽愈。

邪風歪嘴 凡怪風將嘴吹歪者。用全斑蝥一只。青娘子一對。紅娘子一對。和入葱頭搗爛。用黃蜆殼盛好。歪左合右首太陽處。歪右合左首太陽處。用紗巾綳好。合一週時。待嘴不歪。卽行將藥取去。惟合處必起一泡。乃因斑蝥等能引入絡之風邪由此外出之故。或內服下方。亦能見效。防風、當歸、天麻、秦艽、甘草各一錢。蒼朮、半夏、茯苓、勾籐、黃耆各一錢五分。桂枝、橘紅各八分。棗仁二錢。馬料豆一撮。生薑三片。照方內服。嘴正卽止。

鵝口瘡　小兒口內粘膜腫起。變爲白色。如鵝之口。宜用硼砂化水。時時漱口。另用硃砂、枯礬、研末吹摻。或以銀皮紙一張。覆於碗上。碗下四圍之紙。以麵糊貼之。取冰片一分。樟腦十分。舖於紙上。以烙鐵烙之。其藥粉卽落於碗內。乃去紙。將藥密貯瓶內。用時取粉摻於患處。甚效。

口唇裂血　口唇裂血。沾物卽痛。宜用白蜜塗敷。竹膜貼之。甚效。

繭唇　口唇生瘤。初起如豆粒。漸長如蠶繭。堅硬疼痛。飲食難進。宜用蟾酥餅（蟾酥、沒藥、乳香、明雄黃、巴豆霜各二錢。潮腦、硃砂各一錢。輕粉五分。麝香三分。研細末。蟾酥酒和丸。如綠豆大。每用一丸。口涎調貼。）貼之。陀僧膏蓋之。內服甘露飲（犀角、生甘草、生地黃、銀柴胡、枳殼、麥冬、知母、枇杷葉、黃芩、釵石斛、茵陳、淡竹葉。）

唇疔　唇上生疔。取野薔薇、根上皮。搗絨。酌加黃柏末。和勻塗貼患處。勤更換。將疔拔出爲度。

唇瘡　唇口生瘡。以藍葉搗汁洗之。白荷花瓣貼之。或以葵根燒研。麻油調敷。

走馬牙疳　此證多發生於小兒。初起口內發臭。牙齒焦黑。漸至牙肉潰爛。全齒脫落。卒致虛脫。

急用白馬乳涼飲。外塗人中白，內服生石膏、生知母、生打寒水石、象貝之屬。腐爛之處者。用藤黃研碎摻之。

口齒疳 即走馬牙疳之慢而輕者。其證脣口癢痛。頰腫齒黑。齗肉赤爛。宜內服清胃散（升麻、生地、當歸、炒川連、牡丹皮。）外用百藥煎、胭脂各等分。研末摻之。

馬牙瘡 生於嬰兒牙齦之上。白色小泡。狀如脆骨。宜用銀簪挑破出血。吹口疳藥。或磨京墨搽。若再生。則再挑之。或用桑樹內汁濾淸塗之。

口吃之原因及其矯正法

葉潤章

（原因） 多由幼時摹倣而成 亦有因疾病或因受大驚後。聲帶受損而成口吃者。

（症狀） 發語困難。讀音不正。往往有因此心中急怒或鬱悶而時起不快之感者。

（矯正法） 每晨練習徐緩而正確之發音。與人談話之前。先行吸足空氣。則發語不致急促。而聲調可以明晰。久之。其患自除。

舌病驗方

沈無我

舌瘡 舌上生瘡。語言不眞。用生薑厚片。蘸蜜水揩洗。再用薄荷自然汁與白蜜等分。調勻敷之。

或卽外以冰片散搽敷。內服瀉心火之藥。亦可。

舌腫　舌脹硬痛。用百草霜、海鹽等分、研末調服。外用蒲黃研末摻之。或以黃連或冬青葉煎汁浸之。

舌斷　舌尖被人咬斷。或刀針跌仆誤割者。用雞蛋內白軟皮套住舌頭。用天花粉三兩。赤芍二兩。薑黃、白芷各一兩爲末。蜜調塗舌根。再以白蜜調白蠟。敷雞蛋皮上。勤敷三日。去雞蛋皮。再用蜜蠟勤敷。至全愈爲度。

舌衄　舌部出血。用蒲黃煎湯漱之。用槐花炒研摻之。或百草霜敷之。

木舌　舌腫堅硬如甲。用去核大黑棗一枚。裹入青礬一錢。紙包煨熟。去棗留礬。用一二分調水塗之。

重舌　舌下生小舌也。以鍼刺出惡血。內服川連等以瀉心火。外以冰硼散塗之。或用上述治木舌之方治之。

舌皮碎裂　取熟雞蛋硬殼與蛋白間之薄皮。套於舌上。易三四次。舌卽脫皮全愈。

牙症雜談

鄒覺人

『治牙痛法』　(1)不論風火蟲蛀。用頂好冰片。和以銀硃少許。擦之甚效。(2)牙痛時發者。用製補骨脂四錢。去目花椒、白芷、細辛各一錢五分。南薄荷、旱蓮草、防風各二錢五分。青鹽、石膏各五錢。共研細末。每日用以擦牙。可以預防齒痛（3）用穀殼（糠）拌食鹽。燒成灰。研勻。擦牙。可止牙疼(4)每次小便之時。咬緊牙齒。久久行之。可使牙齒堅固。不致搖動疼痛。

『去牙蟲法』 用整片之瓦一塊。入炭火中燒過。取出滴麻油少許於瓦上。置韭菜子一撮。立起臭烟。速以預製成之硬紙漏斗（斗徑可三寸。尾長一二尺。）罩其上。使烟氣從斗入。自尾端出。薰射於齒縫間。則牙蟲即紛紛墮入瓦上。薰三四次。蛀痛立止。

『齒酸解除法』 因食酸味過多而齒酸者。取胡桃肉嚼之。立愈

『牙磁保護法』 牙磁內包牙骨。如牙磁被損。則牙骨立見腐壞。保護牙磁之法有四。(1)不咬過硬之物。(2)不食過冷過熱及過酸過甜之品。(3)常用溫水刷牙。不使牙縫間有纖屑之食物留存其間。(4)不以粗硬之物剔除牙縫間之細屑。

『睡中磨齒預防法』 睡中磨齒作聲。殊令人聞之生厭。若於臨睡時用青鹽陳皮或置糖塊含於口中。可免此患。

『牙牀出血立止法』 牙牀出血不止。或凝爲血錠。用鮮冬青樹葉搗汁。含漱數次。血即止。

衛生報月刊

自民國二十年四月份起按月出版一冊

▲全年十二冊連郵費大洋三元

中華民國二十年九月出版

衛生報月刊第六期

▲眼耳鼻喉病特刊▼

零售每冊大洋五角

編輯者　周徒趙公尚

發行者　上海衛生報館　浙江路五馬路口　浙江大戲院隔壁

印刷者　上海印刷所　西門方斜路　一德里十號

白页

衛生報

氣管病
肺病

特刊

（八月刊第七期）

白页

氣管病肺病（目錄）

氣管病

肺病

氣管病

連聲咳

黃若愚

連聲咳。又稱鷓鴣咳。或稱頓咳。俗名蝦蟆咳。西醫名百日咳。又稱青嗽。多發於七歲以內之小兒。初起之時。則發尋常咳嗽。次發特異痙攣性之咳嗽。氣管內若癢若痛。吸息延長。連嗆不止。咯出粘稠濃痰。顏面青紅帶腫。頸靜脈怒張。一晝夜咳至數十次。每次約持續至一分鐘。甚者嗆血音啞。體溫昇騰。呼吸促迫。而痙攣性咳嗽反減輕。致延成肺癆而死。此症之輕者。可以無須服藥。惟使患兒常吸新鮮之空氣。給以易於消化之食物。然更行轉地療養之法。則爲最良。其療治之方。以乾蚱蜢或生蚱蜢煎湯服之。爲最簡效。或用金蘇子一錢五分。炒麥芽二錢。茯苓二錢。旋覆花一錢。薺菜花三錢。杏仁泥二錢。象貝母二錢。薄橘紅八分。蜜炙枇杷葉三錢。蜜炙兜鈴二錢。清水煎服。或用西藥莨菪根末八厘。加白糖四錢。和勻。分三包。日服三次。每服三包。亦頗奏效。

荷葉蒂與鍋底焦治嬰兒連聲嗆咳之奇效

劉琴仙

近日嬰兒。多患連聲嗆咳。西醫名百日咳。查去年省地亦多此症發生。某西醫曾發表論文。洋洋千言。登諸報章。余嘗用其治法。功效甚微。反不如土藥之神效。予戚某孫女年七歲。患百日咳。已有月餘。

連咳數十聲。痰甚難出。初服潤肺等藥無效。繼服西藥司各脫鈙魚肝油。及安替批林。到老水等。更不合。此時咳必唾鮮血盈杯。面目浮腫。因到請余診治。適友人何君亦在。何君曰。吾有經驗簡方。祇用荷葉蒂（去莖）數個煮湯。調鍋底焦（吹去煤取焦研末）。空心服。便效。余奇其效。乃使試之。是夜果停止咳嗽。安睡通宵。次日略咳。則痰與血亦甚少矣。連服數次而愈。誠妙藥也。考二味均為止血之品。其所以兼止咳者。以荷葉象肺。其絲絡中空。善通氣行水。性味甘芳潤澤。肺金腴潤。則其葉下垂。津液隨之而下。如雨露之降。濁陰全消。元陽不作矣。其與鍋焦同用又何義。蓋焦乃百草煉成。其色黑。其性温。取紅見黑止。從治之義也。自愈此症後。曾以介紹同道。亦屢試屢效焉。

哮喘論治

楊天保

哮有冷熱之分。喘有虛實之別。從表面看來。幾無辨別之處。要知哮症屬表者居多。其病在肺。或感暴寒。或中暑熱。以致痰阻氣逆。聲如機鋸。呼吸不平。或有哮症宿根。一遇感冒。舊病即發。甚則胸突背駝。此因傷損肺絡。為哮症之至劇者。其屬熱者。脈必浮數而滑。治宜清疎之劑。如桑白皮湯之類。以清肺熱。兼化痰飲。屬寒者身必惡寒。多痰。脈來沉細。治宜辛散。以解表寒。冷哮丸。以祛寒痰。又有一種脾腎陽虛之人。或受暴寒。或食冷物。以致患冷哮者。平時宜健脾攝腎。如四君子湯。腎氣丸之類主之。至於喘病之實者。如風寒外感以致喘者。治宜散之。寒邪直中而喘者。治宜温之。熱邪傳裏以致便閉喘者。治宜攻之。暑邪傷氣以致喘者。治宜清而補之。溼痰壅遏。以致氣鬱而喘者。治宜宣而化之。燥火刑金。以致肺傷而喘者。治宜潤之。以上喘症之實者。及治療之大意。又有內因之喘。及屬於虛者。治法大有別處。若七情之氣。鬱結既久。火上衝而喘者。治宜疏而達之。逍遙散之類是也。如腎水虧而喘者。治宜壯水以制火。卽知柏八味丸之類。如腎湯不足。火不歸原而喘者。治宜桂附八味丸。若土虛不能生而喘者。五味異功散主之。以上喘症之虛者。及治療之大意。大抵外感之喘屬於肺。內傷之喘屬於腎者居多。治宜分門別類。未有不應手而奏效也。

哮喘淺釋

李立凡

哮喘者。乃呼氣性呼吸困難症也。其原起於心臟病者曰心臟性哮喘。因腎臟病而生者曰尿毒性哮喘。由水楊酸中毒致發者曰中毒性哮喘。於發皮膚疹之患者。如濕疹、痒疹、蕁麻疹等見之者。曰發疹性哮喘。其他亦有遺傳性。如父或母僅有一人罹此疾患者。則其子女常遺此患。

本病發作之原因。主說頗多。有爲多數氣管支腔狹隘云者。有爲氣管支粘膜之神經性腫脹云者。雖屬各執一詞。然後者似關係較重。蓋氣阻息溢。固爲氣管支腔狹隘之特徵。且哮喘將停之際。必先喀出粘痰。方可漸遞安靜。但喀痰僅少量。則又何也。是不得不屬諸神經作用。況哮喘者。倘與以麻醉劑。可得緩解。則更曉然矣。

按本病以高度之呼吸困難及一時性氣管支狹窄爲主徵。多突起於夜間。喘鳴氣阻。不能就枕。必須坐立以舒其氣。顏面呈蒼白紫藍色。呼吸延長而不速。且甚用力。以致發生類鼾聲笛音。呼吸音減弱。於兩肺全部可聽取呼吸雜音。打診音清朗而低。且稍帶鼓音。咳嗽初不甚著。迨至漸愈咳嗽始增。而粘痰亦易喀出。此其症候之一般也。此外尚有三特質。可爲本症之確徵。即於檢痰之際。可見有半透明灰白色或帶黃色大小不等之微細絲條。而以白線一縷貫其中心。若置鏡下照之。其橫線捻轉爲螺旋狀。名曰 Curschmann氏螺旋體。又痰中有多數氣管支粘膜之顫毛上皮細胞。及白血球。此白血球中。有多數强屈光之顆粒。以 Eosin 染之。易變紅色。名曰 Eosin 染色顆粒。餘爲 Charcot 氏結晶。於本病發作時及發作後最多見之。爲尖銳紡綞狀之無色結晶。此結晶可刺戟氣管支粘膜。使氣管支筋發生反射痙攣。故本病最多之原因殆基於此。雖然此三特質。其他氣管支炎及肺疾病之痰中。亦時見之。惟均甚稀有。故大可爲本病診斷之一助也。

急慢性氣管支炎

鄭富生

（原因）急性氣管支炎有爲百日咳、傷寒、流行性感冒等之一分症者。有繼感冒而特發者。後者常帶傳染性。慢性氣管支炎多由急性氣管支炎蔓延不治而起。亦有因呼吸器官。常被刺戟。如礦夫、石工、磨琢匠、煙酒家等。直接即爲慢性者。於老年人亦常見之。

（症候）急性氣管支炎發生時。初覺身體違和。食慾不振。漸發無定型之高熱。且呈吸氣時呼吸困難。往往氣道中覺有奇癢。其氣管支興奮性亦亢進銳敏。本病之咳嗽。初僅有頑固之乾咳。或帶微痛。間得透明無色之粘液痰。名曰生痰。嗣後痰多咳輕。痰中白血球增加。作帶黃色膿狀。此際謂之熟痰。慢性氣管支炎尋常無熱。咳嗽往往留滯不去。依其病型之不同。略可分為三種。在粘液膿樣性型。喀痰多為粘液性膿性。於大酒家常見之。在乾性氣管支炎。咳嗽乾性而悶苦。呼吸困難。即用力咳嗽亦僅得少量之痰。若取痰檢之。粒粒成球形。在粘液性氣管支炎。喀痰之量甚多。常至一千瓦以上。有為稀薄粘液性、有為流動性、有為唾液性。稍帶溷濁。痰中含少量蛋白質。以上所述。乃兩症之互異者。此外尚有相同之症狀。如在乾性氣管支炎。均可觸知氣管支震顫。在乾性加答兒症。則肺胞呼吸音銳利。或變為粗糲。呼氣往往延長。由加答兒症之廣狹。可聽取乾濕種種非共鳴性水泡音。

（預後）急性氣管支炎為常見之症。無甚危險。約一二週即能復原。惟小兒或老人。易陷重篤。於心臟病或脊柱彎曲症之患者。往往不良。慢性氣管支炎。則甚頑固不易全愈。甚至因久咳而不能操作。致成廢人。或發呼吸困難、肺氣腫等症。障礙循環而殞命。

（療法）急性有熱者。使之安臥。用溫濕布。纏覆胸、背、腹等部。痰多者。用祛痰劑。咳嗽可無須加療。因咳嗽亦屬排痰之一道。但乾咳而無痰者。可用少量之麻醉劑鎮靜之。其他禁吸烟。忌飲酒。急施根本療法。勿使變成慢性。慢性者。以原因療法為主。切勿再受風寒。宜行硫黃溫泉浴。每日可飲溫牛乳三四次。必臟衰弱者用强心利尿劑。此外咳痰等亦與急性相同。

氣管支擴張與狹窄

金大和

氣管支擴張有擴張部位廣狹之分。大部者名廣汎性氣管支擴張。一部者名局限性氣管支擴張。廣汎性多蔓延於兩肺。病症較重。然不常見。故今之所謂擴張者。概指局限性而言。其擴張部位。僅局於肺之一葉或一部。下葉較多。常因氣管支附近組織之收縮。受牽引之影響而起。如繼發於慢性肺炎或慢性肋膜炎等是。又於氣管支狹窄之病人亦往往見之。蓋通氣排痰之不便。鬱積膨脹。以致氣管支壁受其壓迫而擴大也。本病擴大部中。鬱痰不多者。全無症狀。倘有空洞時。常在下葉。其接近表面部。不過小。或空虛或充塞其半時。則發鼓音。若爲空洞。每有打響變換。或可聽取鑛響音。或錢貨音。若空洞充實時。則發濁音。空洞接近表部者。於其上可聽取氣管枝呼吸音。或罐子呼吸音。並可聽取大小各種水泡音。喀痰常爲多量。成帶黃色無臭之膿狀或粘液膿狀。若空洞壁膿潰時。即成三層痰。上層爲含泡沫之粘稠性膿液。中層爲帶黃綠色之溷濁漿液。下層則爲粉屑狀膿塊。而下層痰中。常有黃白色顆粒。研碎之則放惡臭。若小兒患罹本病。其手足指端。往往起定型性膨大症。及各處關節疼痛剛直等症。總之患者若擴張範圍小及病變甚微者概良。否則患部廣大。分泌多而腐敗者。大抵不免有性命之虞。其療法須制止膿性分泌。及防其腐敗性分解。如注意衛生。攝養佳良者。亦能減少分泌物。且可消失其惡臭。

氣管支狹窄則與擴張相反。由氣道內或外之腫瘍壓迫而起。如氣管支癌非獨狹窄。且常出血。亦有因氣管支潰瘍痊癒後起瘢痕收縮而成狹窄者。多見於梅毒第三期之潰瘍。患者多取坐位。頭部常向前屈。皮呈紫藍色。吸氣時喉稍下降。左右胸廓下部及腹上部稍陷沒。呈吸氣性呼吸困難。若狹窄僅在一側者。當呼吸時。該胸部擴張微弱。呼吸音亦幽小。至製成狹窄之腫瘍在管內者。可以喉頭鏡檢查之。在外部者。則視診觸診及打診可決定之。藥物療法多無效。惟原因於梅毒者。可以驅梅法治之。因腫瘍而起者。視其部位用手術切除之。

肺傷寒痰喘治驗

朱阜山

（病者）劉聘賢孫。六歲。住劉行鄉南潘涇宅。

（病名）肺傷寒痰喘。（肺傷寒之名。見宋竇材扁鵲心書。）

（原因）十一月下旬夜間。隨祖父斗水捕魚。感冒風寒。咳嗽痰粘。前醫投旋覆代赭湯。咳嗽陡止。

（症候）聲音嘶啞。涎壅痰鳴。氣急鼻煽。肩息胸高。煩躁不安。大小便不利。

（診斷）脈右伏。（脈之搏動。全係乎心臟血液之循環。其循環之途逕有二。一：大動脈幹發於心臟之左室。而瀰漫全身之微絲血管。依此分配之血液。集於大靜脈入於心臟之右房。移於右室。是爲全身循環。或曰大循環。二：自右室肺動脈。至肺毛細管。更集於肺靜脈。入於心臟之左房。而還入左室。是謂肺循環。或曰小循環。本病肺氣管枝被痰涎壅塞。肺循環因之阻滯。更影響於全身循環之右方上行大動脈。其發出血液之勢力。不能達到末梢血管。故右手脈伏。）左搏一百四十四至而弦細。體溫三十九度八分。呼吸三十八次。舌苔薄白。將有進一步至肺毛細管之勢。病之初期。本是極平常之傷風咳嗽。痰在氣管。可咳可吐。用陸九芝不謝方之風寒溫散法。一疏解無餘事矣。乃前醫不此之圖。有意與病家爲難。反以代赭石重鎭之。於是痰進一步至氣管枝。從此咳不爽。痰不吐矣。故有痰而能咳能吐。此乃生理上之自然療能。則非病。若有痰而不能咳。不能吐。斯眞病矣。此可知時醫治咳之謬妄。今非輔助肺能咳能吐。無他道也。治以仲聖小靑龍湯。

（處方） 川桂枝六分。杭白芍五錢。仙半夏五錢。北細辛五分。炙麻黃四分。炙甘草七分。乾姜五分。五味子五分

（效果） 一劑而喘平。二劑咳爽而咯痰便利矣。

肺病

患肺病不是人人會死的

陳桐輝

「肺病」這個名詞。不獨中外醫士。認爲難治之症。即社會上一班無知無識的人。都知道是一個很利害的病。故對於「咳嗽」的病人分外注意。而尤以對於吐過血或嘔過血。及「痰」內帶出血來的「咳嗽症」更加側重。要是時間上久了一點。形體上消瘦了一點。大家就要送上「癆病」的這個美名來了。這就是不治的病了。路上碰見就要迴避起來。恐怕他的「癆蟲」就會傳染到自己身上。的確「肺病」的人呀。亦實在得人可怕的一種情形。就是。格格……的那付樣子。並咳出來的那種又腥又臭如膠如膿的「痰」。在病人的自己不覺得。見的人却眞爲難了。到了這個時期。亦確實有傳染的可能及生命的關係。社會中因患這個病症而死的。總在多數呢。

「肺病」總有這樣的利害。但在從來的醫術中說來。治療得法。調養得宜。亦不一定就會死的。而我則更要作進一步的怪論說是「肺病」是不會死的。死的是死於不治的。死於治不得法的。或失調養的。或調養不善的。何以呢。死症是有的。並且五臟都有的。不過眞正的死證很少。不是一見咳嗽就是肺病。肺病就是癆病。癆病就死的。就是不可醫的。要曉得眞正不可醫的肺病。必先見諸脈證。內經平人氣象論曰。「死肺脈來。如物之浮。如風吹毛。曰肺死。」又機眞臟論曰。眞肺脈至。大而虛。如以羽毛中人膚。色赤自不澤。毛折乃死。這纔是眞正的死證。除了這個現證以外。總沒有不可醫的肺病了。

咳嗽不一定爲肺病。惟要知道肺病的咳嗽。就不能不知道他臟的咳嗽。內經素問咳論。帝曰。肺之令人咳何也。岐伯曰。五臟六腑皆令人咳。非獨肺也。……「肺咳」之狀。咳而喘息有音。甚則唾血。「心咳」之狀。咳則心痛。喉中介介如梗狀。甚則咽痛喉痺。「肝咳」之狀。咳則兩脅下痛。甚則不可以轉。轉則兩脚下滿。「脾咳」之狀。咳則右胠下痛陰陽引肩背。甚則不可以動。動則咳劇。「腎咳」之狀。咳則腰背相引而痛。甚則咳涎。五臟之不咳。乃移於六腑。脾咳不已。則胃受之。「胃咳」之狀。咳而嘔。嘔甚則長蟲出。肝咳不已。則膽受之。「膽咳」之狀。咳嘔膽汁。肺咳不已。則大腸受之。「大腸咳」狀。咳而遺矢。心咳不已。則小腸受之。「小腸咳」狀。咳而失氣。氣與咳俱失。腎咳不已。則膀胱受之。「膀胱咳」狀。咳而遺溺。久咳不已。則三焦受之。「三焦咳」狀。咳而腹滿。不欲食飲。又外臺有「十咳」。「一曰風咳。欲語因咳。言不得終也。二曰寒咳。飲冷食寒。因之而咳也。三曰支飲。心下堅滿。咳引四肢痛。脈反遲也。四曰肝咳。咳而引脅下痛也。五曰心咳。咳而吐血。引手少陰也。六曰脾咳。咳而涎出續續不止。下引少腹也。七曰肺咳。咳引頸項。吐涎沫也。八曰腎咳。耳聾無所聞。引腰並臍中也。九曰膽咳。咳引頭痛口苦也。十曰厥陰咳。咳引舌本也。」

「癆病」雖爲「肺臟」一種凝痰結核的「慢性病」。却不能指作「肺臟」的一種「單純病」。而又與古時所稱爲「虛癆」的各殊。大概今人所認爲「癆」的。亦不是專就古時所謂「肺癆」的一方而言。乃泛及於「肺痿」「肺癰」

的一類。故往往有少年得「癆病」。而可以活到八九十歲的。原「肺痿」「肺癰」的病。並不是不治的病。而却又較古時所謂虛癆病。爲較易治的病。古時所謂虛勞的怎樣呢。金匱說「脈大爲勞。極虛亦爲勞……」又男子脈虛沉弦。無寒熱。短氣。裏急。小便不利。面赤白。時目瞑。兼衄。小腹滿。此爲勞使之然。」又徐靈胎書中蘭臺軌範內所載。關於此病的病源亦說是。「虛勞者五勞六極七傷是也。」可見真正的肺病。除「肺癰」大家都知道爲肺的單純病外。其餘如「咳嗽」「肺癆」等就有如上述的這樣複雜的難以分斷。所以犯着了肺病的人。就有難治的這個普通心理的見解。亦就因爲有上述的那種非肺病原故。所以就有少年病肺而可以延壽到八九十歲的這種事實。「肺病」的數症。既經以上的分斷。則其真正的本病。亦就不難從這裡「按圖索驥」的分辨出來了。約略的歸納起來。不過「肺痿」「肺癰」「肺脹」及「痰病」「癆病」「咳嗽」「上氣」等病中的一部份罷了。

肺病叢談

丁濟華

肺主一身之氣。爲呼吸之中樞。五臟之華蓋。職任之大。無與倫比。最好是不病。肺有病。則無不弱其身體而減其壽命者。故東西各國對於肺病。極爲重視。以爲弱國弱民之最大病症。莫如肺病。於是想有種種豫防法。撲滅法。而爲衞生上之設備。一一實行。以冀絕跡。故年來各國患肺病者。勢已大減。其有患者。大抵老年衰弱之人。年壯者則鮮。我國則不然。年齡未老。血氣方剛。而患肺病者。在在皆是。咳嗽也。吐血也。肺痿也。肺癰也。皆日常所習見。爰述種種肺病。或由於七情而來。或由於六淫而來。或由飲食起居而來。分其輕重。辨其症狀。拉雜書之。以餉讀者。俾未病者有所豫防。已病者可以處治耳。

肺咳

咳嗽一症。範圍至廣。內經謂五臟六腑。皆令人咳。非獨於肺是也。然五臟六腑雖能令人咳嗽。而其主要。莫不由於肺。肺受他臟之侵掠。而作咳嗽。不過間接之咳嗽。玆段所言。就肺言肺。其間接之咳嗽概略不言。故名之曰肺咳。肺咳之來源可分爲二。一由於感冒外邪。一由肺部內體發熱。人之呼吸。自有常序。若呼吸急促。呼吸紊亂。肺氣不順。則逆而上咳。肺臟與皮毛。有密切之關係。肺能呼濁吸清。不知皮毛亦能吸清呼濁。若風寒外束。鬱於皮毛。皮毛閉塞。不能呼吸。則一身之氣盡擁於肺。肺氣壅塞。呼吸急促。則彭彭而咳矣。其治法。須袪其外邪。重則如麻黃湯。輕則如香蘇飲。至於內臟發熱之咳嗽。多因呼吸不潔。飲食雜進。以致熱蘊於肺。肺有熱。則不能四佈津液。津液受灼而爲痰。熱痰留戀肺絡。則肺管發痒作咳矣。其治法須清其熱。輕則如瀉白散。重則如清肺飲。隨症施治。莫不痊愈。

肺飲

凝濁者謂之痰。清稀者謂之飲。痰也。飲也。其來源莫不由於飲食。蓋飲食入胃。則化爲乳糜。下注小腸。小腸壁收攝精微。入於肝臟。化而爲血。其一小半。則入脾化爲津液。脾氣散精。上輸於肺。肺則四佈津液。以供一身之榮養。若肺有鬱熱。灼津液而爲痰濁。凝於肺衣。久而久之。不去理治。則肺衣壁釀成窠囊。窠囊先起於肺葉下垂處。盈科而進。則窠囊漫佈全肺。而冷痰清飲。則日積日聚。以致飲邪滿貯肺中。夜不能臥。臥則飲邪上冒而咳。一有勞動。則氣急欲脫。此種苦楚。難於盡述。夫治痰飲之法。曰導曰滌曰化曰理氣曰降火。如此等等。可爲詳矣。然祇能治未成窠囊之飲病。已成窠囊之飲病。猶蜂子之穴於蜂房。蓮子之嵌於蓬內。生長則易。剝落甚難。一切導滌化等法。皆無濟於事。徒傷他臟耳。故治肺飲一症。一見壞象。即宜急速處治。如有鬱熱。即宜婁貝清之。有痰濁。即宜二陳化之。有寒痰。即宜苓桂導之。施治得宜。未嘗不愈也。

肺痿

樹葉至秋而黃落。因乎天也。天地肅降。萬物收藏。樹根不能輸送液汁於四末。則葉變枯黃。肺痿一症。亦由於此。肺爲輸佈津液之中樞。然不能生產津液。必賴脾胃供給。若脾胃薄弱。不能盡量供給。則肺失其養。久而久之。肺衣轉枯轉燥。肺中小氣管日窒。胸中脂膜日乾。漸漸咳嗽不揚。咯痰難爽。行動數步。氣即喘鳴。衔激數聲。痰始一出。甚則半身不遂。或手足萎軟。其困苦較肺飲尤爲難當。此病之來源。大致先天不足。後天失養。或環境惡劣。勞心過度之人。金匱甘草乾姜湯。爲肺痿之特要藥。亦不濟於事。總之。一見肺痿。即宜處治。或理其脾胃。或順其氣。猶可着手。及大錯鑄成。雖欲挽回。亦已難矣。

肺癰

癰者壅也。感受外邪。未經發越。停留肺中。蘊發爲熱。或挾濕熱痰涎。蒸淫肺竅。固結肺衣。以致氣血流行凝滯。結爲病疽。先起於肺葉。繼至於肺根。金匱云。始萌可救。膿成則死。非虛言也。其症象。咳嗽氣急。時時吐涎。腥臭異常。不能平臥。此病之來源。大致勞苦之人爲多。蓋披冒風露。飢飽不一。內應於肺。最易使肺葉腐敗。其治法須大劑千金葦莖湯。金匱葶藶大棗瀉肺湯。瀉其濕熱。理其痰濁。猶可回春。若因循從事。一如肺痿不治。

肺失血

肺病之最重者。莫如失血。西國醫者。謂肺病失血。已入第三時期。其語良是。蓋熱蘊於肺。衝激肺管。肺管受傷。則血外溢。久而久之。血管不合。肺中淸虛之所。變成血瘀之鄉。積年累月。焉有不減其壽命者乎。新起吐血咯血。痰內帶紅。而無痼疾者。猶可救。如肺虛有熱。用補肺阿膠湯。肺實有熱。用瀉白散。婁貝養榮湯。吐血不止者。用金匱側柏葉湯。然患者亦要息心靜氣。使醫生調理處治。補其血管。淸其肺熱。方能有効。若有痼疾。如久咳痰飲肺痿肺癰而見失血。猶如火上添油。總難處治。

以上所論。皆我國最普通之病症。西醫統稱之爲呼吸器病。此篇之大旨。蓋勸人防患於未然。不作養癰貽患已耳。

肺癆病自療法

周又新

肺癆病的原因

肺癆病是由一種病菌傳染而起的。這病菌用五百倍的顯微鏡就能窺見。作細長的桿狀。名結核桿狀菌。最喜侵襲人的肺臟中。能結成果核的樣子。所以肺癆病又名肺結核。病菌傳染的來源。是因肺癆病人隨處吐痰。痰乾燥後。其中的病菌和塵埃混在一齊。飛揚到空氣中。吸到肺裏。就害肺癆。此外和肺癆病人談話的時候。直接把他的極微細的唾沫吸進肺裏。也要傳染。又飲患癆病牛的乳汁。也能夠傳染。

肺癆病和體質的關係

體質和肺癆病。很有關係。體質强壯的人。不致受癆病的侵襲。虛弱的人。

却很容易傳染。還有榮養不良。居處潮濕黑暗等。都很容易成爲肺癆的誘因。其他有遺傳素因的肺癆病人。也有一定的體質。就是身體瘦長。皮下脂肪很少。顏面蒼白。血管容易興奮。稍有勞動。皮膚就要發紅。此外皮膚蒼白。極軟弱而且菲薄。頰部有限局性的潮紅。眼內放出一種水樣光彩。眼球往往陷沒。眼瞼有暗青色的暈翳。頸部細長。叫做鵠首。胸廓也長而且扁。前後直徑很小。呼吸時不甚運動。這叫做麻痺胸。各個肋骨離開很大。肩胛骨內緣。和胸背離開很多。這叫做翼狀肩胛骨。又肺癆病發生的年齡。以十五六歲到三十歲爲最盛。在這個年齡當中。格外要留心。觀察世上患肺癆病不起的。很少幼年和四十歲以上的人。就能知道了。

肺癆病的分期症狀

很多已經患了肺癆病的人。自己却還不曉得。因爲不知道肺癆病是什麼症狀的緣故。如果早已知道是患肺癆病。就能趁早療養。即能得痊癒的希望。倘若不知道自己的病是肺癆病。等到病重的時候方纔覺著。再去求治。那末就難得痊癒的效果了。現在將肺癆病的分期症狀。細述如下。

(一)初期結核　即第一期肺癆。多限局於肺尖部。就是慢性肺尖加答兒。症狀是：一、身體日漸瘦弱。二、做事容易困倦。三、胃口不開。不思飲食。四、每晨欬嗽或痰中帶血。五、胸膛鬱痛。好像有東西壓在上面。六、下半天發熱。兩腮發紅。七、夜間出盜汗。八、一出氣力。就容易發喘。以上八種症狀。不是個個患肺癆病的人。都要顯出來的。因爲有的人患肺癆病。單單咳嗽發熱。却不唾痰。胸膛也不疼痛。還有人患這種病。單單發熱。身體日漸瘦弱。却不咳嗽。也不唾痰。所以無論何人。倘使發現了上面所開列的一兩種症狀。就當請醫生診斷。不可延誤。此外也有上面八種症狀都不著明。而忽然咯血的。咯出的血量雖不多。時間也不久。數時或數日即止。但是以後在一定時期內。還有略出赤褐色的痰。

（二）確定期結核　即第二期肺癆。病變部擴大。不限於肺尖。發現高度濁音和粗大的水泡音。症狀是盜汗。體重減輕顯明。常常咯血。大約經過一年內外移到完成期。有的因爲治療而症狀稍覺輕快。但是病的進行仍舊不止。若是碰到身體過勞。或受感冒。各症又要發作。而且症狀較前更惡。

（三）完成結核期　即第三期肺癆。肺臟內部構成空洞。病變部愈加擴大。侵入肺的大部分。有高熱、盜汗、咳嗽等症狀。痰多稠黏。患者覺得非常疲倦。營養狀態更形不良。身體瘦削。皮膚乾燥憔悴。呈灰黃色。

肺癆病的預防方法

預防肺癆的方法有二種。第一是撲滅病菌。可使不致傳佈。詳說起來。就是肺癆病人的痰。必須吐在痰盂裏。不可隨處亂吐。痰盂裏並且要放消毒藥水。此外不可飲癆病牛的乳汁。並且牛乳務必煮沸後方可飲服。這樣辦法。就可以防止肺癆病菌的傳佈了。第二是鍛鍊身體。抵抗病菌的侵襲。詳說起來。就是注意日常生活。並且要住在乾燥和光線充足的地方。一面練習呼吸運動。行冷水浴或微溫水浴。而飲食物也應當清潔而富於滋養。此外務必不可多和肺癆病人接近。這樣辦法。肺癆病菌就沒有侵襲的機會了。

肺癆病的療養法

肺癆病的藥物治療。極少確實的功效。若要治愈。完全要注意療養。療養的方法有列下的數種。

（一）氣候療養法　居住在高山或海濱養病。吸受清潔的空氣。力避寒暖的驟變。可使食慾亢進。新陳代謝機能旺盛。血行流暢。全身營養狀態。也就因此佳良。

（二）安靜療養法　在病機未停止時。身心宜常使安靜。發熱期內。更爲重要。無熱時。可擇空氣流通處置一長藤椅。每日靜臥數小時。時間的多寡。隨病勢輕重。自五時至八時不等。發熱時。宜靜臥牀上。不過要打開窗戶。使空氣流通。如遇大風。即使窗戶不能都開。但是也不應該都關着。

（三）運動療養法　無發熱的患者。體溫常在攝氏三十七度以下。每天可以散步一次。時間大約以二三十分鐘爲度。若病症輕的。可以延長到一二小時。或在每天早晨起時。更習柔軟體操。以開張胸部。使多吸空氣。

（四）食物療養法　選擇容易消化和富於營養分的食物。並且要時常更換種類。免得患者生厭。每次飲食要少而次數要多。每天可食五六次。食時要將食物多多咀嚼。以補助消化力的不足。牛乳鷄蛋等。宜每日服用。

（五）深呼吸　每天早晨午後和傍晚。宜行深呼吸法十多次。深呼吸的方法。就是挺身直立在空氣清潔的地方。緊閉自己的口腔。用鼻呼出肺臟內的濁氣。吸入新鮮的空氣。這樣做法。能夠擴張肺臟的容積。能夠使血液清潔。能夠使精神爽健。能夠剿滅肺中的結核菌。但是患咯血的時候。切不可行深呼吸。這是要留心的。

(六)照日光　日光能夠與起人的精神。又有殺菌的功用。患肺癆的人。常見精神疲乏。必須常照日光。不過夏日人身不宜與日光直接。可常坐在樹蔭之中也能見效。

(七)沐浴　每星期入浴一二次。浴湯中可加入松脂油少許。浴十分鐘。用乾布摩擦。

(八)酒精擦身　每天早晨。用含酒精的液體擦身。可使皮膚堅強。不易感冒。

此外病人所應注意的。就是癆病決非在一二星期可得痊愈。必須耐性療養。身體方能復原。切勿請教那自詡保能治愈癆病的一般醫生。因治癆要藉用藥力的地方很少。也不要去購服市上所售的各種治癆藥劑。因其中大半含有痲醉品。只能痲醉病人的知覺。都是有損無益的。

骨蒸的病原和證狀

胡默然

骨蒸與虛勞。在中醫書上。常混合而不分。且所言皆詳於虛勞而略於骨蒸。以致骨蒸的眞相不明。對症之效方甚少。西醫對於肺結核的原因證狀。可謂剖晰無遺了。然因其藥物治療之方法簡陋。殊不能滿足吾人之要求。無已。只有取書籍所論病證之無需繁重之手術與器械而能診察者。分三期敘出。使人們明白骨蒸的眞相。以免誤治之危。關於骨蒸與虛勞的區別。玆列一極簡單的對照表如下。

古名	今名	種類	性質	感覺	脈象	治法
虛勞（虛損 五勞 七傷）	神經衰弱	複雜（心腦胃腎等臟器衰弱症）	不傳染	遲鈍	濡弱或浮大或細濇	宜溫補
骨蒸（勞瘵 肺痨 傳尸）	肺結核 肺癆	單純肺結核	傳染	靈敏	初期虛而數 末期弦而大	宜清攻

原因　骨蒸之根本原因。自然是由結核桿菌寄生於肺部而發。然而人們肺部之所以讓此毒菌滋生繁衍於其上者。又有先天的原因、後天的原因、和病灶的浸潤三種。分述之如下。

(一)先天的原因　人們有天生而易感染肺結核者(遺傳)。所謂癆瘵質體格是也。此種體格。大抵面狹長而色蒼白。容貌歉弱而目光銳利。齒牙整齊。長頸而狹胸。肋骨斜向下行。鎖骨上窩陷凹甚深。吸氣肌薄弱。心臟及血管易於興奮(易於慚紅失色)。手足細長。筋肉及脂肪組織發育不良。是皆由遺傳得來。間有由幼年之不運動及疾病之遺患者。

(二)後天的原因　後天的原因。又分為疾病的與非疾病的。細菌隨空氣吸入。大抵截留於上部氣道粘膜。而氣管枝粘膜之顫毛運動。又有排除異物作用。病原菌本不易侵入肺部。唯患慢性氣管枝粘膜炎、纖維素性肺炎、氣管枝肺炎或百日咳、流行性感冒者。減弱氣管粘膜之能力。往往為發生肺結核之誘因。又如患傷寒、痲疹、糖尿病、慢性酒精中毒。亦易生肺癆。由非疾病的原因而罹肺結核者。或因職業之故。

缺乏新鮮空氣和日光之吸取。或因貧困缺乏滋養品之供給。或以操勞過度。或以運動不足。或以憂愁和妊娠。凡足以減弱身體抵抗力之原因。皆爲結核菌乘隙而入的絕好機會。

(三)病灶的浸潤　結核菌有脂狀物或蜡狀物包被於外。故抵抗力頗大。惟日光暴之立死。其最先侵害者爲肺尖。因肺尖之呼吸運動甚爲微弱。(乏排菌能力)。且血液之供給又較少。(乏殺菌能力)。大利於結核菌之發生進行。(故肺血減少之疾患。如肺動脈瓣孔窄狹。往往發生結核菌)。結核菌既竄入肺尖。因其體內毒素。而起局部炎症。因其分泌毒素。而起全身發熱。肺尖之組織細胞、上皮細胞、因結核菌之繁殖堆積。生成小硬固結節。此卽所謂結核也。結核初如粟粒大而半透明。繼乃逐漸增大。變爲黃色不透明之硬核。結核中無血管。血液無由供給。故易於壞死。壞死後成一種黃色乾酪狀物。是名乾酪變性。久則軟化爲糜粥狀。與痰一同排出。於是中部成爲空隙。名曰空洞。空洞之大小。或如豌豆。或乃過於胡桃。其內壁分泌多量濃液。爲結核菌發育增殖之材料。又有他種微生物(連鎖狀或葡萄狀釀膿球菌爲最多。四聯球菌流行性感冒菌次之。)自外界吸入。佔據空洞。與結核菌比周爲虐。使病人熱度頗高。此之謂混合傳染。結核菌逐漸繁殖。病灶逐漸擴張。由是肺之下葉。亦遂爲結核菌所佔領。斯時賴以營呼吸作用者。僅能容少量空氣之剩餘部而已。苟病灶達於肺表。則起肋膜炎症。肋膜腔中滲出血性或漿液性之液體(間有帶膿性者)。以致無數結節散在肋膜板上。肺表面之空洞。若穿破肋膜而開口於肋膜腔。則空氣竄入胸腔而成氣胸。其餘許多合併症。亦多由病灶之浸潤而起。

證狀 骨蒸癆病者以中年（十八至三十歲）人爲最多。小兒患者大抵爲急性經過。高年患者則屬慢性經過。急者不過一年半載。卽陷於衰憊而死。慢者則常延長至二三十年以後。其經過中本無截然的鴻溝爲界。然爲便於診療計。將進行之比較規則者。以其證狀之輕劇。分爲初中末三期。

（一）初期　1.全身證　形容枯槁。易發疲倦。身體之羸瘦日甚。2.氣管證　因奔走勞動而致呼吸迫促。中宵或清晨常發乾性短咳。或咳出少量粘液性膿性之貨幣狀及球形痰。本期往往爲頑固性之氣管枝炎所隱蔽。患者信爲尋常感冒而不介意。亦有竟毫無欬痰者。名爲閉性結核。3.熱候及盜汗　傍晚發間歇型輕熱（日晡潮熱）。往往惡寒。至夜熱降則盜汗。急性經過（一年或半年）之奔馬性（或名開花性）肺癆。其熱往往似傷寒之稽留型。昇降甚者謂之消耗熱。最易耗爍病人津液。4.胃證　始也食慾不振。繼則食後胸部起壓重膨滿諸感覺。惡心嘔吐亦繼咳嗽而起。本期有誤認爲胃炎者。

（二）中期　1.全身證　漸漸貧血。赤血球及血之全量減少。馴至貧極。面色蒼白。兩顴發赤如錢許大。或口唇紅鮮。婦女加以月經不調。在初期有誤視爲萎黃病者。2.循環器證　心臟容積縮小。脈搏增速。病者常覺心悸亢進。非常煩苦。又經過緩慢之肺癆。肺尖既痿縮。（同時鎖骨上下窩及胸壁陷沒。病側半胸在呼吸時上升極微。）肺循環徑路日蹙。右心室因之肥大。遂呈鬱血證候。3.血痰咯血　各期皆有之。往往肋膜炎爲單獨之小血線。混於膿性痰中。或由數次短咳而排出數食匙以上之泡沫狀鮮血（末期）。4.肋膜炎　乾性肋膜炎因有纖維素沈着於肋膜腔中。致肺與胸壁結合。胸廓生側面刺痛。至於漿液滲出性肋膜炎。亦得於各期中見之。而尤以初期爲多。5.氣胸　多於急性肺癆見之。肋膜腔內不僅有空氣積聚。又加以炎性滲出物。致患側胸廓擴張。肋骨發脹。呼吸困難。肺結核之危險合併症也。

(三)末期　1.乾酪肺炎　即結核性肺炎。始起戰慄或咯血。數日後肺下葉部發生浸潤。範圍甚大。體溫稽留不退。排出透明之膿性痰。色赤或綠。中含結核菌。患者大抵一月或數月內。速陷衰弱而死。2.喉結核　喉爲痰之出路。故肺結核病者均有三分之一罹此症。每致喉梗失音。險惡之徵兆也。又頸部之淋巴結核(即瘰癧)。乃由扁桃腺進入之結核菌而生。3.腸結核　因咯痰下嚥而被浸潤。往往起頑固難治之下痢。糞中混血液。4.肝脾澱粉變性　肝脾腫大。觸之平滑硬固。食物吸收受障害。初則排瀉粘土之脂糞。繼則起不可制之崩塌性下痢而死。5.死候　瘦極、衰憊、虛脫。

西術診病。常備重於醫療器械和檢驗力法。上列骨蒸證狀及合併症。雖多採自西醫書中。然概擇其便於中醫四診者述之。西醫之治此症。多行空氣日光息養滋補等療法。中醫之用藥物治療者。多主清攻。今將陳方中常用之藥品。與新醫所認爲比較有效者。列舉于左。聊供熱心研究本症治療者之參攷。

『甲』清藥彙(1組)杏仁　款冬　紫菀　天冬　麥冬　白石英　桑白皮　瓜蔞　貝母　桔梗　枇杷葉

(2組)芍藥　生地　玉竹　阿膠　甘草　白蜜　西洋參　北沙參　元參　百合　黑大豆　花生　白毛鴨

(3組)青葙子　草决明　苦參　丹皮　片芩　地骨皮　銀柴胡　秦艽　胡黃連　乾柿　青蒿知母　浮小麥　馬兜鈴

『乙』攻藥彙　（1組）大黃　芒硝　桃仁　紅花　水蛭　䗪虫(地鼈虫)　(2組)赤芍　丹參　乾漆　白芨　昆布　海藻　(3組)童便　獺肝　鼈甲　龜板　牡蠣　鮑魚　鰻鱺魚　金絲魚(白鱓)　鱖魚

『丙』其他　人參　當歸　五味子　茯苓　胡桃　鐘乳粉　蛤蜊

肺癆病之研究

楊志一

世界物質愈進步。則肺癆惡病愈猖獗。良以思想絞腦。足以耗傷吾人之精力。工作過度。適以違反吾人之生理。矧物質文明。市場繁華。烏烟瘴氣。紅塵十丈。炭氣逼人。而無清氣之轉換供養。此病所以今多於古。市城較盛於鄉野也。其病人每罹之而罔覺。防之而不及。治之而少效。摧殘人體之健康。促進人類之死亡。阻擾國家之進步。人生不幸而罹此病。更不幸罹此病而失於不治。是亦甚可哀矣。雖然。苟能預防有術。修養得法。投藥對症。則病魔雖厲。無以施其伎矣。志不辭譾陋。爰將關於此症之原因、診斷、治療、休養、特證等。大略分敍於後。幸海內同道進而教之。

▲原因

夫病之有因。如身之與影。桴之與鼓。以言肺癆。尤非偶然。肺癆之原因。雖複雜煩多。歸納之。不離內因外因兩大綱。內因者何。或由惱怒傷肝。引動五志之火橫決。肺絡受傷。血管破綻。因而咳嗽咯血。或由思慮過度。腦力減少。心血告虧。因而夜眠不安。神經衰弱。種種現象。相率而至。或因縱慾無度。斲傷元氣。腎虛精虧。肺氣亦傷。因而形瘦骨立。入夜虛熱。三者均足為肺癆菌乘間抵隙之良機。而縱慾一端。尤爲造成肺癆之捷徑矣。外因者何。咸由風寒深伏於肺。肺氣不宣。而致咳嗆。醫者不爲宣開。誤進收斂之劑。或風燥客肺。肺氣不清。而致咳嗽。醫者不爲辛涼。誤投清補之品。二者本爲易治。一經藥誤。於是所伏之邪。固結留戀。咳嗽因而不止。咳久肺陰受傷。入於肺癆一途。所謂咳久不已。則成癆是也。

▲診斷

西醫藉科學機械之力。證明此病確有黴菌。吾人未嘗不心折之。而以病機之深淺久暫。分初中末三期。。以爲診治之標準。此層似中醫之所無。不知中醫對於此病之診斷。確具條理。較之西醫。亦不多讓。特其情詞隱約耳。（如余君雲岫結核篇、加一整理工夫、便覺顯豁可觀、）內經曰。大骨枯。肩髓內消。及咳。脫形。身熱。脈小以疾。金匱曰。夫男子平人脈大爲勞。脈極虛亦爲勞。斯語也。發明於數千年之前。而證於今日之病癆者。深切不易。以之爲診斷之標準可也。蓋今之肺癆病家。未有不胸狹缺陷。形體消瘦。身熱咳嗽。脈細而數者。且病癆胃氣必敗。元氣必虛。胃氣敗則脈見弦大。元氣虛則脈見虛弱。其病可證。其理易明也。今更爲之分期曰。凡入夜潮熱。形體消瘦。咳嗽痰量不多。胸悶氣急。或不咳嗽。而脈虛以數者。肺癆初期也。夜熱而顴紅。盜汗。形瘦而骨立骨蒸。咳嗽劇烈。或且咯血。食慾不振者。肺癆中期也。大便溏泄。咳嗽不甚。呼吸短促。神疲不食。脈弦以大者。肺癆末期也。分期所以明其輕重。論治又當分經矣。

▲治療

有病當借助醫藥。顧藥投其所。固能去病。藥不對症。反增其累。治療肺病。尤宜愼審。海上肺病套藥、不一而足。求藥品純良切合病機者。實難其選。若盲從之。其危險孰甚。此又不得不求助於分經施治之中國醫藥矣。求治之法。當根據其內因外因兩大綱。內因方面。如肺癆因肝火橫决。肺絡受傷。而見咳嗽痰中帶血。入夜潮熱。脈弦頭眩等症。宜——淸肝潤肺法——用銀柴胡、桑葉皮、生石决、黛蛤散、光杏仁、川象貝、側柏炭、茜草根、甚則用十灰丸、加味逍遙散之屬。如肺癆因腦力不足。心血告乏。而見神識恍惚。心悸怔忡。夜寐不安。盜汗健忘等症。宜——健腦補心法——用補心丹。歸脾湯之屬。如肺癆因中土不振。肺陰不足。而見入夜虛寒虛熱、肌肉消瘦。飲食減少。脈虛以數等症。宜——培土生金法——用銀柴胡、南沙參淮山藥、生白朮、生甘草、抱茯神、廣橘白、炙遠志、補肺阿膠湯、黃芪建中湯之屬。（脾胃爲榮衛生化之源。生黃芪建中峻補脾胃。中氣一振。衞足能外捍。榮足能內守。虛寒虛熱自止。）如肺癆因腎水枯耗。肺失水蔭。而見潮熱骨蒸。顴紅盜汗等症。宜——補水養肺法——用知柏地黃湯、大補陰丸之屬。如肺癆因腎氣不足。肺經受損。而見咳嗽胸痛。肢冷脈弱等症。宜——溫補肺腎法——用保元湯、腎氣丸、仙鶴草、冬虫草、女貞子、兎絲子、厚杜仲之屬。如肺癆因肺腎氣虛。痰飲逗留。而見咳嗽喉中發鳴。氣急欲絕等症。宜——歛肺納腎法——乾薑、五味、補骨脂、合桃肉、福赭二陳、磁珠丸、都氣丸之屬。如肺癆因瘀熱阻於胸部。肺氣不降。而見胸悶氣急咳血等症。宜——降氣導瘀法——用旋覆花、眞新絳、杏仁、鬱金、桃仁、三七、之屬。

外因方面如肺感風寒而咳嗽者。雖誤進收斂肺氣之品。但肺伏有一分風寒之邪。仍宜開肺逐邪爲前提。桔梗、鬱金、蘇子、杏仁、是其要藥。如脾受風燥而致咳嗽者。雖被淸補。而肺伏有一分風燥之邪。尙須宣肺潤燥爲急務。前胡、牛蒡、蟬衣、薄荷、桑葉、川貝、是其妙品。待其邪去淨盡。苔薄舌光。肺陰未復。乃可用沙參、花粉、石斛、二地、酌用而淸養之。或見虛熱諸症。按肺癆各療法治之可也。

▲休養

嘗覩鄉野勞農。雖終日胼手胝足。藜藿自甘。而精充體強 。每臻上壽。而鮮病肺癆者。何則、多吸澄淸之空氣。得運動之效力也。因此可知未罹肺癆之人。如能呼吸淸氣。運動體力。則消化器管肺臟組織。日益健全。而抗拒癆菌於來襲之前。既患斯疾者。尤非深呼吸。勤運動。無以恢復自身抵抗之力。而克制癆菌於既受之後也。按欲實行呼吸與運動。須先放棄市城家庭之煩惱生活。終日棲息於山水田園之間。度其怡靜淸逸生活。早睡早起。行深呼吸。莊子所謂吹嘘呼吸。吐故納新。而淸潔空氣調養肺臟之益焉。日事柔軟體操。或適性工作。而得促進全身新陳代謝之益焉。調節飮食。日進滋養。屏棄刺戟物品。而得健全消化恢復肺臟疾患抵癆菌力之益焉。復次性慾之防止。思想之純正。溫度之調節。氣候之注意。日光與溫水浴之勵行。尤爲休養中之必要條件。俗語云。三分吃藥。七分調理。良以肺癆患者。已入於神經衰弱食慾不振狀態。固非藉相當藥力。不足以解病苦。維體力與癆菌鏖戰。但若違反休養條例。不爲亡羊補牢之計。則藥石無情。醫非萬能。又豈可起死人而肉白骨耶。

▲特證

余述此篇畢。覺尙有與肺發生直接關係之特證。不得不附帶一述焉。如肺痿、肺癰、瘰癧、女子乾血癆、均特證也。肺痿多因溫病或久咳之後。肺胃津液耗傷。無以灌漑筋脈。於是兩脚痿軟。無腫無痛。不能任地。如草木之失雨潤。而枯萎矣。治宜沙參、麥冬、川貝、杏仁、之養肺。石膏、知母、天花粉、石斛、之淸胃。則痿自愈。肺癰爲痰涎膿血。俱蘊蓄結聚肺臟之內。以質體嬌嫩之肺臟。受此焉得不壅潰而成癰者哉。其證爲口吐膿血。痰帶腥味。喘滿氣促。胸膺疼痛。(若用X光鏡照。便知肺內壅潰之狀。)用千金葦莖湯葶藶瀉肺湯皂莢丸頗奏滌痰排瘀恢復組織之功。瘰癧或生乳腋下。或生頸之兩旁。古名馬刀俠瘿。金匱云。馬刀俠瘿者。皆爲癆得之。良以肝虛虛於內。痰核結於外。(多結於淋巴腺。)治宜當歸、川芎、養肝祛瘀。沙參、大貝、潤肺化痰。鬱金、殭蠶、海蜇、海藻、通絡軟堅。女子天性善鬱。鬱則肝氣不得流通。肝爲女子先天。爲營血停留之所。經血集會之處。(所謂血海血室。)氣不流通。則血絡聚。於是月經停閉。腹痕類羸。或寒熱夜作。宜逍遙散或小柴胡湯治之。若胃實腹滿。血結成瘀。宜大黃䗪蟲丸下之。若中陽不足。太陰寒化。腹固滿大。脈行澀滯。脈微肢冷。宜於瘀品中加乾薑、與萸、溫通助之。所謂分經論治者也。

不咳嗽之肺癆病

謝義忱

▲最可怖　▲最危險

今世癆瘵最酷烈者。莫肺癆若矣。社會所恐怖注意者。亦莫甚於肺癆。漢醫於此證。先賢本有精密治法。但相沿日久。知者漸鮮。眞理漸晦。西醫於肺病雖分爲三期。論證似乎周密。然亦無完善之治法。所謂『肺癆一證中西醫皆無根本解決之法。』者是也。

世之目爲肺癆者。因咳殞其軀也。不知肺癆未必皆咳。而因咳殞軀。未必肺癆。世人不審。因其咳也。非肺癆而認爲肺癆。因其不咳也。眞肺癆而不知爲肺癆。而患者成無告矣。斯不可不論。以解世惑。經云。五臟六腑。皆令人咳。非獨肺也。人盡知之。人盡忽之。經文俱在。詳考自知。不必僭論。雖然五臟六腑。固皆令人咳。而咳必關肺。是以卽咳由他臟。積久亦有損肺而成爲肺癆。第必須起居飲食如常。而音漸嘶。方爲肺癆朕兆。常見肺元素足之人。久咳肝竭目茫。心竭神瞶。腎竭失精遺尿。脾竭中元不守。垂斃而肺無恙。音不變者。往往皆是。治者不察。寒溫宣補。槪從肺治。亦可慨矣。

吾非謂咳必不成肺癆。但因咳而成肺癆。人皆知之。咳甚至斃而非肺癆。人或知之。至不咳而成肺癆。則病者診者。無不昧焉。此吾所以大憂而特論也。

不咳而成肺癆者。厥有四種。臚列於下。一、縮骨肺癆二、九星肺癆三、魄消肺癆四、魄風肺癆而以縮骨肺癆、九星肺癆、二者。爲最險。

(一)縮骨肺癆　見於宋史。元明之世。散見諸書。治法多主以補肺。能用金石。淸周文永始以桑豈湯主治。蓋肺癆均屬肺虛。而縮骨肺癆獨屬肺實。辛泄之令獨行。奉收之氣太過。肝受肅殺而筋短。腎絕上源而骨縮。橫縮則骨瘦。直縮則骨短。其始也常覺骨弱神疲。其極也肺絕音失而殞命。始終不見咳象。蓋肺之生源雖在脾。而呼吸之本實在肝腎。肺臟亢極筋短骨縮。本實先撥。而肺驟絕故耳。爲治之法。惟有見其始萌。一有骨弱神疲。脈兩寸浮大無情。目光似呆。即爲縮骨肺癆之兆。當以桑荳湯常飲。可消無窮之禍。

桑荳飲　桑白皮二錢　黑大荳二錢　生甘草一錢　煎湯常飲。右方治縮骨肺癆極驗。家嚴謂恆治多人。惟延至半載。見氣促者。須以龜板殼各一兩。杞子半斤研末。煉白蜜爲丸。每服二錢。桑荳飲下。日服二次。又曰。縮骨肺癆。身短三寸起至九寸不等。惟骨必極細。古人不我欺也。

(二)九星肺癆　患者。恆年在三十以後。蓋肺藏氣。肺之元氣薄弱。不足以佈津。而肺之正氣亦日耗。肺氣通於天。天食人以五氣。五氣入肺。不能佈歸五臟而鬱於肺。肺眞日耗。呼吸日弱。甚至喉外上腭。剝蝕淡紅。點列如九星。則肺癆已極。不可爲矣。患者惟有見其呼吸初弱。喉間每覺乾燥。喉外上腭常微如芒刺。右寸脈浮弱或沉細。即爲九星肺癆之端。急以玉屏風散合生脈湯常服。使肺鬱五氣佈達。而肺之正氣漸復。自可漸愈。至其已極。則肺眞已竭。咽管液枯。諸臟均衰。去危不遠矣。

玉屏風合生脈散　防風一錢　黃芪二錢　白朮錢半　北沙參三錢　麥冬二錢　五味子二分

右方加淡竹葉錢半。煎湯飲。

（三）魄消肺痨　肺臟魄。魄者肺之眞元。嗜欲不節。烟酒自恣之輩。往往魄眞内消。肺體枯槁。漸成肺痨。此乃自然之上損。上源既匱。諸臟自竭。其症逐漸聲嘶髮落毛枯。肌膚甲錯。形軀稍瘦。神疲怯冷。雖損及垂斃。不見咳象。但兩寸必極虛細。兼有以上種見證。即知為魄消肺痨。此雖由後天斲戕。實已陰陽兩損。斷非草木藥石所可挽回。宜常飲純肺露。以引生機於一線。

肺露　大牡猪肺二具。大西甘草一斤。切片 潤透蒸露常飲。並用香粳米一斤。以百合半斤。研粉作粥食。以助胃養氣。

（四）魄風肺痨　即世所謂虛喉痨。治非其宜。十九殞命。且患此者。極多。若女子則由產後失調。男子則由房勞過度。腎氣不能上潮。肺氣日衰。氣流為風。漸成肺痨。此證並不作咳。而喉生紅白癍點。逐漸粹爛。痛而不堪。食下尚可。嚥津尤痛。咽燥食鮮。起居如常。肺日以衰。音日以失。脈虛弦。或細數。身體素壯之人。患此未久。服加味少陰甘桔湯。另以純潔柿霜含咽。自可漸愈。若遷延稍久。則非甘露飲不能愈。若人之胃納未衰。以生鷄卵冲荳漿日服。亦為甘露飲之良佐。

加味少陰甘桔湯　甘草　桔梗　麥冬　元參。

甘露飲　兒壯實童子十人。每早空腹。飲以白糖湯。取其清潔小便。入鍋用牡猪肺蒸露飲之。

礦藥治肺痨之經驗譚

邵葉飛

張文山。農家子。病咳嗽。始用清泄。繼用潤降。更醫三五人。服藥數十劑。上咳下瀉。愈治愈危。

羣醫皆謂肺癆已成。舍培土生金無他法。詎知培土自培土。嗽瀉仍嗽瀉。於是名醫束手。始來下問。因思咳爲肺病。瀉屬腸病。肺與大腸。相爲表裡。內經有肺咳不已。大腸受之。大腸之咳。咳而遺失之說。此數語者實此病之眞締也。世人每迷于母子之法。子虛可以及母。補母可以生子。詎知事有非盡然者。其實肺爲嬌藏。最惡寒涼。大腸傳導。又怕滑利。推源尋本。病由清潤傷肺。而致大腸滑利。病在肺腸。而非在脾也。用收濇藥。咳嗽有妨。用分水藥。陰液有關。要在雙管齊下。嗽瀉並治。遂投「禹粮石」「赤石脂」而奇功立見。然余終猶以爲未滿。適老友董君。亦患此病。余仍以此法予之。果也立竿見影。有藥到病除之概。爰將二藥。分註於下。以作同道研究之一助。若同道中。或有先余見到者。則此敝帚腐鼠。而亦非敢詡奇矜功也。

「禹粮石」：氣味甘寒。無毒。主治咳逆寒熱。下赤白。血閉癥瘕大熱。

「赤石脂」：氣味甘平。主治黃疸洩痢。腸僻膿白。陰蝕下血。

右二味氣味甘平寒。妙在重能鎮怯。則咳逆可平。濇能益脫。則腸氣自固。是以李知先有詩云。「下焦有病人難會。須用禹粮赤石脂。仲景有禹粮赤石脂湯方。然皆用固濇下焦。未有用于咳逆而業瀉也。即潔古家珍。亦不過用治咳而遺失。然石脂禹粮赤。早經仲景立方。可見醫中之聖。實亦藥中之聖。明眼卓見。後人不加考索。遂失大功。爰爲斟酌加味。以成平肺攝腸湯方于下。

平肺攝腸湯。湯治久咳久嗽。肺病及腸。以致欬逆氣喘。惡寒發熱。大腸涼瀉。納減容萎。漸成肺癆之候

○赤石脂三錢（煅包煎） 禹餘粮三錢（煅） 雲伏苓三錢 綠毛橘紅五分 五味子八分 東瓜子三錢 厚杜仲二錢 款冬花三錢 炒苡仁五錢 如咳血加牡蠣一錢五 龍骨一錢五 茜艸根一錢五

按此病最忌滋潤之品。肺雖宜潤。則氣機流利。然赤肺虛寒。若一見寒熱。便謂表邪未盡。謬用表散。肺氣愈虛而自汗見矣。若溫用熱。則咳日甚。而見血矣。惟取此淡泊無味之劑。甘平益脾。淡味入脾。欬逆除而泄瀉停。脾胃非特不傷。而且有益。看似平庸。實大奇也。尙望同道。加以修正。是幸。

肺癆咳嗽之研究及治法

陳鴻春

俗語云。醫生怕咳嗽。古醫亦云虛勞蠱隔。四大症成者爲難治。蓋咳嗽爲難治之症。因咳屬肺。而肺主呼吸。常吸取空中風寒及病菌。所以易於傳染而難治。嗟夫吾人徒知咳嗽爲難治之病。既不講求衛生。設導法抵抗。反視傷風咳嗽。爲無關緊要。因循從事。而致耽誤生命者不知凡幾。然傷風咳嗽。確爲肺癆病之火線。久而不理。則病重而肺弱。無抵抗之力。故名肺弱。肺弱則血瘀。因肺受久咳以致血絡運行困難。故名血瘀。血瘀則癆菌得以叢生。而肺癆成矣。虛熱鬱蒸。咳嗽不止。平旦病減。午後病增。心煩口燥。咽喉疼痛咯血。以至於不治。鄙人深爲太息。其方法不敢久閉。故於不治之中。謀出一新生路之治法。特擬數方。筆之於報端。以公患斯病者之參考。

初步宜疎風殺菌清肺法

（處方）荆芥二兩　巴杏二兩半　桔梗一兩半　川貝二兩　甘草八分　百部二兩　乙金二　乾漆一兩半　津薄荷八分　連召一兩

清水煎服。上午四點鐘時服之。

（方案）咳多綠海粉一兩半　麥門冬二兩　嗽多加炒芥子不結紅二兩　肺部或氣管枝。受風寒咳嗽。致兩虧血瘀。失却抵抗之力。而癆菌生焉。例如木必先腐而後蟲生之。所以治法疎風爲君。殺菌爲佐。冀肺部清肅及虛熱鬱蒸諸狀。得以漸漸而消。

再步宜化瘀清火潤肺法

（處方）獺肝五兩　參三漆二兩　百部二兩　生地黃三兩　阿膠三兩　麥文冬三兩　杭菊花三兩　桑葉三兩　川貝母三兩　白茯苓五兩　淮山藥三兩　清水煎服。

（方案）癆菌之生。由於肺弱血瘀所致。而咳嗽不止者。則由於痰熱所爍。痰熱爍則癆菌熾。是以人之精血日耗。若不化其瘀。清其火。兼潤其肺。則病無不愈也。

三步宜培脾滋腎補肺法

（處方）西洋參一兩　生地三兩　秋石三兩　藕節三兩　清水煎服。

（方案）患肺癆者。多脾衰而腎弱。故救濟之道。亦以此爲首務。例如城內匿匪。匪除後。立即安民之意。

（注意）病愈後。須服鴨汁爲佳。以潔凈無梅毒的紫河車一具。置長流水中漂淨。切斷給老鴨食之鴨食後眼紅者。剖鴨煨汁食之。

川貝母枇杷膏與肺癆咳嗽

秦丙乙

川貝母枇杷膏。治咳效。治肺癆咳嗽尤效。此夫人而知之矣。顧二物滅癆不足。而成癆有餘。此則人所未嘗知者也。

夫咳嗽而成肺癆。其來已久。其勢已深。漫言療治。談何容易。無論潤肺甯嗽如二物。焉能直達病所。蕩瑕滌穢。遽起沈疴於一旦。而單獨療治。不入方劑。尤乏愈病之可能。愼毋謂簡便省費。爭從事於此二物之采用。爲病家者。亦可以悟矣

無識病家。往往在咳嗽初起。不問爲外感咳嗽。爲內傷咳嗽。爲風寒咳嗽。爲虛勞咳嗽。囿於世俗之謬談。父祖之遺訓。遽信川貝母枇杷膏爲唯一之妙治。殊不知二物性質涼潤。但擅淸肺之功。毫無袪邪之能。咳嗽乃肺中伏邪。邪卽風寒之邪。此邪彌漫肺部。致肺竅不利。發爲不平之鳴——咳嗽。邪深咳甚。邪淺咳輕。治當宣肺散邪爲急。故有咳久不藥而自愈者。乃若以涼藥潤之。邪卽膠柱鼓瑟。深閉難出。一時雖咳嗆大減。效似桴鼓。不久復發。其勢卽非昔比。日遷月移。纏綿無盡。終釀成最後之肺病。而達到川貝母枇杷膏治療之目標。其實此時用川貝母枇杷膏。斯爲對症。然而亦已晚矣。

故曰。川貝母與枇杷膏。本爲療治肺癆咳嗽之妙劑。今乃以病家閉門造車。不善利用之故。一變而爲造成肺癆咳嗽之利器。猶之相仇相敵者。轉而爲相友相善。可笑可憐。孰甚于是。時至今日。果何幸而爲肺癆咳嗽。又何不幸而爲川貝母枇杷膏也耶。

肺癆病之普通驗痰法

黃勞逸

欲查驗肺癆病之有無。須驗痰中結核桿菌之有無。西醫之治肺癆也。首先驗痰中結核桿菌之多寡。而定其肺癆病之期限。今將普通之驗法。譯述於右。聊見一斑。

驗法　於痰中挑取針頭大之膿塊。置小玻璃片上。更以同等大之玻璃片蓋上壓之。俟壓至極平。用鑷子撮定玻璃片。緩緩分開。吹乾片時。入火酒燈之火焰中迅速通過一兩次。然後依照下列手續處置之。

（第一染紅）將該玻璃片放平。緩緩滴石炭酸甫苦與（卽紅色）於痰面上。令普及爲度。仍用鑷子撮定。於火酒燈上烘熱。二分鐘取下。

（第二水洗）徐徐冲水。

（第三染青）如前放平。緩緩滴硫酸美企倫青（卽靑色）於痰面上。令普及爲度。烘熱一分鐘後取下。

（美企倫青二分冲淡四分之一硫酸水一百分卽成）

（第四水洗）如前洗法。

（第五去水）用吸墨紙吸乾水分。

（第六封閉）薄塗坎拿大樹膠一層。頃刻吹乾蓋住。如上處置既妥。標本即完全造成矣。乃置顯微鏡下觀之。則見結核桿菌顯呈紅色。其餘則現青色。此時即可計其菌之多寡。而定其症之輕重。則瞭然不謬矣。

肺炎病治法

章太炎

肺炎者。亦傷寒温病之一部也。審爲肺脹。宜越婢加半夏湯。其咳嗽發熱喘息不甚者。無汗宜小青龍加石膏湯。有汗宜麻杏石甘湯。非難療之候也。然當視其脉浮大有力者或浮緊有力者。乃可任此不疑。非是則當變矣。蓋咳嗽發熱。未見危候。數日身忽壯熱。加以喘息。脈反微弱。直視撮空喪其神守者。此肺雖塡滿。而脈反更瓠落。血痺不利。心藏將絕。夫太陰失開。開之而少陰轉絕。亦惟樞轉少陰以調之。汗藥寒藥。皆在所禁矣。微弱而反壯熱者何也。脈法云。陽反獨留。形體如煙熏。直視搖頭者。此心絕也。成無已註。肺主氣。心主血。氣爲陽。血爲陰。陽反獨留者。則爲身體大熱。是血先絕而氣獨在也。形體如煙熏者。身無精華。是血絕不榮於身也。心脈挾咽系。目赤視者。心經絕也。頭爲諸陽之會。搖頭者陰絕而陽無根也。（以上成說）然則此症之麻黄必不可用。要略咳嗽篇云。以其人遂痺。故不用麻黄。若逆而內之者必厥。所以然者。以其人血虛。麻黄發其陽故也。至於寒藥阻遏脈道。其戒更不言而喻矣。（予見西醫治此。有用强心劑。服神清喘止。其熱漸退而愈者。初疑其偶然。推問乃知其有法。且云專治强心。雖

中国近现代中医药期刊续编·第一辑

不治喘欬亦效。是謂治病求本。深有所得者）此症在傷寒論中。當以眞武湯加乾薑五味細辛爲主。蓋神明不傾。則直視撮空。自已血脈調利。則熱勢自衰。而咳嗽亦當以熱證治之。亦不得以表證視之也。（喻嘉言治趙室案。見其欬聲窘迫。壯熱不退。脈數無力。肌膚枯澀。醫者用河柳犀角。表裡不解。且引熱邪直入心包。顚悖無倫。視胃實譫語。更增十倍。乃至體如煙熏。直視搖頭而終。謂當用麻杏石甘湯主之。）然此可以治脈緊血盛者耳。脈既無力。則解弛不收。其血自痺。麻杏甘石。適足以增痺而重虛也。（彼病服白虎湯稍退者。乃暫時刦止之力。於病無損也。）彼與犀角而致譫語密視者。亦行引熱入心。正以犀角爲止血之藥。凡熱淫血溢。治以鹹寒。若血利大衂之屬。得犀角而自解。今脈弛血痺如此。而更飲以犀角。乃促其心之絕矣。夫邪氣盛則實。正氣奪則虛。譫語直視。多因邪氣壅盛使然。而正氣虛奪亦有然是故亡陽可以致譫語。心絕可以致直視。其時雖有客邪。而有所不能攻擊。當其脈數無力。未至譫語直視也。斯時已當固護其心。無取以淸肺爲快。從未可遽與眞武。以小靑龍去麻黃加茯苓與之可也。其次如華元化五嗽丸。（桂心皂莢乾薑等分）。千金桂枝去芍藥加皂莢湯。亦可酌而取也。麻杏石甘湯。斷非其治。明如喻氏而猶不達於此。然其藥既未下。故世人莫能顯徵其失焉。或者乃引葉氏溫邪犯肺逆傳心包之說。以皮附病機。然苟非血痺。雖熱邪襲心。祇爲懊憹不眠而已。梔豉猪苓黃連阿膠諸方多足治之。安有直治譫語諸危候也。要知手太陰肺病。於傷寒祇爲太陽裏證。而有寒熱虛實之殊。血不痺者將責之肺。自是小靑龍越婢之治。血若痺者。此乃危及少陰。必責之心。乃爲眞武之治。仲景製眞武一方。用心審諦。度越常蹊。而世人但以治老衰虛喘。其於外感咳嗽。則未見用此者。於今乃知其精絕也。

芥末能治肺炎

吳克潛

西醫治肺炎。外用芥末泥。貼于胸上。蓋有出汗作用。取宣通之意也。考我國藥品有白芥子一物。用以化痰甚驗。沈金鰲氏謂其入肺經。爲利氣豁痰發汗散寒除脹止痛之用。丹溪稱痰在皮裏膜外及脅下。非此不達。蓋其特性。搜剔痰結之功極深。是以宣肺之力倍著也。惟芥末僅可塗布。芥子則可內服。二者相衡。自當以芥子爲優也。

咯血與咳血

楊志一

夫「咯血」與「咳血」。均造成肺癆之利器也。其證見於肺癆未成之前者。則輕而易治。其見於肺癆已成之後者。則重而難救。世之病肺癆者。往往由輕而重。由易而難。此無他。一誤於病者之不知攝生。再誤於醫者之治不得法耳。

「咯血」「咳血」均自肺中氣管咯咳而出。今之西醫。於此二症既未研究其異點。且視同「。嗽」二字咳毋須强分者。考之中醫書籍。則議論龎雜。泛而不切。非云「咯血」出於心。卽云「咯血」出於腎。非云「咳血」屬於外感。卽云「咳血」屬於內傷。殊不知咳雖有聲無痰之謂。嗽雖有痰無聲之謂。但未有咳而不嗽者。亦未有嗽而不咳者。故咳嗽可併而爲一。而「咯血」與「咳血」自有不同之點在。心主生血。爲全身血脈之所司。腎主分泌。爲排泄水分之所出。二者均非藏血之所。試問心與腎有血咯出之理乎。外感、一切時病之統稱。內傷、一切虛病之統稱。外感內傷泛濫之論。豈能盡「咳血」之原乎。余以個人學力之可及。分析而經緯之曰。喉中(所謂氣管)咯出血塊。而不咳嗽。謂之「咯血」。咳嗽而痰中帶出血液謂之「咳血。」「咯血」西醫云 Haemoptoe 其未發動之前。腦部壓重牽痛。覺如有液質上冒之狀。咯則成口。色多鮮紅。「咯血」因咳嗽而痰血點或血絲。咳止則血止。咳嗽則血隨。此於見症上之異點也。「咯血」多因腎水不能涵肝。肝火激動脈中之血。或因心火有餘。血脈不得安靜。肺經適當其衝。則血病從氣管而溢。延久失治。有變成癆瘵之險。「咳血」有因風燥客肺。肺之津液被其耗傷。肺氣上逆則咳嗽。波及血脈則帶血。有因咳久傷陰。陰血不足。血脈破綻。而血從痰中帶出。苟治得其法。風燥者清宣之。陰虛者清養之。不難調治而愈。此於病原上之異點也。然則余所謂腎水不足。心火有餘。爲「咯血」之原。殆中醫書中「咯血」出於心與腎之說也。余所謂風燥與陰虛。爲「咯血」之原。殆中醫書中「咳血」屬外感與內傷之說也。特「咯血」謂之因於腎水不足心火有餘則可。謂之血出於心與腎則不可。「咳血」謂之因於風燥與陰虛則切合。謂之屬於外感內傷則濫泛。此余所以反覆致辨也。

顧病以治爲歸宿。故於治療上不得不求乎其詳。「咯血」既因於水虧火熾矣。必也脈息尺弱關弦。入夜潮熱。頭目眩暈。乃可投以知柏地黃湯之滋水涵木。加入黛蛤散側柏炭茜艸根牛膝炭藕節炭丹皮山梔之平肝止血。「咯血」又因於心火有餘矣。必也心煩不安。舌絳口乾。而後投以瀉心湯導赤飲之清心甯血。加入杏仁貝母天冬麥冬兜鈴百合之潤肺止血『咳血』既因於風燥蘊肺矣。必也咳嗽氣逆。口燥咽痛。聲音不揚。甚則體熱。先宜蟬衣薄荷桑葉桑皮黃芩兜鈴瓜蔞皮連喬桔梗側柏山茶花（桔梗升開。血症本非所宜。但此藥爲開肺要品。肺開風燥自易外散也。）之清宣涼血。待其風燥去而肺陰未復（以舌光絳爲斷）遂可投以南北沙參石斛玉竹天花粉生地二冬杏仁川貝之清養肺陰。循序進治。自無不效。至嘉言清燥救肺湯（人參甘艸芳蔴石膏阿膠杏仁麥冬枇杷桑葉）。多爲「咳血」善後而設。惟須身熱有汗可用石膏。丹溪咳血方（訶子括蔞海石山梔青黛）多爲「咳血」兼肝火而設。訶子則非所宜。今人用古人方藥。全在加減得法。未可一方而百合也。「咳血」又因於久咳陰虛矣。必見臨晚虛熱。顴骨紅赤。咳嗽氣急胸膺痛神疲。而無外感現象。當宜銀柴胡青蒿白薇杏仁川貝沙參元參鱉甲側柏茜草以及可久保和湯錢乙補肺阿膠湯戴菴百合固金湯之養陰止血。其骨蒸勞熱者。宜太陰丸之峻補腎陰。其形瘦腎虧肺損者。宜仙鶴艸旱蓮艸冬蟲夏艸貞子兔絲子十大功勞葉之肺腎雙補。其肺虛中土不振者。宜四君子湯白鳳膏之培土生金。其瘀阻胸悶。咳血氣逆者。宜瘀熱湯（旋覆花新絳猿葦批把葉參三七）之絳氣導瘀。凡此皆治法之至善至驗者也。或者曰。肺癆之成功與否。以及病之程度若何。西醫不難診斷而得。且有標準爲之分期。中醫能之乎。余曰斯易耳。凡咳嗽久不愈。潮熱形瘦。脈虛數者。肺癆也。內經所謂大骨枯。大肉陷下。肩髓內消。及咳。脫形。身熱脈小以疾。是也。其見久咳脈數。潮熱神疲色瘁者。肺癆第一期也。久咳不已。形瘦著骨。骨蒸煩熱。夜熱盜汗。顴紅不能食者。肺癆第二期也。終見便泄脈弦疾者。肺癆末期也。中醫所謂癆瘵至瀉必死。脈無胃氣亦死西所謂肺癆末期之腸結核是也。執此以觀。咳嗽至於肺癆。險矣。肺癆至於見血。尤險矣。與其求救於病入膏肓之後。何如調治於輕而易舉之前。中醫先哲有云。上工治未病。幸世人三復斯言。

風寒咳嗽與勞傷咳嗽辨

趙魯臣

咳嗽病。五臟六腑皆有之。而皆關於肺臟。蓋肺居至高。主持諸氣。其體淸輕。其形如鐘。外受六淫之邪。是從外叩之而鳴也。內傷七情六慾。積損之病。是自內叩之而鳴也。故咳嗽不外內傷外感。外感之咳嗽。直接侵肺。內傷之咳嗽。是間接而損及於肺。風寒咳嗽。頭痛。鼻塞。發熱。惡寒。內傷之咳嗽。未嘗無寒熱。而其寒熱與外感殊。未嘗無頭痛。而其頭痛亦有不同。內經云。五臟六腑皆令人咳。非獨論內傷。亦非獨言外感。外感咳嗽久延。亦成損證。內傷咳嗽。亦有因風感觸而成。若夫內傷咳嗽。如疲極傷肝。欬而脅下引痛。勞神傷心。欬而咽乾咯血。勞力傷脾。咳而氣短無力。歌唱怒呼傷肺。咳而嘔吐白沫。口燥聲嘶。房勞傷腎。咳而腰背引痛。寒熱夜發。此內傷咳嗽之由也。外感欬嗽。則風從肺竅而入。久則風從火化。亦有形似內傷者。不可不辨也。要之欬嗽不論內傷外感。而皆聚於胃。關於肺。故治風寒初入之咳嗽。當淸肅其上焦。風寒去而咳即止。治勞傷之咳嗽。視其傷在何臟而治之。不必治其咳。苟不明此遇勞傷之咳。而反治以風寒。徒戕其肺。風寒之咳嗽。而反治以勞傷。是引邪入裏。故治咳嗽之病。務在辨其內外而施治。自無遺蘊。非然者。則牽延時日。而成損證。誰之咎歟。

治肺癆咳嗽要方

張錫純

肺癆瘵嗽。最爲難治之證也。愚向治此證。恆用生懷山藥條（切片者皆經水泡過。不如用條。）軋細過羅。每用兩許。煮作茶湯。少調以蔗白糖。令其適口。以之送服川貝母細末一錢。每日兩次。當點心服之。其有脾胃消化不良。或服後微覺滿悶者。可將黃色生鷄內金。軋成細末。每用二三分。與貝母末同送服。若覺熱時。可嚼服天冬一二錢。此方曾治愈肺癆作嗽者若干人。且可令人胖壯。能享大年。

又己巳孟夏。接湖北潛江紅十字分會。張港義務醫院。院長崔蘭亭來函。言丁卯仲夏。民國革命軍過境時。溫病流行。曾用衷中參西錄中清解湯。寒解湯。仙露飲。從龍湯。鎦水石膏飲。有嘔者兼用代赭石。本此數方通變。救愈官長目兵三千餘人。共用生石膏一千餘斤。（石膏最宜生用。煅用則傷人。）並未僨事。醫學衷中參西錄。誠爲世界救命之書也。後學又自搜求二方。亦甚奇異。一爲服食松脂方。後學向日曾患癆嗽。百藥不效。後每服松松乾末一錢。用冷茶送下。月餘咳嗽全愈（按此方曾試用。失之於燥。南方氣化多濕。北方氣化多燥。此方殆宜於南。而不宜於北乎。）又一方。家母年五十時患咳嗽。百藥不效。嚴冬時臥不安枕。一老醫傳授一方。係米殼四兩。北五味三錢。杏仁去皮炒熟五錢。枯礬二錢。共爲細末。煉蜜爲丸桐子大。每服二十丸。白糖水送下。吞服數日。病若失。永不復發。家母現年八十有六。貌若童顏。此丸不但止嗽。而且延年。以後用此丸藥。治咳嗽全愈者。筆難悉數。深望先生將二方。載於貴著。或兼登各處醫報。以公諸醫界。則幸甚矣。

中国近现代中医药期刊续编·第一辑

按此丸藥方。悉用之屢次皆效。間有服之見效。久服亦似覺其燥者。遂俾於服藥之後。亦嚼服天冬一二錢（天冬之多服少服。可自斟酌。）即無斯弊。且較但服丸藥者。奏效更捷。以之治肺病至三期者。亦可見效。蓋所妙者。方中少用枯礬二錢。既善化痰。又善化腐生肌。且更加天冬。以滋肺清熱。是以用治肺病。亦有殊效也。

闢迴輪湯治咳血之謬

陳博山

不知何人想出迴輪湯（即自己飲自己的尿）一方。竟使千百萬病人。飲其羽。飽其鋒。死人於無辜之地。抱司命之職者。再不大聲疑呼。闢其謬。明其理。則其爲禍。且無窮期矣。同邑李祖善君。患咳血。體質雖强。咳血亦未久。在醫者視之。本無大患。李君心怯。以爲肺癆。惴惴焉。一若難保其殘喘者。聞迴輪湯能止咳血。心大慰。不問其穢濁。竟日日飲之。未飲之前。猶可强步。既飲之後。咳嗽愈烈。精神愈怠。纏綿床笫。粒米不入。家人大恐。急請丁仲英先生爲之處治。丁先生曰。此飲迴輪湯之誤也。穢濁之氣。塞滿中宮。脾胃變化精華之處。頓成尿糞之鄉。清者不升。濁者不降。再延幾時。胃陰胃陽一滅。難挽矣。乃爲之處芳香化濁之品。醒其脾胃。既乃爲之處清肺化痰之品。順其肺熱。調理月餘始愈。

夫童便之所以能治血症。以其能滋陰降火也。故必擇其知識未開。相火未動者。去其頭尾。但用中間一段清澈如水者。始有功効。若帶有黃色。或有沉澱者。即不可用。今以已病之人。令其自飲己溺。其溺何能清澈。濕熱也。沉澱也。阿莫尼亞也。種種不良質地。逗留胃中。焉有不敗其胃者乎。且吐血咳嗽之症。大致肺火衝激。或痰熱戀肺。肺爲水之上源。肺有熱。無不下移膀胱。用膀胱有熱之糟粕。以治吐血。何異火上添油。宜乎李君愈服愈咳。而粒米不入也。四海之大。如李君者。當然不在少數。深願讀本刊諸君。廣爲宣傳。使世人共知迴輪湯一方。其理謬。其方不可用。則造福無量矣。

肺氣腫之診療法

鄭富生

【定義】本病因肺臟蓄積空氣過多。致被異常擴張。是謂之肺氣腫。其擴張爲一時性而後再得消失者。曰急性肺氣腫。其擴張爲持久性而後再不克恢復健康者。曰慢性肺氣腫。

【原因】由於慢性氣管支炎、痲疹，百日咳，喘息等。係肺之使用過度。氣胞乃受病的膨脹而發。通常四十歲以上之人爲最多。

【症候】呼氣困難。肺彈力消失。心臟右室擴張及肥大。胸廓呈洋桶狀。頸靜脈怒張。鎖骨上窩陷入。呼吸運動微弱。聲音振顫減退。呼氣延長。並可聽取乾性囉音及大小濕性水泡音。

【診斷】以洋桶狀胸廓。呼吸困難。呼氣壓及肺活量之減少。肺動脈第二音強盛等爲特徵。

【發生】有器械說及營養說。前者謂過劇之吸氣障害而發後者謂肺組織之營養障害而發。

【療法】呼吸器不可過度使用。於患慢性氣管炎大時。從速治療。注意體操及酸素吸入。胸廓過度膨脹者。壓迫胸廓。能一時輕快。使患者暫時呼息於稀空氣之中。富裕者。冬季令其轉養於溫和之地。藥物療法僅對症下藥而已。

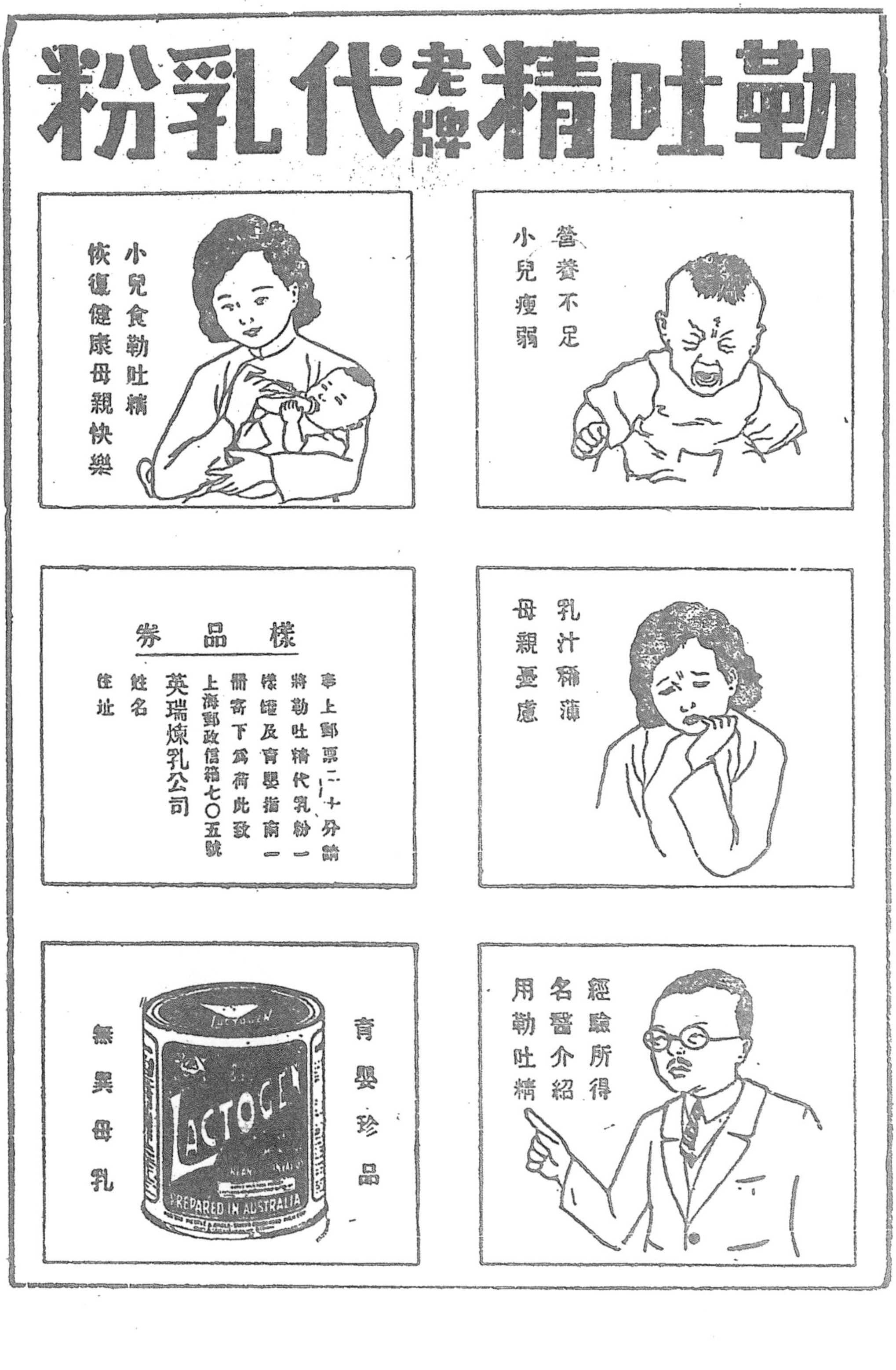
勒吐精老牌代乳粉
營養不足
小兒瘦弱
小兒食勒吐精
恢復健康母親快樂
乳汁稀薄
母親憂慮
樣品券
寄上郵票二十分請將勒吐精代乳粉一樣罐及育嬰指南一冊寄下為荷此致
上海郵政信箱七〇五號
英瑞煉乳公司
姓名
住址
經驗所得
名醫介紹
用勒吐精
育嬰珍品
無異母乳
LACTOGEN
PREPARED IN AUSTRALIA

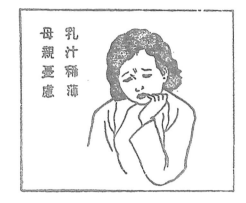

衞生報月刊

▲第一期　腦病性病特刊
▲第二期　花柳病特刊
▲第三期　急性傳染病特刊（上）
▲第四期　急性傳染病特刊（中）
▲第五期　急性傳染病特刊（下）
▲第六期　眼耳鼻喉病特刊
▲第八期　胃腸病腹膜病特刊
▲第九期　關節病骨病特刊
▲第十期　皮膚病外科病特刊
▲第十一期　小兒病特刊
▲第十二期　婦女病特刊
自民國二十年四月份起按月出版一册
▲全年十二册連郵費大洋三元

中華民國二十年十月出版
衞生報月刊第七期
▲氣管病肺病特刊▼

零售每册大洋五角

編輯者　丹徒趙公尙
發行者　上海衞生報館　浙江路五馬路口　浙江大戲院隔壁
印刷者　上海印刷所　西門方斜路　三德里十號

白页

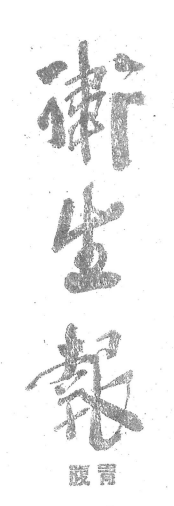

衛生報

胃腸病 腹膜病 特刊

（月刊第八期）

白页

胃腸病腹膜病

（目錄）

胃腸病

腹膜病

胃腸病

關格隔氣反胃引言

林旺全

消化器病之最難治者。莫如關格、隔食、反胃、三症。究其因。多由平素眞火虛。即不能消穀。眞水虧。即不能滋潤胃腸之毛細管。故胃腸失其養氣。無力可以動作。或氣鬱。逆傷肝膽。或飢時。而飽飱胃絡衝逆。故是症生突。總不離乎。血液枯耗。致食道窄狹。飲食苦難。然三症。俱是消化器病。症類似相屬。而其所異處。而命名者。條引而言之。

難經曰。關之前者陽之動也。脈當九分而浮。過者法曰太過。減者法曰不及。遂上魚際爲溢。爲外關內格。此陰乘之脈也。關以後者。陰之動也。脈當一寸而沉。過者法曰太過。減者法曰不及。遂入尺澤爲覆。爲內關外格。此陽乘之脈也。夫關格病者。膈中覺有所礙。欲升不升。欲降不降。升降不順。飲食不下。此肝逆。膽橫。乃是痰格中焦。寒在上焦。而熱在下焦也。

脈訣求眞曰。趺陽脈伏而澀。伏則吐逆。水穀不化。澁則食不得入。食入復吐。謂之隔食病。朝食暮吐。暮食朝吐。謂之反胃病。病機。指胃大小腸三府。血液枯竭。熱結不散。灼傷津液也。胃之上口爲賁門。小腸之上口爲幽門。大腸下口爲魄門。三府津液既傷。三門自然乾枯。而水穀出入之道。不得通暢矣。賁門乾枯。則納入水穀之消路。狹隘難行。故食不能下。爲隔食。幽門乾枯。則放出磨化之道路狹隘。故食入翻出爲反胃也。症若留連日久。則大腸傳導之道路狹隘。故魄門燥澀。大便難通也。若見吐沫。大便下如羊糞者。不治之症也。但初起難於辨別。是何症。當用何藥。及至症甚。根深蒂固。方明是某症。投某方。故難望成功也。悲哉。欲以治之。必於胃氣未損。血液未竭之前。補土以資穀食。穀食盛而血液生焉。補火以助氣化。氣化足而水津行。治之何難之有。世有奇方。曰、牛犬二灰散。着手靈驗方書詳載。非鄙人妄談虛陳。但二物造就實難遇得。按牛犬俱屬土。但犬性靈於夜。而得陰中之陽。而其胃腸火質。及消化力強倍於他獸。雖鐵亦能化。但食糯米則消而不化。放出之屎猶然是米。是得犬之餘氣。有水火之質。强有消化之性。且米土之穀。對此症。如此奇異之效驗。牛喜居水中。而得水柔之性。其所食之草。翻出而復入。治此病者。同意相求也。如大半夏湯。取逆流水。用箸揚二百四十次。煎服以其理無異。但牛溲放出而犬屎就其上者。此牛定有黃也。否則不能遇合也。牛犬屬土。質合水火。燒灰存性者。拔棄臭味也。補中土而助消納。水火足而血液生矣。

問　三症從何得之。

答　或從大病後用藥尅伐傷脾。或從虛損消渴之症誤用攻破致虛胃陰。或過食暴飲傷損消化器。或鬱逆怒傷肝膽。或素消化液乾枯大便閉結。陳物不去則新物不納。或本陰虛偶因外感汗吐下失宜。誤傷津液表邪乘虛入裏。裏氣拒格以致隔氣窒塞不通衝脈逆上。此種種皆令成關格、隔食、反胃也。

問　治之之法何。

答　最宜甘潤之品。以養胃陰。陰液足上濟賁門而寬廣。則能納食。下濟幽門闌門而開展則二便通矣。

問　關格謂升降不得阻塞中機。而喻嘉言遵仲師法用進退黃連湯。其法已備矣。此外尚有法乎。

答　關格之病。乃肝逆、膽横、痰格中焦。樞轉不能。故令上寒下熱。下寒上熱。須用小柴胡湯通其三焦。調其津液。或用枳桔二陳湯。直理中焦化其痰涎。此亦是法外之活法也。

問　隔食初起。有食入打噎。因而不能下咽者。肺氣上逆會厭。不及蔽而氣喉爲之病。當用何藥。

答　治以枇杷葉、百合、天冬、半夏、阿膠、甘草、令治節行。則逆者順矣。然必佐以乾姜之開。五味子之闔。細辛之撥動神機。令咽喉二竅得順。其出入之常遂無噎逆之患。非熟於仲景書者不悟也。

問　有食下如刀厲草勒胸痛畏食者。胃之上口內腫而食管爲之不利。當用何藥。

答　金銀花熬膏以米飲調下常服。或白水牛喉焙乾研末佐之。以金銀花能止痛消腫。且味甘而質潤。可滋胃脘之陰。性寒而氣香。又除鬱熱之閉也。

問　每食必以飲送下者。胃中之氣不上吸。故食不能自下。若非飲送即見阻滯。應用何藥。

答　胃氣不能上吸非人參之助胃不可。得食阻滯非甘緩水和白蜜之潤下不可。且其阻滯者衝脈之爲病。非半夏不能降衝脈逆。仲師大半夏湯甚妙。

問　有將食時必飲酒而後能食者。胃氣鬱塞不開。得酒之慓悍而始通。應用何藥。

答　宜平胃散料。加香附、麥芽、川連、半夏、乾姜。白豆叩、沙參、川芎、梔子、共末入羊肚內蒸熟晒乾。又易羊肚如前法三次。去羊肚爲末。以陳米湯送下三匁。日二服。以辛藥開結氣。以香藥醒脾氣。而製法之妙化其霸氣。方不傷其陰氣。經云陰者中之守也。此方頗爲合度。

問　有肝逆。膽橫。小絡相阨。兩脅時痛。食入不犯肝膽之絡。則下犯小絡。則土受木制。不能納穀。因而吐者。病由木鬱而土因之亦鬱。應用何藥。

答　朝用逍遙散。加紫蘇梗、生竹茹、橘皮。當晚用六君子湯。補虛瀉火解鬱通絡配合得法。各藥相得益彰。自不同他方泛泛也。

問　有胃火自盛、食入則吐逆不已者。應用何藥。

答　食物不得入咽。是火阻於上。宜用黃連、黃芩、之大寒以瀉火。大苦以降之。更用人參以助胃脾。胃喜於納食而急迎之入內。然必用乾姜大辛大熱衝開其關。方無扞格之患。四味等分煎服。仲師得意之方也。如食既入咽。隨即吐出是胃素有熱。一得食物爲兩熱相衝不能停留而即出。宜大黃四匁甘草二匁、爲釜下抽薪法。此與黃連、黃芩、乾姜、人參湯。均是苦寒之劑。而毫釐有千里之差。況寒熱之相反乎。

問　有朝食暮吐。完穀不化。必傾囊倒篋。盡淨無存而後快者。則食久反出無火之謂也。應用何葯。

答　此病用溫補法。人人共知。每服之而不效者。有故。當辨其爲中焦無火。與下焦無火。中焦無火有二。在陽明則胸滿。宜吳茱萸湯。在太陰則腹滿。宜理中丸。又恐此丸之過甘。則甘草不妨減半。恐其功之過緩不妨加入蓽撥、附子、吳茱、半夏、茯苓之類。勿泥定成法也。下焦無火亦有二。在厥陰則吐食。而兼酸腐亦宜吳茱萸湯。又以川椒、乾姜、肉桂、吳茱、附子、當歸、川楝子、人參、沙參、研末棗湯泛丸。米飲送下三匁一日二服。在少陰則吐食而兼水液宜眞武湯。倍生羌。或以斗門方。峻補之。愈後以腎氣丸倍桂附以收功。

問　以上諸法未至於稿。皆足以治。倘若至口吐白沫便如羊矢津液枯竭。榮衞不行。藏氣不通。則食全不入。而病之不可爲矣。未知尙有法可以救之否。

答　津液即是眞水。水由氣化。亦由火致。非其氣虛。即其火虛。積漸而來。源之既竭。泉何自生。遂致上下枯燥。若火燎原於此。欲以甘潤滋之而無源之水。入土則竭。欲從本原培之。而既焦之土難望成膏。此三症所以爲難治也。欲以治之。惟大劑吳茱萸一湯。大辛以開格。大苦以鎭逆。大甘以培中。且辛從甘以化陽。苦從甘以化陰。陰陽合化。則雨澤時降。溝澮皆盈矣。況又佐以人參之大生津液。並以馴諸藥之性。宜其爲起死之靈丹也。

問　至於停痰、瘀血、阻塞胃口、致令食道困悶。諸家俱爲有餘之症。當用何藥。

答　宜七氣散。方中全是消積破瘀之品。務宜審愼切莫輕投。

問　明蔣儀謂石打穿爲此症特效藥。然此藥世人罕知。願聞石打穿。性質形狀效能如何。

答　蔣儀藥鏡拾遺賦云。滚咽膈之痰。平翻胃之噦。石打穿識得者誰。時賢乃作一歌曰。誰人識得石打穿。綠葉深文鋸齒邊。闊不盈寸長更倍。圓莖枝抱起相連。秋發黃花細瓣五。結實扁小鍼刺攢。宿根生本三尺許。子發春苗隨弟肩。大葉中間夾小葉。層層對比相新鮮。味苦辛平入肺藏。穿腸穿胃能攻堅。採掇莖葉擣汁用。蔗漿白泥佐使金。噎膈飲之痰立化。津咽平復功最先。(從醫學速成法書錄)

入　方

斗門方用生附子一大箇坐於磚上。四面著火漸逼碎入生姜自然汁中又依前法。逼乾擣羅爲末。用粟米飲下一匁不過三服。

七氣散　大黃二匁　麯包燒熟　硇砂二分　巴豆六分　去淨油　當歸三分　牙皂二匁　火煨　挑仁十六粒麵炒　牙硝二匁　上爲末每服一分白湯送下。服之不吐則瀉。不瀉則吐。痰盡則愈。最宜審用切莫輕試。

膈噎反胃病論

張安塘

膈、胃口截住不受食。纔下咽未入胃帶痰涎吐出入胃即消此不復出。

噎、咽喉塞不通。飢欲食獨飲可下食則眼白口開而難入。

反胃、食久而吐已入胃矣。不能別清濁。此精微當心而痛旋復反出。又或從胃之下口飛騰上出。或初食一次不吐。二次食下則吐。或朝食暮吐。或暮食朝吐。或積至一日一夜脹悶不可忍。復吐原物酸臭不化。必盡所食。日日如此不稍變易。變易不定即謂之嘔吐。不謂之膈。皆膈之受病也。故謂之膈氣。巢氏治膈分五噎十膈。煩惑勿從。張子和引內經三陽結爲膈力辨世人熱藥之誤。三陽者大小腸膀胱之熱結也。三陽熱結則前後閉塞不通。不下必反上。直犯淸道。所以噎食不下從下復出。此主火結不下論亦明矣。但用承氣下之失之太峻。

丹溪主內火炎上。胃脘乾槁。槁在上近咽水可行食難入名曰噎。槁在下食可入久復出名反胃。俱見大便祕結。細若羊屎。

張潔古分上中下三焦。上焦暴吐。從氣膈噎是也。中焦痛吐。從積反胃是也。下焦遲吐。從寒翻胃是也。

王太僕則曰。食卽出是水分無也。噎膈反胃是也。食久反出是溫度不足也。翻胃是也。余察觀四說俱有至理。亦確有合者。然更有緊要捷法。此症多因憂鬱不開。思慮太過。遭變驚恐。身處逆境所致。或傷寒什病。藥不中症。亦有之。香燥熱藥斷難復用。凉瀉通利者。必損中氣。不運津液耗竭病從益甚。用者有萬擧萬全之法。可免誤命。

膈氣危證治驗談

葉雲

李思萱室人有孕。冬日感寒。至春而發。初不覺也。連食雞麵雞卵。遂成夾食傷寒。一月纔愈。又傷食物。吐瀉交作。前後七十日。共反五次。遂成膈疾。滴飲不入。延診時。其脈上湧而亂。重按全無。嘔噦連綿不絕。聲細如蟲鳴。久久方大嘔一聲。余曰。病者胃中全無水穀。已翻空向外。此不可救之症也。思萱必求良治。以免餘憾。余籌畫良久。因曰。萬不得已。必多用人參。但纔入胃中。即從腸出。有日費斗金。不勾西風一浪之譬。奈何。渠曰。儘在十日之內。尚可勉備。余曰。足矣。乃煎人參湯。調赤石脂末。以墜安其翻出之胃。病者氣若稍回。少頃大便。氣即脫去。凡三日。服過人參五兩。赤石脂末一觔。俱從大便瀉出。得食仍嘔。但不嘔藥耳。因思必以藥之渣滓。和粥粟之類與服。方可望其少停胃中。頃之傳下。又可望其少停腸中。于是以人參陳橘皮二味。剪如芥子大和粟米同煎作粥與服半盞。不嘔。良久又與半盞。如是再三日。始得胃舍稍安。但大腸之空。尚未塡實。復以赤石脂末爲丸。每用人參湯呑兩許。如是再三日。大便亦稀。此三日。參橘粥內已加入陳倉米。每進一盞。日進十餘次。人事遂大安矣。仍用四君子湯丸。調理。通共用人參九兩全愈。然此亦因其脂尚未墮。有一線生氣可續。故爲此法。續其生耳。不然者。用參雖多。安能回元氣於無何有之鄉哉。後生一子小甚。緣母疾百日失蔭之故。又有葉氏婦。亦傷寒將發。誤食雞麵雞卵。大熱喘脹。余憐其貧甚。病正傳陽明胃經。日間與彼雙表去邪。夜間即以酒大黃玄明粉。連下三次。大便凡十六行。胎仍不動。次早即輕安。薄粥將養數日全愈。此蓋乘其一日驟病。元氣太旺。盡驅宿物。以免纏綿也。設泥有孕。而用四物藥和合下之。則滯藥反爲食積樹黨矣。

胡卣臣先生曰。前治神矣。後治復不減。蓋前治明。後治良也。行所明。以持危扶顛。藉有天幸者多矣。此嘉言所以昭述其事。亦曰。不得已歟。

不消化之原因及預防法

徐人龍

古諺云。「病由口入。」胃爲百病之根。可知矣。然胃本健甚。循軌司職。初無二致。致病之源。欲歸之於腦。何哉。蓋人缺乏消化器衞生之常識。亂食亂飲。不擇善惡。不問須否。必俟痛苦呼救。始惕然知所以欲衞生之理。養生之道。亡羊補牢。時已晚矣。嗟乎。快一時之慾壑。致畢生之莫贖。亦可懼也。

(A)胃之本能　胃屬消化之器。居於腹上。處肌膈之下。其形如一彎囊。長約十至十二英寸。寬張大小。隨食饑飽。上下有二孔。一端近接食管。名賁門。一端近接小腸。名幽門。食下時由賁門入胃。即有自然蠕動。衆以胃汁。同時消化。施佈全身。其作用略可分三項。

(一)能使寬張大小。適合食物之多寡。胃衣得與食物相體貼。以便略壓食物。

(二)能使幽賁二門閉塞。禁食物出而便消化。

(三)胃有胃汁分泌。使與食物調和。易於消化。

(B)不消化之原因　凡人一舉一動。食飲居起。勞力憂鬱。皆能阻滯消化。而尤以憂鬱爲最大之關鍵。試觀事大業居高堂者。往往着筷蹙眉。雖有良好之膳品。亦不足爲其歡。因而罹此症。誠屬不尠。其餘種種。列如次。

(一)食入過多。胃蠕增加。胃酸充塞胃穴。而感痛苦煩悶。此種祇要節制飲食。卽可免避。

(二)烟酒辛辣。縱之過度。亦足爲其介媒。當其初起。糾正其嗜好。亦可避免。

(三)憂思苦慮。過則精神受傷。因而胃之蠕動力日減。或膳食時以家常瑣事相擾。由此患者。難以爲功。故尤須遷居。使離開其環境。休養其性情。厥疾其庶幾乎。

(四)身體過勞。此由全身各體互相維繫。體既乏力。胃之收縮因而弛緩。不克盡其職。其結果亦爲不消化症。患此者。宜運動腹部。不常作勞。宜愼飲食。不必驚恐。若妄投藥品。非徒無益。而又害之。

(C)不消化之症狀　輕者。覺腹不舒。頭痛脘塞。惡心。嘔吐。膨滿。舌苔膩垢。口苦口燥。腹痛或瀉。此稍有積滯。小孩最易患此。重則頭痛如裂。煩悶懊憹。飲食不納。大便乾結。口臭腹痛。食後更覺不舒。如有鯁梗之狀。此停食阻結。宜早治療。否則傳變轉重。百病叢生矣。

(D)胃之保養法　食時毋使太過。必須細嚼慢咀。食後宜散步。不作劇烈之運動。或因所需不足。致大腸失其暢行。則當食時略增於其所需可耳。嘗聞有規定之食例。茲錄如下。

(一)心之所喜者食之。但毋使太過。

(二)不飢不食。不爲定時所拘。

(三)食時必從容整暇。

(四)食而甘之。是爲唯一有效之消化劑。

(五)不消化症調護法　人既患不消化之症。恨不能立愈。急急乎乞靈於藥。每見市有出售此等藥者。無不嘗試。終鮮見效。繼則求愼於飲食。又苦於緩。或時食燒鴨醬肉。意求食多。要之此等不但無益。而且加害。所謂自然療法者。仍宜飲食得其當耳。晨起飲清水少許。早餐宜適暢。餐時佐以新鮮果蔬之流液。又未去原料之穀品。亦爲主要品。其輔佐品。可隨意選用。則其見效。必百倍於鋪張聲譽之藥石。又有食時感覺不歡。常覺脹滿。進以食物。則稍平息。或夜半亥子之時。胃液充溢。則胸膈間煩悶而覺醒。患者宜速治療。使不常發而後可。若因循失治。致蔓延而成胃癰。雖非絕望之症。治之亦甚困難。故須防之於早也。茲將預致不消化症之要訣列下。

(一)進食烹調得宜。而食有益之品。食時細咀。牙須時使清潔無垢。

(二)食時從容。勿匆匆然急遽下嚥。

(三)煙酒等宜戒絕。因其不論多寡。悉含刺激性。

(四)食時不宜談笑。不宜幻想。

(五)生冷之品不宜多服。毋使胃受奇苦。

(六)身體勞動。精神疲倦時。及劇烈運動後。皆不宜進食。

(七)攻瀉止痛。藥滌消散。皆不宜亂投。

(八)食後宜廣步庭園。不作勞力之舉動。及用腦之事等。

胃痛病一得之見解

葉橘泉

胃脘痛一名肝胃氣痛。以該病每因鬱怒憂慮而來。故有肝鬱不調。肝氣犯胃之論調。攷之舊籍。謂有九種之分。西醫籍則謂之胃神經痛。但此種病痛。實爲現世最普徧最多數之病。吾人臨床。若以精密之估計。當估百分之五十以上。至於何故近世患此者更多。實醫學上一重大問題。吾人值得一爲研究之。僕因嘗求其理。良由近世民智進化。人事繁複。生活程度增高。人類無論賢智愚不肖。無日不在憂患困難之中。營其生活。用腦過度。則胃神經疲弱。遂起消化不良現象。消化不良。則食入於是作脹。胃壁纖維神經。復以全力分泌其酸汁。致釀成胃酸過多。飽悶噯酸。溫溫欲吐等象。漸進則痞脹而痛。吐逆不能食。其次如肥甘恣其食。運動失其宜。寒暖不愼。饑飽不時。頻怒氣逆。憂思勞神。種種原因之來。胃神經首當其衝。消化機能。遂爾停頓。胃脘之痛。因之而起。在中醫學理謂之七情逆肝。肝氣犯胃。而致胃病。此原爲假定之術語。雖似空泛。實含至理。用藥調其肝。舒其氣。確有奇効。余以臨症之際。察其由寒者溫之。食者疏化之。挾氣者疏理之。挾飲者分利之。然必以健中安胃之藥。以爲諸藥之佐。每應手獲效。即如新近發明之胃藥片。亦以調肝健胃之品爲主劑。推其理而配合成方。故對於九種心胃痛病。皆有奇效。其實古人所謂九種者。肝鬱氣滯胃弱爲主要之原因。其他如血、寒熱、食、痰、疰、蟲、悸等。不過病中副因耳。

胃氣痛

秦丙乙

在今日疾病界中。除男女青年之性病而外。其最普徧者。固無如肝胃氣痛之爲病矣。無男女。無老幼。莫不疾首蹙額曰。肝胃氣痛之可畏也。我向患之而苦莫之能脫也。夫肝是肝而胃是胃。肝胃同稱。蓋病家之俗名。衡之現狀。胃氣痛之患者。實多於肝氣之痛。胃痛當心攻痛。與心痛相似。惟有脹悶之兼症。靈樞曰。中脘穴屬胃。隱隱痛者。胃脘痛也。俗稱胃氣痛。而方書曰胃脘痛。蓋以此也。考胃爲水穀之海。稟冲和之氣。其所以作痛者。乃納食不利消化。失其通降之權。或偏寒偏熱。積久成病。人無老幼。極易得之。病雖小恙。遷延失治。亦可致大。不容不愼也。因擬三方如左。

甲方治中脘疼痛。胸悶不舒。納食卽作。神疲肢軟。或嘔噁吞酸。或便艱胃呆。屬實者。仙半夏錢半　廣白陳皮錢半　製香附三錢　范志麴三錢炒包　炒枳實一錢　括樓皮三錢　小青皮錢半　炙川玉金一錢　切苓塊三錢　香穀芽三錢　春砂仁四分打後下。

乙方治胃脘痛作息有時。屬熱者。

金鈴子二錢炒　延胡索錢半炙　仙半夏二錢　瓜蔞霜三錢　廣陳皮錢半炒　黑山梔錢半　火麻仁三錢研　白茯苓三錢　江枳殼一錢炒　梗通草八分　淡竹茹錢半炒

丙方治胃疼日久。胸宇嘈雜。腹饑卽甚。得食稍減。屬虛者。焦白朮錢半　宋半夏錢半　新會皮錢

半　雲苓三錢　杭白芍錢半炒　川楝子二錢炒　焦山枝錢半　括蔞仁二錢　香穀芽三錢　玫瑰露炎竹茹錢半　佛手柑一錢

胃病中最可怕之胃潰瘍

周文新

我國之所以被鄙爲東亞病夫者。實由於國人多無健全之身體。不足以振作精神也。而我國對於飲食衞生之不注視。尤爲國人之通病。故患胃病者之突多。安得不高出於各國之上哉。蓋人之營養。惟飲食是賴。胃既病而失其消化食物製造營養之機能。皮之不存。毛將安附。然則何者爲飲食不衞生致釀胃病之素因。如喫飯太快。不知細嚼。此其一。飲食前後。多飲湯茶。致胃液冲淡。此其二。嗜食刺戟性食品。如薑、芥、蒜、椒等。致胃泗膜充血而發炎。此其三。三餐以外時食閒品。或食堅硬物品。致胃臟疲勞。此其四。喜食過熱物品。致胃燙傷。此其五。有此五項。則胃臟遂因之而發炎。而分泌過度。而成潰瘍。而陷於危險之境。然胃病之種類甚多。倘至胃潰瘍。可謂已達胃病步驟之末路。非得全無良果。亦較之其他胃病困難多矣。茲將其症狀約略述之。胃潰瘍亦有不發症狀者。但平常以胃痛、嘔吐、吐血爲主徵。胃痛多起於心窩部。或放散於胸、肩、背、腹等部。且在第十一至第十二胸椎左側附近。有一定壓痛點。其發作馴速。因壓迫而增劇。於攝取麵、肉等堅硬食品。或酒類。及冷熱過度者。約食後一刻鐘即起疼痛。倘疼痛劇烈。甚至顏面蒼白。脈搏微弱。冷汗淋漓。昏暈虛脫。嘔吐發於食後。或疼痛劇烈時。但吐後痛即稍減。吐血之血量。視潰瘍之廣狹。及血管之大小以爲定。血量少時。僅食物中現有煤煙樣之黑斑。或不出自口腔而入腸管。混於便中。呈醬黑色。肉眼可辨。若較粗之血管破斷。出血不止。則患者面色慘變。胸口氣悶。耳鳴眼花。四肢厥冷。或猝然倒斃。其他如舌呈赤色。呑酸嘈雜。胃部膨滿。食慾減少或旺盛。大便祕結等一般症候。均有發現。

呃逆證治指南

彭汝澍

呃由中氣虛衰。寒閉於上。火逆於下。直冲清道。而呃忒作聲也。有寒熱陰陽虛實之辨。要知胃實氣逆。則呃。胃虛氣不下順。則亦呃。

(內因)寒閉於上。火逆於下。及久病胃虛。傷寒失下。痰火相搏。肝氣滯逆。更有胃弱陰虛。木火內凌中土。或寒滯熱結。或水停食鬱。或恚怒過熱。或體虛中寒。總因胃氣虛衰。邪氣逆上。不論寒熱虛實。皆能發呃。

(外證)火呃者。乍發乍止。躁渴便難。冷呃者。綿綿不已。手足清冷。痰呃者。呼吸不利。呃有痰聲。虛呃者。氣不接續。呃聲低怯。氣呃者。呃聲滯逆。胸滿脅痰。瘀呃者。心胸刺痛。水下卽呃。肝呃者。聲小氣長。氣急心痛。腎呃者。呃聲低小。氣促息微。

(辨證)病深者其聲噦噦。卽呃逆之無轉聲者也。呃出中焦。聲大而短。噦由下焦。聲細而長。內傷脾胃爲不足。邪鬱內熱爲有餘。邪滯氣逆屬肝。精空氣促屬腎。

(脈法)脈浮緩爲易治。數大爲難療。結促者危。代濇者絕。左關弦爲木乘土。右寸數爲火乘金。俱不可治。

(治法)當温中化痰。調和胃氣。隨所感而治。氣逆者疎導之。食停者消化之。痰滯宜湧吐。血瘀宜破滌。熱鬱宜淸。寒滯宜温。汗吐下後過服寒凉。宜温補。虛而熱迫。宜凉補。陰火上冲。宜導引。陰虛氣逆。宜歸納。

(辨治)近世治呃不辨寒熱虛實。概用丁香附子姜桂。非損不足。卽益有餘。如胃虛而呃。木挾相火。直冲淸道者。異功散—加肉桂柿蒂。甚加黃柏附子。送六味丸。吐利後。胃氣虛寒者。理中湯加附子丁香。胃虛挾熱者。橘皮竹茹湯。呃兼嘔吐。胃虛有痰也。半夏茯苓生姜人參煎服。食積鬱久發呃者。枳朮丸—加半夏茯苓生姜。飮熱湯食椒姜卽呃者。胃中有寒痰死血。格拒不入也。宜姜汁韮汁下越鞠丸。瘀甚者。理中湯—加蓬朮桃仁。寒甚者。呃逆兼嘔也。丁香散—或附子糯米湯—加川椒丁香。產後發呃最危。四逆加人參湯—加丁香肉桂主之。寒鬱熱邪—[illegible]呃。連理湯—加半夏生姜。主之。

(危證)頭汗淋漓。呃逆連聲不止者死。

(用藥)二陳湯—加丁香柿蒂。氣呃—加沉香枳殼。食呃—加山查神麯。痰呃—倍半夏加瓜蔞。火呃—加黃連竹茹。水呃—加猪苓通草。胃虛—加人參白朮。胃寒—倍丁香加炮姜。傷寒—失下發呃—承氣湯—

加丁香。頑痰可吐—瓜蒂散—加丁香。氣不歸元—八味丸。加沉香。

(選方)丁香柿蒂湯。治胃寒氣滯呃逆。脈緊細者。

丁香兩半柿蒂三十枚。青皮兩半炒。陳皮兩半共爲末。水煎三錢。去渣溫服。

(方解)胃中寒滯。胃氣不化。清陽抑遏。而升降失常，故呃逆不止焉。母丁香溫中散滯。甜柿蒂降止呃。青皮破肝氣以疎邪。陳皮理胃氣以和中。爲末水煎。使寒滯既消。則肝胃詞調和。而升降有權。安有呃逆之患乎。此溫中降逆之劑。爲寒滯呃逆之耑方。

(捷徑法)紙撚刺鼻。得嚏則呃止。嗅香味則氣通。而呃亦止。食香物則膈爽。而呃亦止。又方。乳香硫黃艾葉各三錢。好酒煎沸。令病人嗅受其氣。而呃亦止。

嘔吐

丁華堃

凡飲食既入胃後。復由胃排抵從口內嘔出者。謂之嘔吐。雖其動機在胃。然亦有因膈及腹橫肌强收縮等之高度抵壓所致者。蓋胃之收縮作用。本將內容出自幽門。但當此時際。幽門受抵壓。以致閉鎖緊密。而賁門却仍靜止或開大。是以胃之內容。捨此無由。不得不向上排洩矣。更有於發動之終。逆衝之間。往往幽門變爲閉鎖不全。倘再反覆嘔吐。每有多少膽汁吐出。吾人俗有嘔破膽之論。其實即此之誤也。其發作時。常伴有惡心噯氣、顏面蒼白、或冷汗淋漓、脈搏亢進及虛脫等症。但在腦病則不發惡心而突起嘔吐。因嘔吐中樞在延髓（前者以末稍部之刺戟而反射。後者則直達於中樞也。至嘔吐之時期。於診斷上亦頗有關係。如胃病及腹膜炎每於攝食後立即嘔吐。賁門狹窄之胃癌亦然。而幽門癌食後須經三時始發。又胃酸過多症及胃擴張症。則爲時更久。此外如酒客及神經性消化不良症。多嘔吐於空腹時。且酒客以早晨空腹時爲最多。

綜觀以上之症狀。從其原因分嘔吐爲四種。

由攝取食物、胃過飽、吐劑作用、及一切胃病之嘔吐。均爲自胃起之反射性嘔吐。

因女性生殖器諸病、月經時、腸及腹膜病、腎石、膽石、疝痛時之嘔吐等。爲起自下腹臟器而生之反射性嘔吐。

刺戟咽部。或劇甚咳嗽發作。因而嘔吐者。爲由咽喉激刺而生之反射性嘔吐。

吸飲煙酒。或鴉片、嗎啡等痲醉藥。及各種腦病。直接刺戟嘔吐中樞。使發嘔吐者。爲中樞性嘔吐。

吐血之原因與治療

李頤健

吐血西醫謂胃出血。中醫謂血不循經。胃熱上騰。火甚迫血所致。可見二者。皆斷爲胃病。是所見略同。然其療法。尚無根本之治。時醫徒用止血之藥。而不知用調肝行瘀之法。以是不能除吐血之根蒂。誠爲可惜。不知血之運行由於心。血之收積藏於肝。肝氣暢達。血即流利。血能流利則不積瘀。肝臟無積瘀。而心臟所來之血。方能通達以循行週身焉。若然者病安從來。否則如外受驚怒之刺戟。或撲跌之損傷。則肝臟失統機之能。脈絡之道壅塞。因之舊積之血不除。而新鮮之血不能與肝絡互相接換。所積之血。遂釀為瘀。瘀血菀結。肝絡窒塞。其所生之新血。乃不能入肝臟。而反溢於胃。復加胃火之盛。遂爲上湧。而吐血之症作焉。若欲療此症者。宜先通脈絡之道。除瘀血之塞。使新來之血。得入肝臟。肝脈通達。血不入胃。而病可瘳矣。鄙人研究十餘載。發明用三七、桃仁、通肝絡。兼除積瘀。赤芍、丹皮、紫草、涼血入肝。當歸爲引血之歸經。以當其位。再加生地炭。棕灰止血。余初用此方時。病者皆疑爲吐血之人。虛憊之極。奚堪再用三七、桃仁。獨不知肝臟血積不除。心臟新血何能引入肝臟。正如匪黨不除。天下不寧。三七、桃仁。即所以除匪黨。以平天下。去瘀血以引新血也。誠有曲突徙薪之妙。世人實所不知也。蓋三七之功。爲化瘀通脈之將軍。桃仁即其副兵耳。鄙人特將三七研末。摻於結堅之猪血。血即化爲水。再加以上各葯湯。同放於猪血中。細驗血質變化。但見黑積之瘀血。能變成紅豔之鮮血。而其中之鮮紅血。獨不變耳。由此推之。三七一物。功能除瘀血。而於新鮮之血無礙也。然此方不僅以此試驗。就爲確定。更有歷治多人。皆著奇功。引證於左以資研究。

敝邑羅某君夫人。患血病年餘。諸藥罔效。兩脅如刺痛。二三日後。即見吐血盈盂。面色青白。四體衰瘦。延余診治。與此方二劑。血即止。惟兩脅刺痛未除。再加元胡、鬱金而愈。繼用歸脾湯調養。現經二年餘。未曾復發。

余宗伯母黃氏。患吐血症三四載。每發之時。卽服十灰散。而血卽止。今舊恙復發。比前較重。每日吐血碗餘。兩脅及胸前隱隱作痛。稍有勞動。其痛必劇。遷延月餘。血不能止。中西藥徧嘗殆盡。皆無獲效。延至二月初。病增危篤。急來邀余。投前方效如桴鼓。

余治此二症。用三七、桃仁。時醫皆謂此二味。破血不堪用。病者亦不敢服。殆延至病機垂危。以爲死馬當作活馬醫。方肯將余方試用。竟獲奇效。乃知其藥之妙。唐容川氏爲治吐血之妙手。其先用止血。繼投破瘀。余卽仿用其法也。可見漢醫治病之法。用藥之妙。眞西醫所望塵莫及也。

神經性胃痛與其他類似各症之異點

管佩之

神經性胃痛之發生。有原發性。續發性。及反射性之別。故必先明其原因之所屬而後可。但胃痛之原因頗多。只得略述如下。一、神經衰弱。臟躁病等機能性神經病。及脊髓炎。腦瘇腸等神經中樞疾患之原發。二、瘧疾。傷寒等傳染病。及鉛。水銀。尼古丁等之中毒。三、月經障礙。遺精等男女生殖器病之反射。四、胃及其鄰近臟器疾病之波及。發作前屢有胃部膨滿。噯氣。噁心。嘔吐。流涎頭痛。精神異常等預兆。心窩部突發劇痛。往往放散於背部左側肩部。及季肋部等。甚至有顏面蒼白。四肢厥冷。流汗。不省人事。痙攣等症。但痛至極度卽復輕快。常以噯氣。欠伸嘔吐等而止。惟不發作時。則仍完全健康。卽胃之機能。亦可無異。且疼痛時因壓迫而輕快。是其特徵。由上觀之。其症候也顯矣明矣。然倘有其他相似之疼痛。每易誤診。故特述其他各症之症狀。以便鑑別。蓋胃痛一症。人多忽視。倘以他症而誤爲本症。則爲害大矣。

一、胃潰瘍之胃痛。多在食後。其腹上部若輕加摩擦。或叩之以指。則發疼痛。適與神經性胃痛相反。

二、胃痛及慢性胃炎。僅有鈍痛。或持續性微痛。

三、胃酸過多症之胃痛。多發於食後二三小時或空腹時。如攝取蛋白質或亞爾加里劑。痛可緩解。

四、腸疝痛之位置。變換甚速。屢有鼓腸症。因放屁或排便而痛止。

五、膽石疝痛。痛在肝臟部。常有熱。約食後四五小時痛卽發作。肝或膽囊腫大。且有黃疸。大便中現有膽石。背部第十二胸椎附近處。有壓痛點。

六、腎石疝痛。痛發自腎部。經輸尿管而放散於膀胱、睪丸、大腿、背、及肩胛等處。尿量短少。或竟無尿。倘腎之一側閉塞則起水腫。若不全閉塞。其尿多混濁。或含有血液及石片。

七、肋間神經痛。疼痛甚劇。因深吸氣咳嗽噴嚏而益甚。多發於左側第五至第九肋間神經。並有三痛點。在脊柱傍椎間孔之脊髓神經出口部。爲脊柱點。在肋間中央側穿孔神經之分岐部。爲側點。在胸骨緣近或腹直肌上前穿孔枝部。爲胸骨點。

八、腹肌偻麻質斯。因壓迫或身體運動而加重。如仰臥使腹肌弛緩。可減痛。或中止。

胃運動神經的幾種異常症

費公質

噯氣　噯氣而屬於神經性者。多見於臟躁病、神經衰弱症、及生殖器疾患神經症等。乃大量之氣體從口內排出。其原因有爲空氣說。有爲噴門弛緩說。有以咽頭或食道疾患說。質言之。概係空氣嚥下之結果。藥物療法可用阿篤魯必湼、抱水格魯拉兒、及臭素劑等。倘以此現象告知患者。亦可自行抑制。

食物逆流症　神經性病或精神病人常發本病。係食後胃內容因逆流回至口內。復經再嚼而嚥下之謂。故又名再嚼症。但食後旋即回出者。尙可再嚼再嚥。如已漸消化。則含有酸苦等惡味不能下嚥。本病隨意發生者亦可隨意制止。若常習逆流吐出。人體逐漸消瘦。其治療可使患者自行避免。或行電氣療法。藥物用麻醉劑。

反芻症　與食物逆流症相似。惟食物排於口內則不復嚥入。而卽吐出。且發作時無其他前兆及惡味。本病有特發及與他胃病或神經性病同發。行電氣療法或有效。藥物用士的年或臭素劑等。亦可使患者自己抑制之。

嘔吐　凡嘔吐與胃無關者屬神經性。概由腦及脊髓疾患、或生殖器、咽頭、喉頭、鼻、腎、肝、脾、腹膜、盲腸等疾患反射而起。亦有爲神經衰弱症之一分症者。若診斷其是否係屬神經性。可注意下列之各點。卽嘔吐容易。嘔物之無關。限服某物而不吐或發吐。吐後飢餓之不覺。吐於早晨或空胃時。胃機能之無異。嘔吐與神經症候之併發。鬱血乳頭之有無。尿中蛋白質之存否等是也。其種類有腦性、臟躁病性、神經衰弱性、脊髓性、定期性、兒童性、反射性等。治療之法。以原因療法爲主。倘原因不明。則行對症療法。宜服易消化之固形物。若嘔吐不已。用滋養灌腸。轉地療養水或電氣療法均可行之。藥物用鎮靜劑。若內服困難。用坐藥塞肛門或注射。

胃空氣膨滿　本病因空氣入胃以致膨滿。往往發不快緊張、呼吸困難、心窩苦惱等。倘排去空氣。遂諸症緩解。本病或爲定期性或爲持續性或單獨發生或爲神經衰弱症之一分症。其他亦有與胃腸疾患併發者。療法與前者無甚相差。祗對症療法稍異耳。

胃蠕動不安　本病多由幽門狹窄致運動性胃神經興奮過度而起。然精神感動房事過度等亦可爲其誘因。腹壁之下凸出如丘狀。其運動自左向右。可由目擊。食物須擇其易消化者。大便亦須注視。此外可用氣候療法、水治療法、電氣療法、及洗胃法。藥物用臭素加里、沃度加里、莨菪膏等。但肥胖法亦有效。

噴門痙攣　患者胸骨後部有緊滿感及訴苦悶疼痛。飲食難進。消息子亦難送入。痙攣消失則否。倘發於老年人。及其狹窄係漸次增甚。且腺多腫大者。則係賁門癌。本病因精神感動或噴門部粘膜之糜爛而起。有一時性及永時性之分。局所療法用消息子送入。內服用阿列布油硝酸銀等。且加一般神經病之治療。

幽門痙攣　本病爲一時性。幽門痙攣性收縮於食後數小時間。心窩覺痛。甚至嘔吐。但因嘔吐而痛止。藥物可與以臭素劑脂肪及油療法亦有效。

幽門閉鎖不全　於神經性幽門閉鎖不全。如臟躁病及壓迫性脊髓炎等患者常見。患者胃內若盛有空氣。則其氣速即由胃至腸。致腸膨滿。且嘔吐消失而反發下痢。因胃內容離胃過速而使然。行電氣療法有效。

胃病脞話

秦丙乙

患胃病者。消化不良。食飲頗難任意。痛苦甚矣。推其所以致此者。則嬌養過度。習非成是。未始非一大原因也。故患者率屬中上級人。而布褐藜藿者不與焉。近閱明代李東陽賓之懷麓堂集食戒篇。對於今日社會上一般安富尊之胃病家。大堪爲當頭棒喝。亟錄而出之。並竊加註釋其間。下原文。

予(李公自謂下放此)病脾(今稱胃病)時。沈都憲時暘。嘗對食。退語人曰。若非不能食。乃多食之故耳。(一語道破)後鴻臚淩主簿遠。爲予言。少時病不能食。(過來人)有一叟問曰。(此叟大有來歷其殆胃病專家乎)汝欲食乎。我教汝食。(食需教)翌日可空腹來。(奇突)比至。設飯肉各一器。令余食。將就食。遽以手止焉。(何爲乎)曰。未可也。取箸畫飯爲四分。乃使食。食下一口。輒欲就肉。又止焉。(奇)曰。未可也。如是者三。食盡一分。(饞涎欲滴)乃使食肉一臠。(妙)如是者四。而器盡。復問曰。子尚能食乎。曰。能。(小效已著矣)曰。否。子姑去。凡食必此準爲法。(此法維何食飯多而食菜少耳)及歸。如其言從之。不閱月而食進。(病胃安在)往謝。且問焉。(吾亦欲問)叟曰。脾性惡膩。汝米食而恆先膩物困之。安能使之運化乎。(至理名言不愧爲胃病專家世之病胃者其鑒未)予聞之重有感焉。越十餘日。病再作。

胃用此法（堪稱良法）而痊。因錄以自警。

健腸胃之良法

許尙義

疾病之人。多由於胃之不良。若胃能健全。其他之各部。雖一時虧損。因胃能消化適當之食品。則虧損之部分。亦易恢復。腸與胃。實互相關聯。共司食物之消化吸收。故須謀其健全也。健全胃腸之方法。敍述如左。

一、常爲適宜之運動　運動能使構成身體之物質。容易消耗。而彌補此消耗者。則有飲食物。故胃腸對於食物。常因運動消化力較强者。乃應自然之要求也。

二、務保心意安適　心不安適。血液陡旋頭部。思慮過度。食物入胃不能分泌多量消化液。因而不能得優良之營養。故常持樂天主義。心常安適。則胃腸常健全。胃腸健全。則體軀自康强矣。

三、務勤於沐浴　適度之濕温。淸潔皮膚。增進血液循環之力。其結果身體之新陳代謝。遂能旺盛。而增進食慾。

四、常呼吸淸凉之空氣　淸凉空氣者。比較的含有多量酸素之空氣也。此與食慾。大有關係。蓋酸素備有燃燒物質之性。吸此酸素。以助新陳代謝。排出身體之老廢物。食慾遂旺矣。

五、睡眠適宜　如遭事務繁劇之際。數日不能睡足。必致食慾減退。故睡眠適度。爲健全腸胃之要則。

六、應身體之狀況　氣候境遇等。飲食有節。烟酒尤宜戒絕。

蚘蟲論

陳安仁

古人以蚘蟲爲人身固有之物。爲消化食物之蟲。吐蚘者。爲胃不安。故烏梅丸一曰安胃丸。按嘔吐之證。都由胃之不安。不得以胃不安屬吐蚘之一症。更不得以安胃而謂即所以安蚘也。至消化之功。則在乎命火之熏蒸。肝胆之淸氣。脾胃之輸運。臟腑之傳道而已。於蚘蟲何尤。卽凡動物。莫不俱有消化之器。而消化器中。非必俱有此蟲。則此非爲消化固有之物可知。至有謂蚘蟲爲厥陰肝木之病。以木爲水火之中氣。濕熱蘊蒸。木氣鬱塞。腐蠹朽爛。而蚘蟲生焉。但腐化生蟲。萬物皆然。不獨木氣鬱塞而始然也。況蚘蟲則在乎消化系中。烏梅丸之治吐蚘者。以厥陰乘犯陽明。不得以蚘蟲謂卽肝木之病。竊謂蟲之寄生於消化系者。普通之人。常都有之。早由飲食之中。不無有機物之微菌至胃中。得食濕而發其生氣者。在强壯之人。運輸靈捷。排泄力旺。新陳代謝。不使久停。雖有微菌。而不能化生。故不爲病也。其次者運輸較遲。排泄倘易。雖有化生。不能竊據。故亦不爲病也。若羸怯之人。則運輸鈍滯。排泄力弱。陳莝鬱積。微生物之物。得以廁生繁殖其間。馴至水穀之精華。不能盡爲人身之營養。而反多爲寄生之滋料。蟲愈强則人愈弱。抵抗之力。益不能勝。至病危而蚘蟲自出者。以胃少穀氣。蟲不能安其位也。蓋蚘蟲賴食濕以爲養。蟲失其養則自出。其蟲之自出。而知胃之衰也甚矣。故烏梅丸中用參附輔正之品。而即用連柏椒姜殺蟲之味。願以人與蟲迭爲消長。不能並立。安得以蚘蟲爲人身固有之物者乎。

査微生物之寄生與人身者。形狀不一。名目繁多。鄙人既缺經驗。又乏見解。未敢俱參臆說。即蚘蟲一端。雖意想如此。亦未敢自以爲是。况膚淺之見。何敢妄爲論列。貽譏於大雅。惟思學問無窮。愈研究則愈精。古人云。切磋琢磨。端資師友。又謂欲探其源。而窮其奥。一人之智識有限。舍此徵問奚從。鄙人竊取斯意。乃以一孔之見。欲藉　貴報發表。與同道　諸公。交換智識。藉資研究。倘不我遐棄。頒賜宏論。辯正糾確。則於吾道不無小補。豈特鄙人之私幸哉。

交腸證治之討論

陳儀臣

交腸之爲病。朱丹溪云。糟粕出前竅。尿溺出後竅。薛立齋云。小便出糞。名大小腸交。喻嘉言云。交腸一症。大小二便。易位而出。董魏如曰。前哲論交腸證者。俱謂闌門不清。以致清濁混亂。故大小便易位而出。夫闌門爲大小腸交接之門戶。雖曰不清。而二便各有所出之道路。又焉能遽易其位而出。竊謂交腸一證。乃屎出前陰。溺出後孔之候。溺出後孔者。水氣併入大腸。自闌門不能泌別清濁。可以闌門不清爲論。若屎出前陰者。乃腸膀內膜併破之候。非腸穿則屎從何竇而出。膀胱不破。則屎從何竇而入。要必腸穿膀破。而後屎溺得以易位而出。又必破損之處。其竇貼連。而後得出入不爽也。嘗驗諸獸之膀胱。皆附於大腸之募。與廣腸下連。故腸膀一通。而便可易位。否則難乎其爲交矣。余治交腸症四五人。皆待於險產之後。其爲腸膀內膜破損。不言可喻。費澤堯云。考交腸病。爲女子僅有。而男子絕無。蓋關乎生理上有特殊也。原夫女子前陰。具有二竅。在前上方者曰溺孔。（又名尿道口）內連膀胱。小便所由下也。在後下方者曰廷孔。（又名膣口）內通子宮。經帶所由下也。廷孔之後。即屬後陰。距離甚近。而直腸前壁與膣腔後壁。其間端賴一層骨盤結締組織之薄膜爲之中膈。若此中膈薄膜一旦穿孔。或結締質疏鬆因不緻密。其直腸中之稀糞。即能由廷孔而下。故在西醫有膣性非自然肛門之名。是屬於外陰部畸形病也。我國內難等書。未見有此病名。其爲秦漢後人所造無疑。而命名之不通。實屬可笑矣。惟其未悉生理。所以不明病理。而特造此不通之病名耳。要知存溺者膀胱而非小腸。稀糞出前陰者廷孔而非溺孔。且也膀胱與直腸。中隔子宮。何能飛渡。故小便出後陰。決無是理。亦斷無是病。徵諸前人治驗。如石頑治詹婦陸女兩案。及回春所載一案。均足以證明。綜觀五家學說。及前哲各醫案以總核之。其病在婦人產後最佔多數。必先由子宮膜破裂。而後連及腸穿孔。惟中醫治法。多主利溺消瘀。如五苓散。及破漆紗帽。或舊幞頭燒灰等藥治愈。然此等驗案。必竊懷疑。因此乃體質之病。非功用之病。恐非湯藥丸散所能奏効。必須由手術縫合。始能彌縫其破裂也。然耶。否耶。質之當今之學貫中西者。有以教之。

下痢與便秘

江信賢

腸之生理運動。可別爲三種。因環狀肌肉及縱走肌肉之週期收縮。腸管運動不已。使內容混和使之前進者。曰振子運動。由反射所起之狹窄。及强直性之收縮。使腸內容前進而排洩於體外者。曰蠕動運動。爲急發之長收縮波。腸內容因之急速前進者。曰迴轉運動。若叛此常態。其運動亢進或麻痺。則爲病變。此種現象。大抵以腸排泄之變化而爲識別。其變化或由攝取之食物消化及吸收障礙。或由腸內發生之異常成分。或混入發病原素等諸誘因。故須注意其通便。方可知之。而下痢便祕卽所由生也。蓋人之大便。一晝夜中通常一二次。惟哺乳兒有至四次者。倘過或不及。其次數增多者、曰下痢。反之減少者曰便祕。

下痢　因腸粘膜受器械、化學、細菌等之刺戟而起。大便常稀薄。輕者日不過三四次。重者日數十次。一則以腸之蠕動亢進。妨礙其吸收機能。一則由於腸粘膜分泌機能之增進。更有因消化困難而下痢者。因宿便刺戟腸粘膜。或腸內容變化而蠕動旺盛者。及因精神感動過甚。神經衰弱等而發慢性神經性下痢者。此外亦有因血液受異常刺戟。及各種病症如肺炎、丹毒、傷寒等而起者。治療之法。先去其致病之原。固不待言。倘因腸弛緩而下痢者。用電氣療法或按摩法有效。行溫罨法可鎭靜腸蠕動機。緩解疼痛。對症療法中食餌療法最要。宜選易消化含有營養分不刺戟腸粘膜流動性食物。可與以少量粥汁、濃茶、咖啡等。酒類及寒冷食物禁忌。牛乳每有促進下痢之虞。亦不宜服。藥物療法在臨床上可分爲二項。排除腸內蘊積。以減少腸粘膜之刺戟。促進其自然治癒機轉者用瀉劑。使腸粘膜潰瘍、創面等組織緊張緻密。以達收斂之目的者。用止瀉劑。至臨床上之宜此宜彼。則觀其病象之若何而任其取捨也。

便祕　其原因以腸蠕動減弱爲最多。蓋腸蠕動減弱。則分泌減少。而積蓄於腸之內容。遂乾燥固結。

以致通過困難。但亦有因腸之狹窄、閉塞、篏頓等及受外部壓迫而起者。此外有爲胃、腸疾患、傷寒、神經衰弱、萎黃病、子宮變位等之續發症者。本病之輕者。多爲一時性。大抵爲他種病之一症候。倘成常習。則婦人較男子爲多。而運動不足及生活狀態無規定者。亦易罹之。一時性者。無甚痛候。慢性者腹部感有壓重、緊張、膨滿等。間發疝痛樣疼痛。更有食慾不振、惡心、嘔吐、頭痛、頭眩等症。本病之食餌療法。以强壯腸之蠕動機爲目的。早晨空腹時服用多量冷水。果類、牛乳等最良。香料、食鹽等能刺戟腸粘膜催進蠕動。故亦可服。按摩法可亢進大腸之運動。增加腸肌及腹肌之緊張力。電氣療法亦然。水治療法卽用冷水浸毛巾貼於腹部。使腹部突然寒冷。亢進腸蠕動。催進便通。藥物法療。唯使用瀉下劑。瀉下劑更有峻下劑與緩下劑之分。峻下劑只可應用於一時。緩下劑不妨長用。此種下劑之作用。約可別爲二類。直至腸管。抑制其內容吸收。因之成液狀便。而使排泄之藥物。爲鹽類下劑及膠質。如硫酸鎂、甘汞、卡耳斯鹽、列格林等。刺戟腸管或一部。使其運動亢進之藥物。爲植物性下劑。如草麻油、大黃等。但下劑之於便祕。多用於諸療法之後。尤以慢性之常習便祕非用他種療法不可。下劑殆不奏效也。

談宿食

沈仲圭

宿食之名。防於金匱。實卽俗語所謂停食耳。食何以停。則以脾氣不勝食氣。譬如力能負担六十斤之人。今眘以肩八十斤之重物。自不克勝任。而止於中途矣。宿食之輕者。僅現吞酸噯腐。惡聞食氣而已。

行斷食療法一二餐。以養胃力。病即霍然。重者胸次脹悶。腹滿拒按。大便不行。舌苔黃膩。右關脈滑。此爲燥矢結於大腸之鐵證。即用肥皂水灌腸。便通而病隨愈矣。上舉二法。事簡功宏。且不傷元氣。患者大可自療也

宿食有兼頭痛者。斯非風邪外感。肝陽內動。乃濁氣上蒸耳。祇治本病。其痛自愈。

宿食之胃秘。乃必然之勢。若病者不知減食。飽啖如常。則胃中宿食。陳陳相因。不但疾不易瘳。而消化不良胃痛等症。造成於斯時矣。

吾華習俗。素主多食。以爲食最大。則養料豐。而身自强。不知胃腸之消化吸收。有一定之限度。飽食多餐。徒傷胃氣。毫無裨益也。

腹痛

吳克潛

腹痛。非奇疾也。病者常忽視之。醫者常易忽治之。殊不知腹痛有重有輕。重者所關亦至大也。痛在臍上可忽然陣作。身體本無他病者。停積新食。痛在臍下。忽然陣作。身體本無他病者。停積宿食。新食宿食。若有停積。必胃納不佳。腹初脹滿。迨陣陣痛作。則已有可動之勢。投以消食劑。正如助之使行。病可霍然而愈。此等腹痛。原不甚爲患也。迨腹痛常作。停積時虞。則腸胃中必有不利之處。已不可輕視矣。至若小兒常患腹痛。病又重於成人。少時不治。長必成疴。或至夭折。比比然也。今試言重症腹痛。

凡腹中陡然劇痛。堅如鐵石。此爲停積多而復感寒氣。一時道路窒塞。致現此症。宜使吐出惡物或停積。用燒酒和牛膝熬飲之。凡繞臍作痛。皆由於寒。其有霍亂轉筋者。則痛繞臍而足亦爲牽引。宜附子吳萸之溫中爲治。凡肓腸癰者。腹必痛。痛有定處。在臍下斜右三寸許。凡小腸癰者。小腸脹而强。按之則痛。小便數而似淋。或小便下血下膿。凡大腸癰者。腹亦痛。其腹皮急。按之濡。身不熱者。乃陰寒所成。其小腹堅痞。按之劇痛身熱者。乃結熱所成。若大便下膿血。爲癰已成矣。大致治腸痛之法。未成者宜解毒。宜清散。或急轉直下以攻去其醞釀之毒。已成者宜使其範圍小而毒去速。清血下膿。是其要藥也。已見潰下。恐精氣不固。毒去不淨。則補益之藥。正是扶正托邪。須急用也。知此數條。再參以人之老弱。察其虛實。腸癰固多可瀉者。凡腹痛有因鬱傷脾陽者。痛時周身寒慄。口吐涎沫而痛少止。宜升陽散鬱。凡腹痛有因腎臟虛冷。氣攻臍腹。兩脅痛不可忍者。宜祛散冷結。凡腹痛而腸鳴濯濯者。有因臟寒有水。宜理中加桂苓之屬。有因火欲上升擊動其水。宜半夏陳皮連芩山梔之類。有因泄瀉者。宜升陽除濕。有因下氣者。宜參朮姜甘。有因疾行之水者。宜葶藶丸瀉去其水。此腸鳴之證治也。凡腹痛而兼嘔吐。以陽不得降而胸熱欲嘔。陰不得升而下寒腹痛者。因升降失常。宜調變陰陽。凡腹痛因七情內結而心痛如絞者。宜調氣。時發時止。不可不慎也。至凡小兒腹痛。食積之外。通常以蟲痛爲多。其有大腹堅膨。飲食倍多。而面青肌瘠者。有蟲患而飲食不爲肌膚也。有蟲有熱。便成疳症。爪白唇青。面無血色。精血悉被蟲侵。危矣。其有痛則時作。且兼嘔兼瀉者。經年累月。釀成慢驚。亦不可不慎之於初得也。

談盲腸炎

顧澂卿

盲腸在右腸骨窩內。位於迴腸之末端。與上行結腸之起端。相連接處。卽上行結腸之起端較膨大下垂而形成盲囊者。其下內方。附着長約八至十二糎之小物。名蟲樣突起。遊離於腹腔內。盲腸通常爲腹膜所被覆。若炎衝盲腸。或蟲樣突起。則起盲腸炎及蟲樣突起炎。若因腹膜炎衝被覆之盲腸及蟲樣突起。則起盲腸周圍炎及蟲樣突起周圍炎。若炎衝盲腸周圍之結締織。則起盲腸外炎。但此等疾病多併發。而鮮獨生。

盲腸炎以十五歲至三十歲之男子發生最多。由宿便刺戟腸粘膜而起。或因右腸骨窩之重症疾患。炎衝盲腸周圍之結締織蔓延而起。其他常習便祕、異物侵入、結核性及傷寒性潰瘍。亦可爲其誘因。但本病之直接原因。爲大腸菌與其他菌類之混合傳染。

若解剖觀之。輕症者。其粘膜紅腫、粘液分泌過剩、及上皮剝脫等。重症者。或化膿、或潰爛。或穿孔。甚至與腹膜癒着。

其發現之經過。或緩慢。或急速。大抵患者二三日前發生下痢或便祕。次則於運動咳嗽之際。右腸骨窩突發疼痛。或爲持續性。或爲發作性。而漸向近傍放散。更發熱、食慾不進、嘔吐、吃逆、舌苔、口臭。患者頗感衰弱及倦怠。腸中因有宿便及瓦斯積蓄。遂成鼓腸。尿量減少。呈暗赤色。若大便數次。症卽消失。但亦有經數日、或二三週始漸消散者。若通便後經一週之久。仍疼痛發熱及有腹膜炎症候者。則係化膿之證。其急性症。往往急起腸閉塞。以致發生鼓腸。吃逆。吐糞症等。

本病經過中。有發病後數日或直起盲腸周圍炎者。其滲出物有漿液纖維素性、及膿性之分。前者在迴腸盲腸部。有境界不整之腫瘍。且其疼痛。每放散於右下肢。並現知覺異常及浮腫。後者則惡寒戰慄。熱達四十度。迴腸盲腸部之腫瘍較小。惟壓痛殊強。白血球之數達二萬以上。有時併發汎發性腹膜炎。倘化膿時。可限局於盲腸部施行手術。否則膿瘍勢必向前腹壁穿孔。

總之盲腸炎之特徵。不外迴腸盲腸部之疼痛、壓痛、腫瘍、發熱、發病前之便祕、鼓腸、及嘔吐等。而盲腸周圍炎之特徵。爲境界不整之腫瘍。膿性滲出液則戰慄、高熱、白血球增加、及局部波動等。

此種病症。必須安臥。排除積糞。雖云重要。但不可濫用下劑。以免蟲樣突起有穿孔之虞。最好先用阿片安靜蠕動。再施以灌腸法。疼痛時貼以冰囊或水蛭。食物須擇無刺戟性、流動性食物。漿液纖維素性盲腸周圍炎。用瀉血法、冷罨法。外用水銀軟膏、沃度沃剝軟膏等吸收劑。膿性盲腸周圍炎。須用外科手術。

腹膜病

腹水之原因及其刺液在肉眼上之判別

唐如春

腹腔通常是空虛的。若腹膜囊內有可動性液體停留時。則腹部膨滿而呈波動。謂之腹水。此種停留液體。有因吸收尋常而分泌亢進者。或分泌亢進而吸收減退者。總之均以分泌吸收失常而已。但其所以製成之原因。則尙有數端。由心、肺諸病靜脈血壓亢進。或門脈鬱血。因而濾出機亢進液體蓄於腹腔內者。名鬱血性腹水。由炎症性(急慢性腹膜諸病)滲出物之停留者。名炎衝性腹水。由腎臟炎及因高度之營養不良。兼體力及身體官能衰脫之惡液質所成之疾患而起者。名惡液質性及腎臟炎性腹水。又因月經、卵巢諸病。及因腹膜脂化而來者。皆不重要。且甚罕見。

以肉眼檢查腹水刺液。必須別其液體係出自腹膜。抑係來自腹腔內臟。倘爲腹膜之液體。則又分爲滲漏液及滲出液二種。透明如水、缺有形成分、比重低者。爲滲漏液。反之而由炎症發生者。爲滲出液。此液更分有漿液性、漿液纖維素、漿液膿性、及乳糜性等。如腎水腫及包蟲囊腫刺液。多透明而稀薄。爲漿液性滲出液。溷濁而粘稠爲漿液纖維素性者。則來自卵巢囊腫。濃稠而爲膿狀者。於漿液膿性滲出物見之。呈乳狀者爲乳糜性滲出物。倘爲來自腹腔內臟之液體。於卵巢囊腫、包蟲囊腫、腎水腫等所見。此依其性狀而言。至液體之色澤。其區別亦甚多。漿液性滲出液、滲漏液及囊腫液。均爲淡黃色。亦有現血狀紅色者。若呈灰白色或綠黃色。則係化膿性。赤色至褐色。爲含有血液之徵。若血液與膿汁同時存在。則呈帶褐綠色。多於敗膿性滲出物見之。又乳糜性滲出液爲乳白色。水狀透明者。見諸腎水腫。此外液體之分量。可就穿刺後所探取者測定之。但無論何種液體。達數千瓦者。此常事也。

腹膜炎之原因症候及療法

儲爾昌

腹膜炎。有細菌性。器械性。及化學性之別。以細菌性爲尤多。而續發於腹膜所覆之臟器。或接近腹膜臟器之疾病者亦不少。細菌侵入之徑路。或由腹膜外傷化膿菌或其他物質隨空氣而襲入。或因隣接臟器病菌之波及。或由血管而傳入病菌。其續發於腹膜所覆之臟器。及接近腹膜臟器之疾病者。如胃疾患之潰瘍及癌腫。腸疾患之蟲樣突起炎、潰瘍、癌腫、狹窄、滯便等。肝疾患之包蟲、膿瘍、膽石等。脾疾患之膿瘍、腫瘍等。胰疾患之胰腺炎、腐腫、囊腫、胰石等。腎疾患之腎盂炎、水腫、囊腫、膿瘍等。男性生殖器疾病之淋毒性精囊炎及輸尿管炎。女性生殖器疾病之淋毒性子宮內膜炎、膣、子宮、喇叭管、卵巢管炎症等。間亦有由膀胱而發本病者。此外尚有因遠隔臟器疾病。由血管媒介而生。謂之轉移性。於傳染病經過中。急性僂麻質斯及敗血症二症可見。又身體受濕潤。因感冒之原因而起者。爲特發性感冒性。本病之種類甚多。故其症候亦甚繁。茲先以其一般之症候而言。後再分別述之。一般之症候。可別爲三種。一、發腹膜炎之緊要症候。如疼痛、滲出物等。二、因腸、膀胱、橫隔膜及腹筋之障礙而起之症候。如嘔吐、吃逆、下痢、便祕、鼓腸、腸萎縮、尿意窘迫等。三、一汎症候。如心臟作用並循環之障礙尿排泄異常、及熱等。疼痛或自發。或因壓迫而發。通常放散全腹部。急性症疼痛較劇。慢性症則微弱或全缺如。滲出物爲流動性、或固性。滲出液分漿液性、纖維素性、漿液纖維素性、漿液膿性、膿液纖維素性、膿性、血性、腐敗瓦斯性、結締織性等。其液量爲數百瓦乃至數千瓦。嘔吐多現於急性症。因腹膜神經之反射刺戟而起。其他胃神經亦有關係。若稍飲少量之液體。遂發惡心。嘔吐。其吐物始爲胃之內容。嗣後則爲粘液及膽汁下痢屢發於產褥性腹膜炎。其他急性汎發性腹膜炎。則起便祕。鼓腸殊發於穿孔性腹膜炎。慢性腹膜炎罕見。爲腹部膨滿。於中部及上部最著。腸萎弱亦殊見於穿孔性腹膜炎。時發腹筋反射的强直性收縮。腹部扁平。緊張如板。或陷入爲舟底狀。往往腸筋亦收縮。多由腸等之炎症而來。腸筋之障礙。尿意窘迫。因急性腹膜炎之際。被覆膀胱。至侵漿液膜而起。故當膀胱收縮時。牽引漿液膜。而排尿疼痛。心臟作用並循環之障礙。爲脈搏頻數而小。自百三十至及至百五十至。呼吸淺表。營胸式呼吸。顏貌呈痛苦狀。及現虛脫狀態。尿常濃厚。富尿酸鹽。屢含蛋白質。Aceton及acet醋酸。而Indican反應尤著。任急性腹膜炎。無論何時。均有少許之熱。但其熱型則以腹膜炎之種類而異。其詳細之症候。分急性汎發性腹膜炎。急性局限性腹膜炎。及慢性腹膜炎三種。急性汎發性腹膜炎。則更分爲四種。腸管穿孔。急發劇痛。呈虛脫症狀。及鼓腸。嘔吐。腹部波動等。發生迅速者。曰穿孔性腹膜炎。其疼痛與穿孔性腹膜炎相反。僅徐徐增加。並現有一般症候者。曰非穿孔性膜腹炎。由姙娠而腹壁弛緩擴張。細菌自創面侵入腹膜。而起惡寒灼熱。下腹部疼痛及壓痛。滲液。嘔吐。下痢。鼓腸等症者。曰產褥性腹膜炎。以惡寒戰慄起始。熱高四十度以上。中毒症候顯著。局所症候輕微。除腹膜炎之一般症候外。更起腦及全身症候。强烈虛脫。四肢厥冷。或發黃疸。性極猶惡者。曰敗血性腹膜炎。急性局限性腹膜炎。更分三種。第一爲橫隔膜下膿瘍。乃橫隔膜下局限性蓄膿。第三肋以下呈鼓音。肝臟移於下方。若膿瘍生於左側。則心音失。心臟轉位於右上方。第二爲進行性纖維素性膿性腹膜炎。先在腹膜之一部。發生炎症。後漸波及近傍。更生新愈着或膿灶。以漸進行。第三爲急性局限性非膿性腹膜炎。主徵爲疼痛。僅限於局部。壓之增劇。且疼痛强烈而持久。本病因腹膜所覆臟器發炎症時。如傷寒。赤痢等腸管炎症。波及而起。慢性腹膜炎。又名結核性腹膜炎。因結核菌由血管。淋巴管或隣近臟器接觸蔓延而浸入腹膜。其解剖變化有粟粒結核、塊狀或成形性腹膜炎腹水性腹膜炎之三。疼痛多不顯著。腹部同等膨滿。而稍硬固。或成硬固之大小結節。或腹腔全部臟器互相愈着而成一大塊。在婦人因病機始於骨盤。故有尿意頻數。排尿疼痛等現衆。通常便多祕結。若反成下痢。則恐係腸結核。結核性腹水有似鬱血性腹水具流動性者。有爲包裹性而不流動者。與腹水之鑑別。須檢其背部。有無肋膜炎痕跡。倘有卽係本病。脾有時增大。肝增大或萎縮。往往併發肋膜炎及心囊炎。本病之治療法。以使患者安靜。制腸管蠕動爲最要。在急性汎發性腹膜炎患者。二三日內不可自口攝取飲食。必須滋養品時。可由肛門灌入。下劑及浣腸禁忌。藥物惟阿片嗎啡等爲最宜。穿孔性腹膜炎橫隔膜下膿瘍。及進行性纖維素性腹膜炎。除對症療法外，可行外科手術。急性局限性非膿性腹膜炎。局部可貼以水蛭。或施冷罨法。慢性腹膜炎。須接以滋養食品使運動於新鮮空氣中。內服藥用強壯劑。疼痛用鎮痛劑。下痢用止瀉劑。便祕行灌腸。或用下劑。但鹽類下劑切不可用。滲出液多量蓄積者。行穿刺術。若肺腸有結核。或體溫上昇。及肋膜心囊有病灶時。一切手術皆不適宜。

膨脹論

裘紹林

今昔共認虛癆膨脹為不治之症。非為眞不治症也。但此二症其來易而去難。遷延時日。如膠似漆。根深蒂固。醫藥一時難敵。故有此說也。

膨脹之來由。七情內傷。六淫外浸。飲食不節。致虛脾土之陰受傷。轉運之官失職。胃雖受穀不能輸化。故陽自升陰自降。而成天地不交之否。淸濁相混隧道閉塞。鬱而為熱。熱留為濕。濕熱相生。遂成脹滿。或誤服枳朴等。寬脹之藥而所致者。間亦有之。症雖外堅急實中空無物，有似乎鼓故名。然治法有虛實之不同。實者其來必暴急。宜下之泄之。通利後便收拾用參朮補養脾胃。虛者其來必漸。宜用聖朮煎。若吐酸而起者。宜用理中湯加黃連。實者可用十將軍湯即大戟。芫花、甘遂、丁力、桑根、白皮、連召、澤舍、藁本、巴豆、赤小豆、各等分水煎服。或用胃苓湯即平胃散合五苓湯亦效。又有血膨症面色痿黃。腹有蟹爪紋。脈雖虛極。而步履如故。多怒善忘。口燥便秘。胸緊脅脹。腹痛後遂腹大如箕。至不可救。然此症在於婦人者。多因經水不行故也。急攻之宜秘傳大將軍破關湯。方用雄猪肚一個、茜草一兩、雄鷄屎四兩炒、紫背浮萍一兩、西瓜篠半條約量三尺、各藥共裝肚內。用蔴線縫好。入新砂鍋加水。用桑柴火煎爛。去淨浮油煮好去藥。將肚温水洗淨。竹刀切片仍入原湯。再加馬蝗燒枯存性。否則不宜用。乾漆煆令烟盡。否則不宜用。䖟蟲炒。花蕊石煆研。眞血結假則不效。甘遂大戟二味麵包煨莞。化醋炒各二兩。紅花三兩。降眞香三兩。用文武火再熬滾原汁約有一大碗。將藥去淨。猪肚與汁分二次服。服後與大便下黑水數次爲驗。其膨自消。嚴禁一切鹽醬食肉四個月爲要。此治血膨第一神方。勿虞峻攻。方中之奥妙非淺者所出識也。

單腹腫脹

焦祝霖

單腹脹者⊙緣中州之地。久窒其四運之軸⊙淸者不升。濁者不降⊙互相結聚。牢不可破。實因脾土之衰弱而臟氣之失職也。蓋人之有生。全賴中央以運四旁今中央旣竭。抵柱失權。焉有精華四達。故憔悴枯槁。而中腹如鼓。形同抱甕。卽以此身之元氣。轉與此身爲難首也。明乎此。則有培養一法。補益元氣是也。招納一法。脾虛下陷者。升舉陽氣。腎陰上浮者。納氣歸原是也、解散一法、開胃門以取汗、潔淨腑以利水。三者俱不言瀉。而瀉在其中矣。經云。濁氣在上則生䐜脹。故鼓脹者。雖脾胃病。其源則實由於腎。蓋中氣充足。則元陽健運。若陽虛不運。則爲脹爲滿。相繼而作。宜温補胃中生發之氣。而䐜脹自愈矣。倘以分利爲事。則脾氣愈虛。而運化愈難。況腎爲水臟。而相火寄焉。火衰則眞陽微而脾土弱。脹滿於是乎生。經云。臟寒生滿病也。故欲補土者尤莫如補火。火旺則土强。而脹自愈。至於開胃門潔淨腑。乃治外感有形之實症。而非治內傷無形之氣病也。

衛生報月刊

自民國二十年四月份起按月出版一册

▲全年十二册連郵費大洋三元

中華民國二十年十一月出版

衛生報月刊第八期

▲胃腸病腹膜病特刊▼

零售每册大洋五角

編輯者　丹徒趙公尙

發行者　上海衛生報館　浙江路五馬路口　浙江大戲院隔壁

印刷者　上海印刷所　西門方斜路三德里十號